新スタンダード栄養・食物シリーズ3

解剖・生理学
―人体の構造と機能―

飯田薫子・石川朋子・近藤和雄・脊山洋右 編

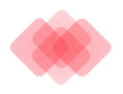

東京化学同人

序

　栄養学を学ぶ者にとって2005年はエポックメーキングな年であった．第一は6月17日に食育基本法が制定されたことであり，第二は"日本人の食事摂取基準（2005年版）"が策定されたことである．食育基本法は国民が生涯にわたって健全な心身を培い，豊かな人間性をはぐくむための食育を推進することを目指して議員立法により成立した法律で，世界に類をみないものである．これに基づいて食育推進基本計画が策定され，5年ごとの見直しでさまざまな取組みが行われている．

　"日本人の食事摂取基準"はそれまで用いられてきた"日本人の栄養所要量"に代わるもので，国民の健康の維持・増進，エネルギー・栄養素欠乏症の予防，生活習慣病の予防，過剰摂取による健康障害の予防を目的としてエネルギーおよび各栄養素の摂取量の基準を示したものである．やはり5年ごとの見直しが行われて2015年4月から適用されるものとして"日本人の食事摂取基準（2015年版）"が策定された．

　いずれも栄養にかかわる者にとって大切な指針であり，2005年を境に食に関する概念が大幅に変わったことに対応して，このたび"スタンダード栄養・食物シリーズ"を全面的に改訂し，"新スタンダード栄養・食物シリーズ"として内外ともに装いを改めた．

　この"新スタンダード栄養・食物シリーズ"は"社会・環境と健康"，"人体の構造と機能，疾病の成り立ち"，"食べ物と健康"などを理解することが大きな3本柱となっており，栄養士，管理栄養士を目指す学生だけでなく，生活科学系や農学系，また医療系で学ぶ学生にとっても役立つ内容となっている．

　全18巻からなる本シリーズの執筆者は教育と同時に研究に携わる者であるので，最新の知識をもっている．とかく内容が高度になって，微に入り細をうがったものになりがちであるが，学生の理解を得るとともに，担当する教師が講義のよりどころにできるようにと，調整・推敲を重ねてお願いした．また図表を多用して視覚的な理解を促し，欄外のスペースを用語解説などに利用して読みやすいよう工夫を凝らした．

　2013年には和食がユネスコの無形文化遺産に登録されたが，日本の食文化が世界に認められたものとして栄養学に携わる者としては誇らしいことである．この登録の審査に当たっては栄養バランスに優れた健康的な食生活であるという点が高く評価されたという．本シリーズの改訂にあたっては，和食の食文化は健康維持を図る手段であると考え，今後，食に関する多面的な理解が得られるようにとの思いを込めた．食文化は数百年，数千年と続いた実績の上に成り立っているが，この変わらぬ食習慣の裏付けを科学的に学ぶうえで本シリーズが役立つことを願っている．

　2014年3月

編集委員を代表して
脊　山　洋　右

新スタンダード栄養・食物シリーズ　編集委員会

委員長　脊　山　洋　右　　東京医療保健大学 客員教授，東京大学名誉教授，
　　　　　　　　　　　　　　　　お茶の水女子大学名誉教授，医学博士

委　員　赤　松　利　恵　　お茶の水女子大学基幹研究院自然科学系 教授，博士（社会健康医学）
　　　　飯　田　薫　子　　お茶の水女子大学基幹研究院自然科学系 准教授，博士（医学）
　　　　池　田　彩　子　　名古屋学芸大学管理栄養学部 教授，博士（農学）
　　　　石　川　朋　子　　お茶の水女子大学プロジェクト教育研究院 特任准教授，博士（医学）
　　　　板　倉　弘　重　　茨城キリスト教大学名誉教授，医学博士
　　　　市　　　育　代　　お茶の水女子大学基幹研究院自然科学系 講師，博士（農学）
　　　　一　色　賢　司　　日本食品分析センター 学術顧問，北海道大学名誉教授，農学博士
　　　　稲　山　貴　代　　首都大学東京大学院人間健康科学研究科 准教授，博士（スポーツ医学）
　　　　大　塚　　　譲　　戸板女子短期大学食物栄養科 教授，お茶の水女子大学名誉教授，農学博士
　　　　香　西　みどり　　お茶の水女子大学基幹研究院自然科学系 教授，博士（学術）
　　　　金　子　佳代子　　横浜国立大学名誉教授，保健学博士
　　　　河　原　和　夫　　東京医科歯科大学大学院医歯学総合研究科 教授，医学博士
　　　　久保田紀久枝*　　東京農業大学総合研究所 教授，お茶の水女子大学名誉教授，学術博士
　　　　倉　田　忠　男　　お茶の水女子大学名誉教授，新潟薬科大学名誉教授，農学博士
　　　　小　松　龍　史　　同志社女子大学生活科学部 教授，保健学博士
　　　　近　藤　和　雄*　　東洋大学食環境科学部 教授，お茶の水女子大学名誉教授，医学博士
　　　　渋　井　達　郎　　日本獣医生命科学大学応用生命科学部 教授，農学博士
　　　　新　藤　一　敏　　日本女子大学家政学部 教授，博士（農学）
　　　　鈴　木　恵美子　　お茶の水女子大学基幹研究院自然科学系 教授，農学博士
　　　　須　藤　紀　子　　お茶の水女子大学基幹研究院自然科学系 准教授，博士（保健学）
　　　　辻　　　ひろみ　　東洋大学食環境科学部 教授，修士（栄養学）
　　　　冨　永　典　子　　お茶の水女子大学名誉教授，理学博士
　　　　野　口　　　忠　　東京大学名誉教授，中部大学名誉教授，農学博士
　　　　畑　江　敬　子*　　昭和学院短期大学 学長，お茶の水女子大学名誉教授，理学博士
　　　　藤　原　葉　子　　お茶の水女子大学基幹研究院自然科学系 教授，博士（学術）
　　　　本　田　善一郎　　お茶の水女子大学保健管理センター 所長・教授，医学博士
　　　　本　間　清　一*　　お茶の水女子大学名誉教授，農学博士
　　　　丸　山　千寿子　　日本女子大学家政学部 教授，医学博士
　　　　村　田　容　常　　お茶の水女子大学基幹研究院自然科学系 教授，農学博士
　　　　森　田　　　寛　　大学評価・学位授与機構研究開発部 客員教授，医学博士
　　　　森　光　康次郎　　お茶の水女子大学基幹研究院自然科学系 教授，博士（農学）

（五十音順，＊編集幹事）

まえがき

　栄養士，管理栄養士が日常の活動を行うために，人体の構造（解剖学）と機能（生理学）の知識は必須である．近年各種の医療機関において栄養サポートチーム（NST）の取組みが進み，医師，看護師らとともに患者の栄養管理に関して討議する機会も増えてきた．医学の進歩に伴って，高度な臓器別・専門領域別な診療が行われるようになっているので，栄養士・管理栄養士も人体の構造と機能を系統的に理解していることが求められる．とはいっても，膨大な解剖学・生理学の分野をすべて理解することは難しい．

　そこで本巻「解剖・生理学」では，栄養士，管理栄養士が医療現場で必要とされる解剖・生理学の知識を簡潔に学ぶことを目的に，図版を多用して理解しやすい内容となるように心がけた．近年の医学の細分化に合わせて，それぞれの分野の専門の方々に執筆を依頼し，簡にして要を得る記述になるようにお願いした．図版の作成には特に注意を払い，正確さを損なわずに見やすく，よりわかりやすくなるよう検討・修正を重ねた．

　さらに，本巻は管理栄養士国家試験出題基準（ガイドライン）に則っているので，受験にも役立つ内容になっている．管理栄養士養成課程の学生，大学院生はもとより，すでに職場において活躍している管理栄養士，また，看護師養成課程や保健学，薬学，家政学，農学，工学などで栄養管理にかかわりのある方々にとって最適な書であると信じている．

　最後に，栄養士・管理栄養士の養成に携わっている教員の間で，若い医師の卵の人たちにも本書を読ませたいと話し合っていることを特記する．

　2015年11月

担当編集委員を代表して
近 藤 和 雄

第3巻　解剖・生理学

執筆者

有 廣 誠 二	東京慈恵会医科大学(消化器・肝臓内科) 講師，博士(医学)	[§4・1, §4・2]
飯 田 薫 子	お茶の水女子大学基幹研究院自然科学系 准教授，博士(医学)	[第7章]
石 川 朋 子	お茶の水女子大学プロジェクト教育研究院 特任准教授，博士(医学) [第1章，第15章]
岡　尚　省	東京慈恵会医科大学附属第三病院(神経内科) 教授，医学博士	[第8章]
久保田俊一郎	帝京平成大学薬学部 教授，東京大学名誉教授，医学博士	[第3章]
小 林 弘 典	新潟大学医歯学総合病院(血液内科) 特任助教，博士(医学)	[第12章]
佐 藤　昇	新潟大学医学部(肉眼解剖学分野) 教授，博士(医学)	[第10章]
佐 藤 洋 一	岩手医科大学医学教育学講座 教授，医学博士	[第2章]
瀧 澤　淳	新潟大学大学院医歯学総合研究科(血液・内分泌・代謝学分野) 准教授，博士(医学)	[第12章]
千 葉 映奈(あきな)	新潟大学医学部(肉眼解剖学分野) 助教，博士(保健学)	[第10章]
中 村 晃 一 郎	埼玉医科大学(皮膚科) 教授，医学博士	[第14章]
深 山 正久(まさひさ)	東京大学大学院医学系研究科(人体病理学) 教授，医学博士	[第9章]
福 岡 秀 興	早稲田大学理工学術院理工学研究所 教授，医学博士	[第11章]
藤 代 健 太 郎	東邦大学医学部教育開発室 教授，医学博士	[第5章]
本 田 善 一 郎	お茶の水女子大学保健管理センター 所長・教授，医学博士	[第13章]
宮 川 八 平	茨城大学名誉教授，医学博士	[§4・3]
和 久 本 芳 彰	順天堂大学大学院医学研究科(泌尿器外科学) 准教授，博士(医学)	[第6章]

(五十音順，[ ]内は執筆担当箇所)

イラスト：小 堀 文 彦

目 次

第Ⅰ部　人体の構造と機能

第1章　人体の構造 ……………………………………………………………… 3
- 1・1　人体を表す用語 ……………… 4
- 1・2　体内にある腔所と膜 ………… 7
- 1・3　人体の構成成分 ……………… 8

第2章　器官・組織・細胞 …………………………………………………… 10
- 2・1　器官と組織 …………………… 10
- 2・2　上皮組織と腺組織 …………… 14
- 2・3　支持組織 ……………………… 19
- 2・4　筋組織 ………………………… 23
- 2・5　神経組織 ……………………… 25
- 2・6　細胞と細胞内小器官 ………… 27
- 2・7　細胞の一生 …………………… 33

第3章　恒常性と生体応答 …………………………………………………… 36
- 3・1　水分量の維持 ………………… 36
- 3・2　電解質濃度の維持 …………… 37
- 3・3　pHの維持 …………………… 37
- 3・4　ホルモンによる恒常性維持 … 39
- 3・5　酵素活性の調節 ……………… 40
- 3・6　体温の調節 …………………… 41
- 3・7　生体機能の周期的変化 ……… 41
- 3・8　ストレス応答 ………………… 43

第Ⅱ部　器官の構造と機能

第4章　消化器系 ……………………………………………………………… 47
- 4・1　消化管の構造 ………………… 47
- 4・2　消化管の機能 ………………… 55
- 4・3　肝臓・胆嚢・膵臓の構造と機能 … 60

第5章　循環器系 ……………………………………………………………… 67
- 5・1　心臓の構造と機能 …………… 67
- 5・2　体循環，肺循環の構造と機能 … 75
- 5・3　血圧調節の機序 ……………… 82

第6章　腎・尿路系 …………………………………………………………… 85
- 6・1　腎の構造 ……………………… 86
- 6・2　腎の機能 ……………………… 88
- 6・3　尿管の構造と機能 …………… 91
- 6・4　下部尿路の構造 ……………… 92
- 6・5　膀胱の生理──蓄尿・排尿 … 93

第7章　内分泌系 ……………………………………………………………… 94
- 7・1　内分泌の概要 ………………… 95
- 7・2　ホルモンの構造と作用機構 … 96
- 7・3　ホルモンの分泌制御機構 …… 96
- 7・4　視床下部・下垂体 …………… 97
- 7・5　甲状腺 ………………………… 100
- 7・6　副甲状腺とビタミンD ……… 102
- 7・7　副腎 …………………………… 103
- 7・8　膵臓内分泌 …………………… 105
- 7・9　性腺 …………………………… 105

第8章 神経系 ……………………………………………………………………… 107
- 8・1 神経系の概要 …………………… 108
- 8・2 中枢神経 ………………………… 109
- 8・3 髄膜と中枢神経の血管 ………… 114
- 8・4 末梢神経系 ……………………… 115
- 8・5 自律神経 ………………………… 118

第9章 呼吸器系 …………………………………………………………………… 120
- 9・1 気道の構造と機能 ……………… 121
- 9・2 肺の構造と機能 ………………… 123
- 9・3 呼吸運動 ………………………… 126
- 9・4 換気の生理学 …………………… 128
- 9・5 血液による酸素・二酸化炭素運搬 … 130
- 9・6 呼吸性アシドーシス・アルカローシス … 132

第10章 運動器（筋・骨格）系 ………………………………………………… 135
- 10・1 骨格系 ………………………… 136
- 10・2 筋系 …………………………… 141

第11章 生殖系 ……………………………………………………………………… 149
- 11・1 男性生殖器の構造 …………… 149
- 11・2 男性生殖器の機能 …………… 151
- 11・3 女性生殖器の構造 …………… 152
- 11・4 女性生殖器の機能 …………… 155
- 11・5 人体の発生 …………………… 160

第12章 骨髄と血液 ……………………………………………………………… 164
- 12・1 血液とは ……………………… 164
- 12・2 血球 …………………………… 165
- 12・3 血漿 …………………………… 169

第13章 免疫系 ……………………………………………………………………… 171
- 13・1 自然免疫と獲得免疫 ………… 171
- 13・2 中枢性リンパ器官・末梢性リンパ器官 … 172
- 13・3 B細胞受容体と抗体 ………… 173
- 13・4 抗体のクラスとクラススイッチ … 175
- 13・5 T細胞への抗原提示 ………… 176
- 13・6 胸腺の機能，T細胞の成熟と自己免疫寛容の成立 … 177
- 13・7 リンパ節の構造と機能 ……… 178
- 13・8 脾臓 …………………………… 179
- 13・9 ヘルパーT細胞による免疫の方向づけ … 180
- 13・10 粘膜関連リンパ組織 ……… 181

第14章 皮膚 ………………………………………………………………………… 184
- 14・1 皮膚の構造 …………………… 185
- 14・2 皮膚の機能 …………………… 189
- 14・3 皮膚の変化 …………………… 190

第15章 感覚器 ……………………………………………………………………… 191
- 15・1 視覚 …………………………… 191
- 15・2 聴覚と平衡覚 ………………… 194
- 15・3 嗅覚と味覚 …………………… 196

索引 ………………………………………………………………………………… 199

第Ⅰ部
人体の構造と機能

1 人体の構造

1. 人体の部位やその位置を正確に表現するための基本姿勢を，解剖学的正位という．
2. 人体の断面には基本となる四つの面（正中面，矢状面，前頭面，水平面）がある．
3. 各部位の相対的位置関係や運動は，方向や運動を表す用語を用いて表現される．
4. 内部に器官を配置する体内の腔所には，背側体腔と腹側体腔がある．
5. 人体を構成する有機化合物には糖質，脂質，タンパク質，核酸，ビタミンがある．

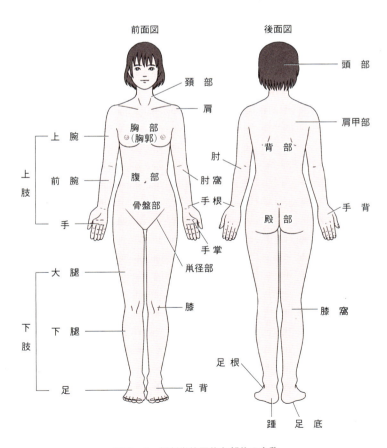

図1・1　解剖学的正位と部位の名称

1・1 人体を表す用語

人体について述べるとき，部位の名称はもちろん，各部位の位置や方向についても，共通の認識に基づいて表現することにより，正確かつ詳細に相手に伝えることができる．ここでは，人体を表現するための用語について学ぶ．

1・1・1 人体の部位と解剖学的正位

人体は，頭部，頚部，体幹，体肢からなる．体幹は，胸部（胸郭ともいう），腹部，背部，骨盤部（会陰部と殿部）に分けられる．体肢は，上肢（上腕，前腕，手）と下肢（大腿，下腿，足）に分けられる（図1・1）．

人体の部位や位置について正確に述べるときには，実際の姿勢には関係なく，基準となる姿勢をしているものと仮定して表現する．この体位を**解剖学的正位**という．足をそろえて直立し，腕を体側に沿って伸ばし，手のひら（手掌）を前に向けた姿勢である．人体の断面や，各部位の相対的な位置関係は，この姿勢に基づいて表現される．

1・1・2 人体の断面

人体の断面の記述は，解剖学的正位を通る四つの平面（正中面，矢状面，前頭面，水平面）に基づいている（図1・2）．MRIやCTなどの医用断面像を解読するときには，これらの概念は重要である．**正中面**は，体の長軸に沿って人体を左右半分に分ける面である．**矢状面**は，正中面に平行で，正中軸よりも右または左にずれた面である．**前頭面**は，正中面と直行して，人体を前後に分ける面である．**水平面**は，矢状面や前頭面と直行し，人体を上下に分ける面で，**横断面**ともいう．

MRI（magnetic resonance imaging）：核磁気共鳴画像法または磁気共鳴画像法．

CT（computed tomography）：コンピュータ断層撮影法．

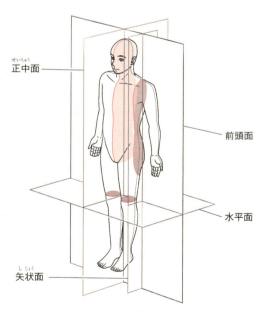

図1・2 人体の断面

1・1・3 方向を表す用語

各部位の相対的な位置関係を表す語は，正反対の語が対になっている（図1・3）．**上**，**下**（**上方**，**下方**）は，体幹では**頭方**，**尾方**ということもある．**前**，**後**（**前方**，**後方**）は，**腹側**，**背側**が多く使われる．頭部（特に脳）の記述では，前方を**吻側**という．背は，体から突き出した構造の上面をさす場合もあり，舌背，足背などがその例である．**内側**とは正中面に近いことを示し，**外側**は逆に正中面からより離れた位置をさす．近位と遠位は起点からの位置関係を示す語で，体肢では体幹（起点）に近い側を**近位**，遠い側を**遠位**という．血管では心臓を，神経では脳を起点とする．また，**浅**，**深**（**浅部**，**深部**）は，体表面から体の中心に向かってどれだけ離れているかを示す語で，皮膚や体壁では**表層**，**下層**ともいう．

具体的には，"頭部は体幹の上方にある"，"食道は気管の背側にある"，"前腕は上腕の遠位にある"などと表現する．

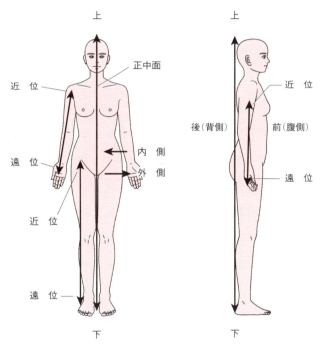

図1・3 方向を表す用語

1・1・4 運動の用語

体の各部位の運動は，骨格筋の収縮により関節を介して行われ，骨格筋の名称とも関連している．上肢または下肢の屈曲と伸展には，肩関節，股関節を介したもの（図1・4a），肘関節，膝関節を介したもの（図1・4b, c），手根関節，足根関節を介したもの（図1・4d, e），仙腸関節を介したもの（図1・4f），指関節を介したもの（図1・4g）などがある．**内反**とは足底を内側に向ける運動で，その逆は**外反**である（図1・4h）．

回転運動は，遠位部が前頭面に沿って弧を描くような運動で，**内転**と**外転**がある（図1・4i）．**回旋運動**は，横を向くために頭を回すように，骨の長軸を中心に回転させる運動で**内旋**と**外旋**がある（図1・4j）．体肢の回転運動と回旋運動は，解剖学的正位から両腕を左右にまっすぐ広げ（肩関節を介した外転），肘を曲げずに体の前で手を叩く（肩関節を介した内旋）動作をしてみると理解しやすい．前腕は特殊な回旋運動ができる．解剖学的正位で前を向いた手掌を後ろ向きに裏返す運動を**回内**，その逆を**回外**という（図1・4k）．

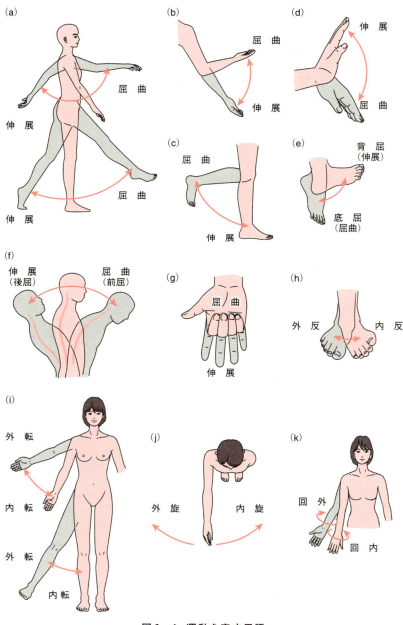

図1・4　運動を表す用語

1・2 体内にある腔所と膜

骨や筋肉によって囲まれ，内部に器官を配置する体内の腔所を**体腔**という．人体には二つの体腔，すなわち**背側体腔**と**腹側体腔**がある（図1・5a, b）．

1・2・1 背側体腔

背側体腔は，**頭蓋腔**と**脊柱管**からなり，脳および脊髄を入れている．

1・2・2 腹側体腔

腹側体腔は，筋性の膜である横隔膜によって**胸腔**と**腹腔**に分けられる．

胸腔の中央は心臓，大血管，気管，食道を入れた**縦隔**という組織で隔てられ，両側には肺がある．

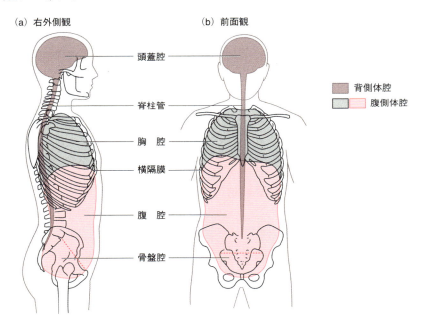

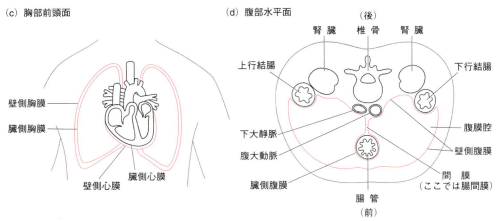

図1・5 人体の腔所と膜

腹腔は，横隔膜の下から鼠径部まで広がっている．腹腔は，肝臓，胆嚢，胃，脾臓，小腸の大部分（空腸，回腸），大腸の一部（横行結腸）を入れている．腹腔の下部で小骨盤に囲まれた領域を**骨盤腔**とよび，大腸の一部（S状結腸），内生殖器を入れている．

1・2・3 胸腔と腹腔の膜

胸腔と腹腔の壁は薄い**漿膜**に覆われている．腔内にある臓器の周囲もまた漿膜に覆われている．胸腔の漿膜を**胸膜**といい，胸腔の壁面を覆う漿膜を**壁側胸膜**，肺の表面を覆う漿膜を**臓側胸膜**，両者の間の空間を**胸膜腔**という．心臓は縦隔の中にあるが，その周囲には**心膜腔**がある．心膜腔の漿膜は**心膜**といい，外側の膜を**壁側心膜**，心臓の表面を覆う膜を**臓側心膜**という（図1・5c）．同様に，腹腔の漿膜を腹膜という．腹腔の壁は**壁側腹膜**に覆われ，腹腔内の各器官は**臓側腹膜**に覆われている（図1・5d）．実際の体腔内は内部器官で占められており，わずかな隙間は漿液で満たされている．体腔の漿膜は，臓器の潤滑な動きを確保し，臓器を保護する役割をしている．いくつかの腹部器官は，腹腔の背側の壁（後腹壁）に埋もれている．このような器官を**腹膜後器官**といい，膵臓，十二指腸，大腸の一部（上行結腸，下行結腸），腎臓，副腎，腹部大動脈，下大静脈の一部がある．

> **腸間膜**：腹腔内の臓器表面を覆う漿膜は，2枚合わさって間膜となる．空腸と回腸は腸間膜によって後腹壁に固定されている．

1・3 人体の構成成分

1・3・1 化学物質の構成単位

生体はさまざまな化学物質によって構成されており，その構成単位は元素である．酸素（O），炭素（C），水素（H），窒素（N），カルシウム（Ca），リン（P），硫黄（S）などの元素は，生命を維持するために必須である．複数の同一元素または異なった種類の元素の原子が化学的に結合することで分子が形成される．生体を構成する分子化合物には，水やさまざまな塩，酸，塩基などの**無機化合物**と，炭素を含む**有機化合物**がある．生命体は，これらの化合物が構造的，機能的に集合することで，形成されている．

1・3・2 無機化合物

体重の約60％は**水分**で構成されている．水は，体内の大量の熱を吸収・放出することができ，また汗が蒸発するときに気化熱が奪われることを利用して，体温を調節する役割を果たす．また溶媒としてさまざまな化合物を溶解し，血液や，**細胞内液，組織液，脳脊髄液**などの体液として，体内における物質運搬や代謝に関与する．

ミネラル（無機質）であるカルシウムやリンは，塩という化合物の形で骨や歯に多く貯蔵されている．カルシウム，リン，ナトリウム，カリウムを含む塩に加え，酸や塩基などの無機化合物も，水の中で解離してイオンとなって生体機能に不可欠な役割を果たす．

1・3・3 有機化合物

人体にとって重要な有機化合物には，**糖質，脂質，タンパク質，核酸，ビタミン**などがある．われわれはこれらの分子もしくはその材料を外界から食物として摂取して，人体を構成し，生命活動を維持している．おもにエネルギー源や生体構成成分となる糖質，タンパク質，脂質を **3 大栄養素**，これにおもに生体機能の維持に重要な働きをするビタミンとミネラル（これは無機化合物）を加えて **5 大栄養素**という．

糖質は，基本単位である単糖と，単糖が結合する数により二糖，少糖，多糖に分けられる．デンプンは植物の，グリコーゲンは動物の貯蔵型多糖で，どちらも単糖である**グルコース**が多数結合した高分子である．ヒトを含む動物では，食後，吸収されたグルコースの余剰分は，肝臓や筋肉でグリコーゲンとして一時的に貯蔵される．すべての細胞はグルコースをエネルギーに変換する機構を備えており，言い換えれば，グルコースはあらゆる細胞のエネルギー供給源となりうる．糖質 1 g あたり約 4 kcal のエネルギーが産生される．

脂質には，エネルギーを脂肪細胞内に大量かつ長期的に貯蔵するための**中性脂肪**（おもにトリアシルグリセロール），生体膜を構成する**リン脂質**や**糖脂質**，およびタンパク質と脂質が結合したリポタンパク質などの複合脂質，ステロイドホルモンや性ホルモン，胆汁酸の原料となるコレステロールがある．脂質 1 g あたり約 9 kcal のエネルギーが産生される．

タンパク質の基本単位は**アミノ酸**である．アミノ酸が数個から数十個結合したものをペプチドという．タンパク質は，およそ 50〜数千個のアミノ酸が結合し，立体的に複雑な構造をした高分子である．細胞や組織の構成成分としてだけでなく，運動の主体となる筋収縮タンパク質，代謝反応を触媒する**酵素**，物質の運搬にかかわる**輸送体**，**ホルモン**などの**生理活性物質**を認識する**受容体**，遺伝子発現を制御する**転写調節因子**など，さまざまな機能をもつさまざまなタンパク質がある．エネルギー源としては，1 g あたり 4 kcal のエネルギーが産生される．

核酸には，遺伝情報を担う **DNA**（デオキシリボ核酸）や **RNA**（リボ核酸）があり，細胞にとって最も重要な物質であるが，生体内で他の有機化合物から合成できることから，栄養素には含まれない．

ビタミンには脂溶性ビタミン（A, D, E, K）と水溶性ビタミン（B, C）があり，生体の機能調節に不可欠である．ごく少量で作用するが，一部を除き体内で合成されないため，食事から摂取する必要のある**微量栄養素**とされている．

2 器官・組織・細胞

2・1 器官と組織

 器官系とは，体内で担う働きに応じて臓器（構造）を分類する概念のことで，消化器系，肝臓と脂肪組織，循環器系，腎・尿路系，内分泌系，感覚器系，神経系，呼吸器系，運動器（筋・骨格）系，生殖系，免疫系，造血系に分けられる．
 消化や循環，呼吸など，一定の機能を果たすような臓器を器官といい，中空器官と実質器官に大別される．
 同じ機能や構造をもった細胞どうしが形成する機能的な集合体を組織という．

2・1・1 個体と器官系

　一つの生命体にはさまざまな機能を果たす細胞が秩序を保って配列し，生まれてから死ぬまでいろいろな物質を取入れてエネルギーを産生して，個体としての存在を維持しようとしている．そうした生命体の基本機能は，栄養物を取入れて分解し，いったん蓄えておき，自己の構成成分やエネルギー源に変換することにある．体が大きくなれば，体内のすべての細胞にそうした物質を行き渡らせる仕組みが必要となり，また不要になった物質を外に出すようにしなければいけない．生体内の環境は各臓器の調和のとれた働きによって維持されているが，そのためには各臓器の機能を調節する仕組みがなければいけない．外部環境は常に変動しているが，動物はそれを感じて過ごしやすい環境へ移動し，積極的に栄養物を取りに行く．感じるところと判断する部位，そして動き回る装置が，進化の過程で発達してきた．また，水から地面に生活の場を移した私たちヒトの祖先は，生体エネルギーの産生に有用な酸素を取込む仕組みも手に入れた．そして，個体そのものの命は有限であるとはいえ，遺伝情報を次世代へ受け継ぐことで，未来へつながる生命の系譜ができあがる．命をできるだけ長く保つため，個体は自己と非自己を分ける仕組みで，有害な生命体（細菌やウイルス，がん細胞など）から自分を守っている．

　体の中で営まれているこのような働きを，どんな構造（臓器）がおもに担っているかで仕分けしたのが，**器官系**という概念である．以下に器官系とそこに属するおもな構造を示す．

　1) **消化器系**: 栄養物を食べて，体内で利用できるところまで分解し（消化），体内に取入れて（吸収），必要な物質に変換する（代謝）．　**構造**　消化管［口腔，咽頭，食道，胃，小腸（十二指腸，空腸，回腸），結腸，直腸］とそ

れに付属する腺組織など［唾液腺，肝臓，膵臓，胆囊］
2) **肝臓と脂肪組織**：体内に取込んだ物質を大きな分子の形で貯蔵しておき，必要に応じて細胞が利用可能な小分子として体内に放出する．栄養物貯蔵系といえる．　構造　肝臓と脂肪組織（皮下脂肪，腸管膜の内臓脂肪など）
3) **循環器系**：体液（血液，リンパ液）を循環させて，消化器系から受け継いだ栄養物や呼吸器系から受け継いだ酸素を体の各部へ運び，老廃物を腎・尿路系に受け渡す．　構造　心臓，血管［動脈，毛細血管，静脈］とリンパ管
4) **腎・尿路系**：老廃物を体内から排出するとともに，体内の水分や電解質濃度を調節する．　構造　尿生成器官［腎臓］と尿路系［尿管，膀胱，尿道］
5) **内分泌系**：体内環境を一定に保つため，ホルモンという伝達物質を血中に放出し，自律神経系とともに各種器官系の機能調節に関与している．
　　構造　下垂体前葉，下垂体後葉，松果体，甲状腺，副甲状腺，膵島（ランゲルハンス島），副腎皮質，副腎髄質，生殖腺（精巣，卵巣）
6) **感覚器系と神経系**：外部環境の変化を感じて，生命維持に有利な活動を各器官系に指示する．　構造　視覚器，聴覚平衡器，嗅粘膜，味蕾，皮膚，中枢神経［脳と脊髄］，末梢神経［感覚神経，運動神経および自律神経］
7) **呼吸器系**：エネルギー産生に必要な酸素を取込み，不要な二酸化炭素を排出する．　構造　気道系［鼻腔，喉頭，気管・気管支］とガス交換を行う肺
8) **運動器（筋・骨格）系**：個体の移動や姿勢の制御を行う．　構造　骨格筋，骨・軟骨，関節，靱帯
9) **生殖系**：遺伝情報を受け継ぐ配偶子（精子と卵子）を成熟させ，受精の後は胚子・胎児を出生まで育む．　構造　女性：卵巣，卵管，子宮，膣，男性：精巣，精巣上体，精管，精囊，前立腺，陰茎

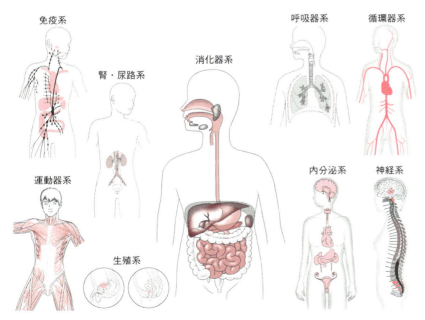

図2・1　器官系

10) **免疫系（生体防御系）・造血系**：外来異物や生体内に生じたがん細胞などの有害物を排除する生体防御（免疫反応）をひき起こす．また，それに関与する細胞をつくる． 構造 骨髄，胸腺，扁桃，脾臓，リンパ節

図2・1のようにまとめて見ると，消化器系は生命活動の原点を担い，属する臓器は，体の中心である胴（体幹）に収まっている．したがって，"栄養科学は，医療・医学の真ん中に位置している"といえるかもしれない．

ただし，こうした器官系は完全に独立したものではなく，複数の器官系にまたがる臓器もある．たとえば，循環器系の心臓や腎・尿路系の腎臓，あるいは消化器系の胃や腸の上皮細胞の一部は，さまざまなホルモンを分泌して，体内の他の細胞や臓器の機能を調節している．口腔や胃腸管の粘膜の下には，生体防御に関与しているリンパ球が多数存在し，外来微生物に対抗しているし，消化管壁には第二の脳といわれるほど多数の神経細胞が含まれており，独自の活動を営んでいる．肝臓は，唾液腺や膵臓と同じように消化管に付属した腺組織であるが，栄養物の貯蔵場として意義が大きく，体内の脂肪組織も同様の貯蔵場といえる．体内機能調節の役割を担う内分泌系は，さらに上位の神経系から制御されている．器官系の分類は大まかなものにすぎず，しかも器官系は相互に依存し合っていることを忘れてはいけない．

2・1・2 器官

消化や循環，呼吸など，一定の機能を果たすような臓器を，**器官**という．器官の形態から，中空器官と実質器官に大別される（図2・2）．

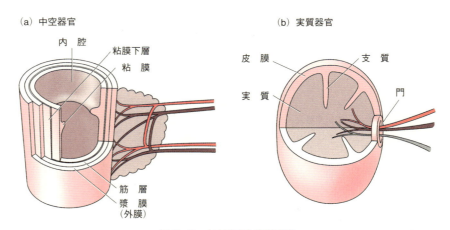

図2・2 中空器官と実質器官

中空器官（管腔器官）は，内部が空洞の管状あるいは袋状の器官で，消化管（食道，胃，腸）や呼吸器（気管，気管支），尿排泄路器官（尿管，膀胱，尿道）などである．内側から，粘膜（上皮と結合組織），粘膜下層，筋層，漿膜または外膜の4層を区別するのが一般的である．

実質器官は，肝臓，膵臓，腎臓など充実性の臓器で，細胞の集まった実質と，結合組織が主体をなす支質とからなる．実質器官に出入りする神経と血管および

導管は1箇所に集中していることが多く，そこを門という．器官の表面は線維性の被膜で覆われている．

器官の外膜や被膜は，そのまま周囲の結合組織に移行することもあるが，一部の器官のまわりには，動きがスムーズになるように空洞が存在している（胃腸管・肝臓—腹腔，肺—胸腔，心臓—心膜腔）．そのような場合は，器官の表面は**漿膜**とよばれる上皮組織が覆っており，腹膜，胸膜，心膜がある（§1・2・3およびp.7, 図1・5参照）．

2・1・3 組　織

私たちの体の中で，同じ機能や構造をもった細胞は機能的な集合体を形成している．これを**組織**という．また，細胞の間には線維成分と液性成分からなる**間質**が存在している（図2・3）．体内の細胞は，間質の中に単独で存在するだけでなく，互いに寄り集まって相互に情報をやりとりしていることが多い．間質の中であまり動きまわることなく，一定の位置を保っている細胞の周りには基底膜が存在している．また細胞が集まって管状構造を呈しているものもある（血管，導管など）．

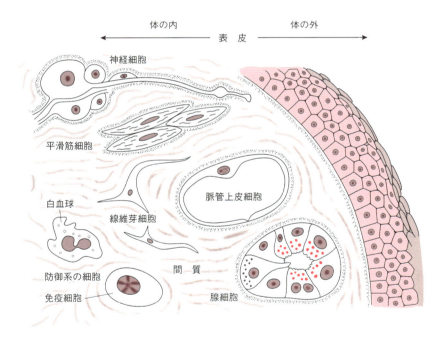

図2・3　細胞と間質の関係

間質は，組織の力学的保持や代謝活動に重要である．細胞と間質の特徴をもとに，組織は以下の4種類に便宜的に分けられる．

- 上皮組織と腺組織
- 支持組織（結合組織，脂肪組織，軟骨組織，骨組織など）
- 筋組織
- 神経組織

2・2 上皮組織と腺組織

1. 上皮細胞は極性がある.
2. 細胞自由表面には,微絨毛や線毛などの突起を認めることがある.
3. 細胞側面には,繋留性連結(デスモソーム),閉鎖性連結と交通性連結(ギャップ結合)があり,基底面には繋留性連結(ヘミデスモソーム)が存在する.
4. 体の各部に存在する上皮組織は,役目に応じて細胞の形と配列が異なっている.
5. 腺組織には,外分泌腺と内分泌腺がある.
6. 感覚受容に特殊化した上皮細胞がある.

　細胞が横一列に配列して,全体としてシート状となっている組織を,**上皮組織**という(図2・4).

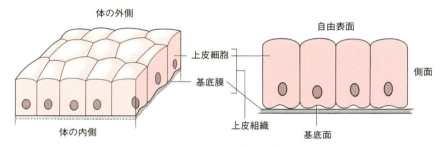

図2・4　上皮組織

　体の表面を覆う皮膚や,消化管・呼吸器・膀胱などの内腔面を覆う粘膜は上皮組織から構成されている.なお,消化管などの中空器官の内腔は外界に通じているのに対し,血管やリンパ管は体内で閉鎖系であるため,その内腔を覆っている上皮は,**内皮**という名前でよばれている.また,体腔(腹腔,胸腔,心膜腔)を覆っている上皮を,中皮という.

　上皮組織は,外界と体内を区別しており,外からの傷害に対して内的環境を守る"保護作用"と,外界刺激を受取って体の内部に伝える"感覚作用",各種物質を選択的かつ積極的に取入れる"吸収作用",あるいは逆に物質を放出する"分泌作用"の四つの働きをしている.

　上皮組織は,以下の特徴をもっている.
- 上皮を構成する細胞は互いに接合している.
- 細胞は極性をもっており,外表に面する自由表面と,隣接細胞に接する側面,結合組織に面する基底面が区別できる.
- 上皮細胞は,基底膜とよばれる間質の上に乗っている.

a. 上皮細胞の極性

　上皮細胞の自由表面,側面と基底面には,特有の構造がみられる.また細胞内の小器官の配列も一様ではない.

上皮細胞は，しばしば自由表面から突起を伸ばしており，線毛と微絨毛の二つに区別できる．気道や卵管の上皮細胞にみられる長い**線毛**は，微小管が芯となっている（p. 31, 図2・22参照）．線毛の運動は，気道では吸い込んだゴミなどを外へ排出するのに役立ち，卵管では卵子の移動を促している．胃腸管の上皮細胞などにみられる短い**微絨毛**は運動能力はないが，細胞の表面積を増すのに役立っている．

細胞側面には，いくつかの接合構造が存在し，細胞どうしを物理的につなぎとめる繋留性連結，物質移動を妨げる閉鎖性連結，細胞間のコミュニケーションをはかる交通性連結の3種類にまとめられる．

細胞の結合組織面には，**基底膜**とよばれる薄い膜が存在する．これは上皮細胞がつくり出した間質で，コラーゲンやラミニンという物質から構成されている．

分泌に関係した細胞小器官（例：分泌顆粒，ゴルジ体）は自由表面側に位置する．タンパク質合成を行う粗面小胞体は細胞の中央から基底側にかけて存在し，核も基底側に偏在することが多い．唾液腺や膵臓の腺細胞のような外分泌細胞では電解質や水分の出し入れが盛んで，ATP合成作用のあるミトコンドリアが基底側に列をなして集積している．

b. 細胞の接合構造 —— 物理的接着，拡散障害とコミュニケーション

- 繋留性連結：細胞側面にスポット状にみられる**デスモソーム**（接着斑）は，隣り合った細胞どうしを力学的に結びつける装置である．ここには中間径フィラメントの束が集合しており，細胞の形を維持するのに役立っている．力学的な強さを求められる皮膚の細胞では，デスモソームがよく発達している．結合組織と接する基底面にも似たような接着装置が認められ，ヘミデスモソーム（半接着斑）とよばれている．

- 閉鎖性連結：細胞側面には，細胞どうしを連結する構造が存在している．**密着帯**（閉鎖帯）は，細胞間に隙間を認めないような接合である．電子顕微鏡で見ると，点状の接合面が連なって細胞全体を輪状に取囲んでいることがわ

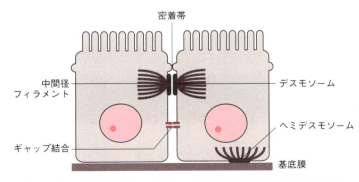

図2・5 **上皮細胞の接合** 隣り合った上皮細胞は密着帯で接合しており，物質が細胞の間をすり抜けないようになっている．またデスモソームやヘミデスモソームで細胞どうしあるいは基底膜と物理的に接合しており，そこには中間径フィラメントが集積している．細胞間に存在するギャップ結合でコミュニケーションがはかられる．

表2・1 細胞の接着構造

構造	働き
密着帯	細胞間隙の物質拡散を抑える障壁
デスモソーム	細胞どうしを物理的に結びつける接着装置
ヘミデスモソーム	細胞と結合組織を結びつける接着装置
ギャップ結合	細胞間コミュニケーション

かる。すなわち、密着帯が発達した上皮組織では、物質が細胞間隙をすり抜けて自由に出入りしにくくなっている。したがって、私たちが体内に物質を取込んだり、あるいは逆方向に何かを分泌する作業は、必然的に上皮細胞を通して行われることになる。

● **交通性連結**：個々の細胞は、ばらばらに活動をしているわけではない。互いに情報をやりとりして、組織全体として調和のとれた機能を営んでいる。実際、隣接した細胞の間には、しばしば細胞間のコミュニケーションにかかわる**ギャップ結合**（ネクサス）とよばれる特別な交通路が存在している。小分子はこの交通路を通って隣の細胞へ移動する。上皮細胞や筋細胞では、ギャップ結合が発達しており、細胞間を電気化学的な興奮が伝播していく現象が認められる。

この3種類の接合構造は、上皮組織で明瞭に認められるが、前述のように多かれ少なかれ他の組織にも存在している。

身勝手ながん細胞：がん細胞は、組織の調和を無視して自己増殖を繰返す。こうした細胞では、本来もっていたギャップ結合が減少・消失していることが多い。

c. 上皮組織の種類

上皮細胞は形が扁平・立方・円柱とさまざまで、細胞の配列も1列の場合もあれば、何層も細胞が重なっている場合もある。そうした細胞の形と配列により、上皮組織はいくつかのタイプに分類される（図2・6, 表2・2）。

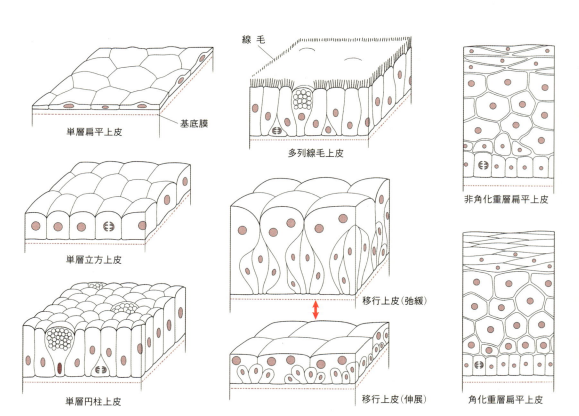

図2・6　上皮組織の種類

- **単層扁平上皮**は，扁平な細胞がタイルのように連なった上皮組織で，物質輸送に適している．血管内皮や中皮，肺胞の呼吸上皮がこれにあたる．
- **単層立方上皮**は，立方形の細胞から構成され，分泌・吸収能力が比較的高い上皮である．腺組織の導管，腎臓の尿細管，甲状腺濾胞などが，この上皮で構成される．
- **単層円柱上皮**は，円柱形の細胞からなる上皮で，分泌・吸収するものを細胞内で処理する機能がある．消化管の吸収上皮は，この代表例である（p.53，図4・8参照）．
- **多列上皮**は，基本的には細胞が単層に配列したものだが，すべての細胞が自由表面に達しておらず，細胞が数層に見えるものをいう．気管や気管支の上皮は，このタイプで，さらに細胞表面に線毛をもっているのが特徴である．
- **移行上皮**は，細胞が変形することで，伸縮性に富む．尿路系（腎盂，尿管，膀胱）にみられる．
- **重層扁平上皮**は，細胞が何層にも重なったもので，保護作用が主となっている．すべての細胞が基底膜あるいは自由表面に接しているわけではない．表皮のように最表層が角化したものと口腔や食道の粘膜のように角化しないものがある．

表2・2 上皮の種類と働き

上皮の種類	例	分泌・吸収作用	保護作用
単層扁平上皮	血管内皮，肺胞	大	小
単層立方上皮	導管，腎尿細管，甲状腺濾胞		
単層円柱上皮	消化管上皮	中	中
多列上皮	気道上皮		
移行上皮	膀胱・尿管上皮		
重層扁平上皮	食道上皮，表皮	小	大

d．腺——分泌する細胞の集まり

上皮細胞のうち，分泌機能が特殊化したものが分泌細胞である．分泌物を外界（自由表面側）に出すものを外分泌細胞，結合組織側へ出すものを内分泌細胞という．分泌細胞は，単独で上皮組織の中に存在することもある（例：粘液を分泌する杯細胞）し，上皮全体が分泌細胞によって構成されている場合もある（例：胃の表層粘液細胞）．腺はこうした分泌細胞が集団となって結合組織の中へ入り込んだもので，涙腺や汗腺，唾液腺がその例である．分泌形態によって，外分泌腺と内分泌腺に区別される（図2・7）．

外分泌腺は，導管を介して分泌物を皮膚や粘膜の表面に放出するものである．腺組織は腺終末部と導管から構成される．終末部の形により，管状腺，房状腺，胞状腺に区別され，導管分岐形態から，単純・分枝・複合腺に分けられる．外分泌細胞は，分泌物の性状と成分により，漿液細胞（酵素などのタンパク質を分

外分泌腺の例
- 漿液腺（耳下腺，膵臓外分泌部など）
- 粘液腺（舌下腺，十二指腸腺など）
- 混合腺（顎下腺など）
- 脂腺（皮脂腺，瞼板腺など）

泌）や粘液細胞（さまざまな糖質を含む粘液を分泌）あるいは脂腺細胞（脂質を分泌）に分けられる．

内分泌腺は，内分泌細胞が集合したもので，導管がない．その分泌物は腺の周囲の血管やリンパ管に吸収されて，特定の細胞まで運ばれ，その細胞の機能をコントロールする．こうした体液を介する伝達物質を**ホルモン**と総称しており，体内環境を一定に保つうえで重要な役割を果たしている．内分泌細胞の多くが，上皮由来であるが（脳下垂体前葉，甲状腺，膵臓の内分泌部），神経組織や結合組織の細胞が変化したものもある（脳下垂体後葉，副腎皮質，副腎髄質など）．

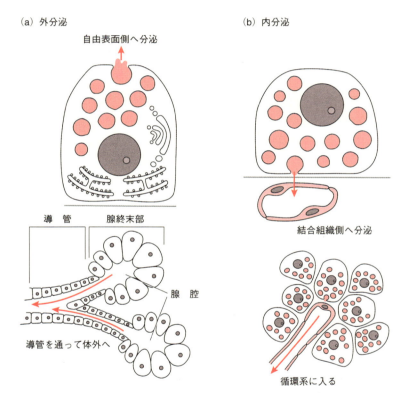

図2・7 外分泌と内分泌 外分泌では，分泌物は細胞の自由表面側から出され，導管を通って体の外や消化管の中（これも体の外へ通じている）へ放出される．一方，内分泌では，結合組織の方へ出されたホルモンが，血流に入り込んで遠く離れた細胞へ影響を及ぼす．

e. 感覚上皮——外界の情報を受取るところ

上皮細胞のなかには，外界の情報を知覚する能力が特殊化したものがある．嗅上皮は空気中の匂い物質に反応する上皮で，鼻腔上部に位置する．味蕾は食物中の酸味・甘味・苦味・塩味・うま味の成分に反応する味細胞の集積したところで，舌や口腔粘膜にみられる．内耳に存在する線毛上皮細胞は，音や体の位置変化の情報を感じとる．

2・3 支持組織

1. 間質の多い組織で，その性状により結合組織，脂肪組織，軟骨組織，骨組織に大別される．
2. 結合組織の細胞は，間質の線維成分をつくるものと，生体防御系に関係した遊走性細胞からなる．
3. 結合組織の線維成分は，膠原線維が主体である．
4. 脂肪組織には，白色脂肪組織と褐色脂肪組織がある．
5. 軟骨組織は，硝子軟骨，弾性軟骨，線維軟骨に大別される．
6. 骨組織は骨芽細胞によりつくられ，破骨細胞によって吸収される．

　支持組織は，各器官・組織の間に介在して，支持・結合・充填・分画などの多彩な役目をしている．細胞成分に比べて間質の割合が多いのが特徴で，その性状により結合組織，脂肪組織，軟骨組織，骨組織などを区別する．

a. 一般的な結合組織

　結合組織は体の各部分に存在し，組織や器官を結びつけている．臓器の表面を覆うとともに内部に入り込んで，脈管や神経を導いている．通常みられる結合組織は，間質に線維成分が多い線維性結合組織で，皮膚の真皮や腱，靱帯，筋膜，脳硬膜などは特にその線維成分が詰まっている．皮下や粘膜下あるいは血管や神経のまわりに存在する結合組織は，線維成分がまばらで遊走性細胞が多い．

b. 結合組織の細胞——固定細胞と遊走性細胞

　細胞成分は，線維芽細胞や脂肪細胞のように組織に固定されたもののほかに，自由に動き回るマクロファージ，リンパ球，肥満細胞，顆粒球などの遊走性細胞を含む（図2・8）．遊走性細胞はおもに生体防御に関係した細胞で，生体の状態に応じて集散する．

- **線維芽細胞**：結合組織の主要な細胞成分で，間質の線維成分をつくる．組織が傷つけられると，それを修復するために線維芽細胞は活発化する．
- **脂肪細胞**：大きな脂肪滴を蓄えた細胞で，栄養素を中性脂肪の形で蓄える．生後のある期間ののちは数を増やさない．
- **顆粒球**：細胞内に顆粒が満たされた白血球で循環血液中に含まれているが，結合組織で生体防御の働きをしている．殺菌作用をもつ好中球や，抗原抗体反応物の処理に関係している好酸球などに分けられる．
- **リンパ球**：顆粒を含まない白血球で，循環血液中に含まれているだけでなく，全身の結合組織に分布している．T細胞とB細胞，NK細胞に分けられる．T細胞は，標的細胞を直接的に傷害し，B細胞は抗原刺激に反応して抗体を産生する**形質細胞**へ変化する．
- **マクロファージ**：結合組織内の細菌やちりなどの異物を食べて分解する細胞で，循環血液中の単球から分化する．異物の抗原性をリンパ球へ示す働き

している．

- **肥満細胞（マスト細胞）**：ヒスタミンを含む大型の顆粒を細胞内にたくさん蓄えた細胞で，結合組織中に顆粒が放出されるとアレルギー反応がひき起こされる．

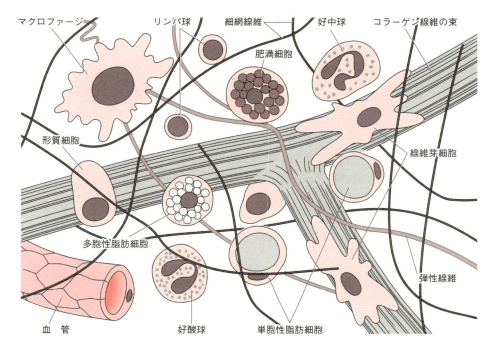

図2・8　結合組織　線維性結合組織は，縦横に走る線維（膠原線維が主体，それに細網線維と弾性線維が加わる）にいろいろな細胞がまとわりついている．線維芽細胞と脂肪細胞は固定されているが，それ以外の細胞は生体防御に関係しており，あちらこちらへ動き回る．

c. 間質──線維とゼリー状物質

間質（基質）の線維成分は，膠原線維，弾性線維，細網線維の3種に区別される．

- **膠原線維**：コラーゲンというタンパク質で構成される線維で，結合組織の基本的な構成線維である．引っ張りの力に対して，非常に丈夫である．ビタミンCはコラーゲンの合成に必要である．
- **弾性線維**：弾力性に富む線維で，エラスチンとフィブリリンから構成されている．血管の壁や肺組織などで，膨張した組織を縮めるときに働く．
- **細網線維**：細い線維で，特殊なコラーゲンからなっている．リンパ球など遊走性の細胞が集積している免疫系（生体防御系）・造血系の器官に多くみられる．また，基底膜の重要な構成成分でもある．

結合組織の細胞は，多量の多糖類と少量のタンパク質からなる巨大分子（プロテオグリカン）をつくる．また，間質には，血液の血漿成分に由来する**組織液**が存在している（図2・9）．組織液はプロテオグリカンと結びついて，薄いゼリーのようなゲル構造をつくっており，水分は自由に組織間を移動できない．これは

間質に組織液を保持するうえで重要な適応現象といえる．血液中の栄養物や酸素は，この組織液を介して細胞へ運ばれる．組織液の水分は，リンパ管あるいは細静脈から徐々に再吸収されていくが，この再吸収がうまくいかないとむくみ（浮腫）が生じる．

d. 特殊な結合組織

- **膠様結合組織**は，胎生期にみられる結合組織で，大きな星状をした幼弱な間葉系細胞と，多量のゼリー状基質と少量の膠原線維からつくられている．
- **細網結合組織**は，リンパ性器官（リンパ節や扁桃，骨髄）の主体をなしている．細網細胞と細網線維からできた網状構造を骨組みとして，その間に生体防御に関連した細胞（リンパ球，マクロファージなど）が集積している．
- 血液やリンパ液も，便宜的に結合組織に分類されている．細胞成分は赤血球，白血球（リンパ球，顆粒球，マクロファージ）と血小板で，血漿やリンパ液は間質とみなされる．

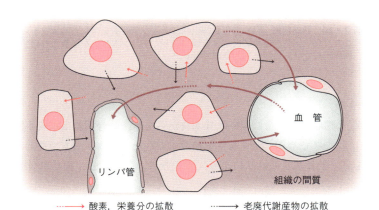

図 2・9　組織液　細胞の間質は，水分とそれを保持するプロテオグリカンで満たされている．この液性成分を通して栄養物や酸素あるいは老廃物が拡散していく．むくみは，この組織液が異常に貯留した状態である．

e. 脂肪組織──栄養貯蔵とクッション

脂肪組織は，結合組織の変化したもので，体内のさまざまな部位に認められる．皮下や胃腸管に血管を導くための腸間膜に脂肪組織が存在し，摂取した栄養素を中性脂肪として蓄える貯蔵脂肪としての意義をもつ．栄養物の過剰摂取により肥満となるが，その際は皮下脂肪よりも腸間膜の脂肪組織（いわゆる内臓脂肪）が増加している．過剰な内臓脂肪の蓄積は，生活習慣病と密接な関連がある．

足の裏，眼球周囲，四肢の太い血管や神経の周りに存在する脂肪組織は，外的圧力に対抗するクッションあるいは充填材として働いており，構造脂肪といわれる．飢餓状態では，まず貯蔵脂肪が消費され，構造脂肪は比較的最後まで保存される．目が落ちくぼむような状態は，かなり深刻な状況といえる．

脂肪組織には，構成する細胞に応じて**白色脂肪組織**と**褐色脂肪組織**の二つの基本型がある（図 2・10）．成人における脂肪組織の大部分は白色脂肪組織で，巨

* 成人の褐色脂肪組織は，背中や腰にわずかにみられ，低温刺激などで増加する．肥満者よりやせ型の人に多くみられ，肥満との関連が注目されている．

大な脂肪滴が細胞の大部分を占める単胞性脂肪細胞から構成される．褐色脂肪組織を構成する細胞は，小さな脂肪滴を多数含む多胞性脂肪細胞で，ミトコンドリアに富んでおり，栄養素の貯蔵機能よりも熱産生の働きが主である．褐色脂肪組織は新生児に特徴的にみられる*．

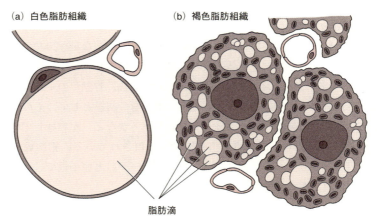

図2・10 脂肪組織 (a) 白色脂肪組織は大きな脂肪滴を含む脂肪細胞からなる．(b) 褐色脂肪組織は小さな脂肪滴とミトコンドリアを多数含む脂肪細胞からなり，毛細血管が豊富である．

f. 軟骨組織

軟骨細胞と膠原線維を含む硬い軟骨基質からなる．**軟骨細胞**は**軟骨小腔**といわれる空隙に収まっており，軟骨基質を拡散してきた栄養物や酸素で養われている（図2・11a）．軟骨基質の性状により，硝子軟骨，弾性軟骨，線維軟骨の3種を区別する．

- **硝子軟骨**は，断面が乳白色のガラスのように見えることから，このように名付けられている．圧力には強いが，弾力性に乏しい．関節の表面を覆う関節軟骨，肋軟骨，喉頭軟骨，気管・気管支軟骨などがこれにあたる．
- **弾性軟骨**は，やや黄色を呈しており，基質に弾性線維を大量に含む．耳介や喉頭蓋のしなやかな軟骨は，これからできている．
- **線維軟骨**の基質には，太い膠原線維束が多量に認められる．力学的な抵抗性があり，椎間円盤や関節半月，恥骨結合の組織の主体をなす．

g. 骨組織

骨組織の細胞は，間葉系細胞由来で骨組織をつくる**骨芽細胞**と，骨芽細胞から分化した**骨細胞**，および造血幹細胞に由来する**破骨細胞**の3種類からなる．骨芽細胞は骨形成を行う細胞で，代謝活動が活発である．骨基質の表面に位置する．骨芽細胞が，みずからつくり出した骨基質の中に閉じ込められると，骨細胞へ変わる．骨細胞が収まる小室を**骨小腔**という．骨基質は，線維成分と多量のカルシウム塩を含んでおり，酸素や栄養物が拡散しにくい．骨小腔の間には無数の細い管（骨細管）がみられる．さらにその骨細管には骨細胞から放射状に伸びた突起

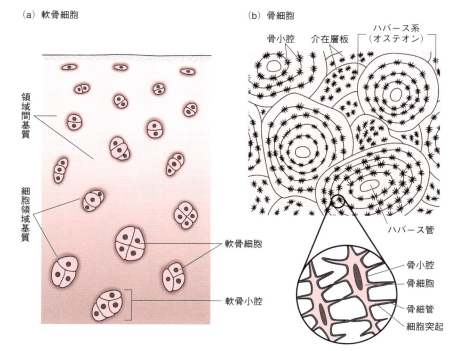

図 2・11 軟骨と骨 軟骨細胞と骨細胞は，どちらも基質に埋まっている．軟骨細胞は分裂能力があり，成熟した軟骨では1個の軟骨小腔に複数の軟骨細胞が収まっている（a）．一方，骨は年輪のような層状構造が特徴的で中央に血管が走っている（b）．また骨基質はカルシウムなどの無機成分が沈着していて，物質が拡散しにくいので骨細管が貫通している．

が入り込んでおり，骨にかかる力を感じるのに役立っている．突起の先端にはギャップ結合があり，隣り合った骨細胞どうしで信号のやりとりをしていると思われる．破骨細胞は，骨組織を吸収するとともに新たな骨形成を促している．

骨組織を観察すると，細い動静脈を中心に，骨質が同心円状に取巻いていることがわかる．これを**ハバース系**あるいはオステオン（骨単位）という．これは骨芽細胞が血管を中心に骨組織をつくることで生じたもので，骨組織は多数のハバース系から構成されている（図2・11b）．骨組織は常に改変しており，古いハバース系は破骨細胞により吸収され，新たな層板がつくられる．

2・4 筋組織

1. アクチンフィラメントとミオシンフィラメントの相互作用で筋肉が収縮する．
2. 平滑筋，骨格筋，心筋に分けられる．
3. 平滑筋と心筋は不随意筋で自律神経の影響を受けるが，骨格筋は運動神経によって完全に支配されている随意筋である．

筋細胞が集まった組織で，筋細胞の形から**平滑筋，骨格筋，心筋**の3種類に区別される．細胞が細長いことから，筋細胞を筋線維という．

* p.147, §10・2・4 も参照のこと.

a. 筋収縮のメカニズム*

筋細胞には, **アクチンフィラメントとミオシンフィラメント**が大量に含まれている. 細胞内の Ca^{2+} 濃度の上昇が起こると, それが引き金となり, アデノシン三リン酸（ATP）が消費されてフィラメントが相互に滑る運動が生じる（図2・12）.

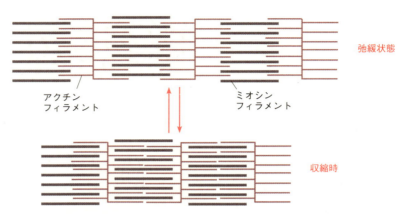

図2・12 筋肉の収縮 アクチンフィラメントとミオシンフィラメントが互い違いに配列している. フィラメントのすきまに双方が入り込んで, 筋肉は収縮する.

b. 平滑筋組織――内臓の筋肉

平滑筋は, 消化管壁, 気道, 血管壁などの内臓の筋肉を構成している. 平滑筋の細胞は, 細長い紡錘形あるいは扁平な形をしており, 中央に核をもつ（図2・13a）. アクチンフィラメントとミオシンフィラメントは細胞の長軸方向に配列しているが, 規則性に乏しい. 細胞どうしはギャップ結合で連絡しており, 1個の平滑筋細胞の興奮は次々にまわりに伝わって, 筋組織全体の収縮がひき起こされる. 平滑筋は, 意思によって収縮を起こすことができない不随意筋であるが, 平滑筋組織のそばに分布している自律神経系の影響を受ける.

c. 骨格筋組織――自分の意思で動く筋肉

骨格筋の細胞は, 多くの筋芽細胞が癒合して線維状になったもので, 核は全長にわたって細胞表面近くに点在する（図2・13b）. 一定の長さのアクチンフィラメントとミオシンフィラメントが周期的に規則正しく配列しているため, 光学顕微鏡で明暗の横紋が観察できる. フィラメント成分以外のところには, グリコーゲンや酸素を利用した筋肉運動に関与するミオグロビンなどが含まれる.

骨格筋は, 脊髄の運動神経を介して脳の支配を受けており, 意思によって運動がひき起こされる随意筋である. 神経支配を失うと, 筋肉は麻痺してしまい, 最終的には萎縮する.

d. 心筋組織――自動的な拍動を生じる筋肉

心筋は心臓の壁をつくる筋肉で, 短円柱状の筋肉が長軸方向に接合している

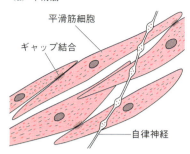
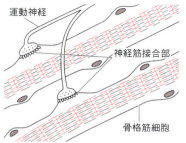
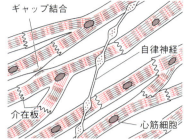

(a) 平滑筋
平滑筋細胞
ギャップ結合
自律神経

細胞は細長い紡錘形をしており，中央に核を1個含む．自律神経が分布しており，こぶのようにふくらんだところから神経伝達物質が放出される．このシグナルによって平滑筋の動きが調節されている．

(b) 骨格筋
運動神経
神経筋接合部
骨格筋細胞

細胞は太く長い線維状で，多数の核が周辺に位置している．運動性の神経の終末部と筋肉は接合しており，神経から放出されるシグナルを受けて，筋肉は随意的に収縮する．

(c) 心筋
ギャップ結合
自律神経
介在板
心筋細胞

短円柱状の細胞が介在板で接合している．核は1～2個，中央に位置している．平滑筋と同じく自律神経の影響を受けている．

図2・13　筋肉の種類

（図2・13c）．核は中央に位置しており，骨格筋と同様にアクチンフィラメントとミオシンフィラメントが規則正しく配列した横紋筋である．心筋は自律神経の影響を受けて心拍数や収縮力がコントロールされるものの（交感神経で心拍数と収縮力増強，副交感神経はその逆），骨格筋のように神経による完全な支配を受けているわけではない．心筋そのものが律動的な興奮と収縮をひき起こす能力をもっており，意思による制御はできない．平滑筋と同様にギャップ結合で連絡しており，隣り合った細胞に興奮が伝わる．

2・5　神経組織

1. 神経細胞と神経膠細胞から構成される．
2. 神経細胞体で神経伝達物質がつくられる．
3. 神経細胞は樹状突起で情報を受容し，軸索突起で情報を伝える．
4. シナプスで神経伝達物質が放出される．
5. 神経系は中枢神経系（脳と脊髄）と末梢神経系（運動神経，感覚神経，自律神経）に大別される．

　神経組織は，各所から情報を受取り，それを統合して，他の細胞へ新たな情報を送り出す情報処理機構である．ほとんどが細胞成分から構成され，間質は少ない．構成する細胞は**神経細胞**と**神経膠細胞**に区別される．

a.　神経細胞（ニューロン）——神経組織の主役

　神経組織の情報処理機能を担っているのが，神経細胞である．神経細胞は，**神経細胞体**とそこから伸びた突起からなる（図2・14）．神経細胞体は，円形・楕円形あるいは星形をしており，核を1個含む．ニッスル小体とよばれる粗面小胞体の集積が認められ，ここで神経伝達物質がつくられる．

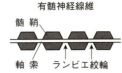

神経細胞から出ている突起には，情報を受取る**樹状突起**と，末梢へ信号を送り出す**軸索突起**の2種類があり，その長い突起を神経線維という．神経線維は，**髄鞘**と名付けられた輪状の膜構造で取囲まれることがあり，髄鞘が中断した部分をランビエ絞輪という．太い神経線維は髄鞘に囲まれた有髄神経線維のことが多く，細い神経線維はほとんどが無髄神経線維である．

神経線維を伝わる情報は，電気的な細胞膜電位の変化である．これを**インパルス**といい，伝達速度は有髄神経線維の方が無髄神経線維よりも速い．インパルスが軸索突起末端に到達すると，グルタミン酸やカテコールアミンなどの神経伝達物質が開口放出されて，他の神経線維や神経細胞あるいは筋肉細胞などの効果器を刺激する．この接合部を**シナプス**という．

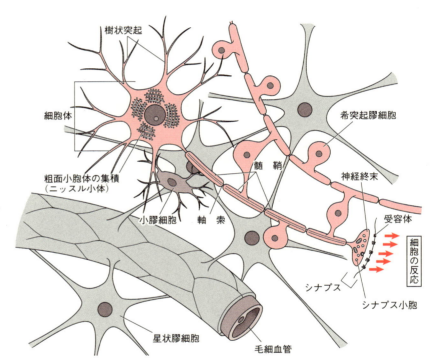

図2・14　神経組織　神経細胞は，刺激を受取る樹状突起，情報を処理する神経細胞体と刺激を送り出す軸索突起から構成される．太い突起は髄鞘で囲まれていることが多い．軸索突起の末端では神経伝達物質が小胞に蓄えられ，刺激が来ると放出される．この接合をシナプスという．放出された神経伝達物質は相手の細胞の受容体を刺激して，その細胞の反応をひき起こす．

b．神経膠細胞（グリア細胞）——神経組織の名脇役

神経細胞の間に存在する細胞で，3種類に区別される（図2・14）．神経細胞を保護する支持作用だけでなく，神経活動そのものにも大きな影響を与えていることがわかってきた．

- **星状膠細胞**：神経細胞と血管の間に存在し，血中の物質のうちで神経細胞が必要としているものだけを渡す役目をしている．これを血液脳関門といい，有害物質や薬物などが神経細胞に直接的に入らないようにしてる．

- **希突起膠細胞**（末梢神経では**シュワン細胞**）：神経線維の周りを取囲み，髄鞘を形成する．
- **小膠細胞**：老廃物や損傷を受けた細胞を除去する．

c. 中枢神経と末梢神経

脊椎動物では，胎生初期に**神経管**とよばれる神経組織の管が背部に形成され，そこが脳と脊髄へ変化する．これを**中枢神経**といい，頭蓋や脊柱のような骨性組織で保護される．神経細胞は，神経管の外側にできる**神経堤**からも生じ，これらは体の各部へ移動して神経節（神経細胞の集合体）をつくる．中枢神経以外の神経組織をまとめて**末梢神経**といい，運動性神経と感覚性神経および自律神経に分けられる．

2・6 細胞と細胞内小器官

1. 細胞は細胞膜によって囲まれ，核と細胞質に分けられる．
2. 核は遺伝情報を担う染色質を含み，核膜に包まれている．
3. 細胞質には特定の機能をもったさまざまな細胞小器官が存在しており，リボソーム，小胞体，ゴルジ体，ミトコンドリア，リソソームなどがある．
4. 細胞からの分泌の様式には，開口分泌，アポクリン分泌，全分泌がある．

a. 細胞の概観

細胞は，いってみればゼリーを小さな袋につめたようなもので，袋に相当するのが**細胞膜**である．細胞膜によって囲まれた小空間は，**核**とその周囲の**細胞質**と

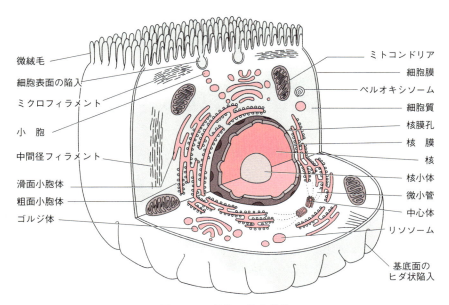

図 2・15 細胞の基本構造

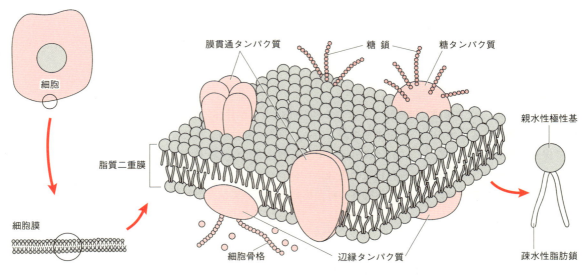

図 2・16 細胞膜の構造

に分けられる（図 2・15）。細胞質は，ゼリー状で無定形な**細胞基質（サイトゾル）**と，特定の機能をもつ**細胞小器官**などの有形成分から構成されている。こうした基本構造は，どの細胞にも共通して認められる。体の各部位の細胞は，形態も機能も大きく異なるが，それは必要に応じて以下に述べる基本構造を変化させたにすぎない。

b. 細胞膜——流動性の脂質膜

　細胞膜は，細胞の最外周を取囲む薄い膜で，流動性があるため細胞は形を変えることができる。化学的に分析すると，基本的には二重の脂質膜で，シグナルの受容や物質輸送に関与するタンパク質がモザイク状に組込まれている（図 2・16）。酸素や二酸化炭素のような気体や，ビタミン A や E などの脂溶性物質は，この膜を自由に通り抜けるが，水溶性物質は細胞の中に入っていきにくい。イオンやグルコースなどは選択的輸送体によって運ばれ，水溶性のシグナル分子は細胞膜上の受容体を介して，細胞の働きを調節している。脂質二重膜構造は，細胞の表面を覆う細胞膜のほかにも，細胞内のミトコンドリアや小胞体，ゴルジ体などにもみられる。これらを総称して，**生体膜**という。

c. 核——遺伝情報の保管庫

　多くの細胞には，遺伝情報を集約させた染色質を含む核がみられる（図 2・17 a）。細胞が癒合してできた骨格筋線維などでは，多数の核を含むこともあるが，一般的には 1 個の核が細胞に含まれている。一方，赤血球のように遺伝情報を必要としなくなった細胞は，核を失っている。染色質は，遺伝情報を担う**核酸**とそれと結合するヒストンなどのタンパク質からなる。核酸は，**DNA**（デオキシリボ核酸）と **RNA**（リボ核酸）に区別される。染色質を取囲む核膜は小胞体が変化したもので，遺伝情報が細胞質に出ていくための孔が開いている（図 2・17 b）。

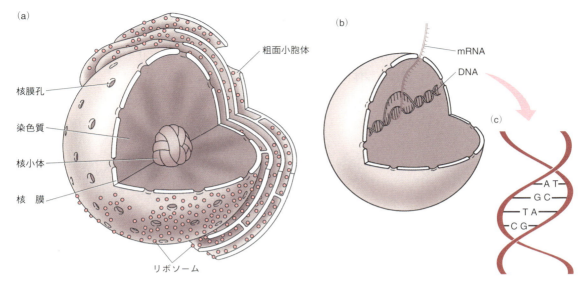

図 2・17 核の構造と遺伝情報 (a) 核の構造．ほぼ球状の核は小胞体が変化した核膜で覆われている．核膜のあちらこちらに開いている核膜孔には，核膜孔複合体という構造がみられる．核の中には染色質と核小体が含まれている．(b) 転写．遺伝情報は DNA として蓄えられているが，必要に応じて RNA へ転写される．転写された RNA は核膜孔を通り抜けて細胞質へ入り，アミノ酸やタンパク質の物質合成の場であるリボソームに遺伝情報を伝えることから，mRNA（メッセンジャー RNA）とよばれる．(c) DNA の二重らせん構造．相補的な塩基の結合により，2 本の DNA 鎖はらせん状を呈している．

d. 細胞質の有形成分

細胞質には特定の機能をもったさまざまな構造が含まれており，総称して**細胞小器官**とよばれている．細胞小器官の多くのものは細胞膜と似た生体膜で囲まれているが，細胞の中に蓄えられたグリコーゲン顆粒や色素顆粒は生体膜に包まれておらず封入体とよばれる．また，脂肪滴は一般的な生体膜ではなく脂質一重膜に包まれている．

- **リボソーム**（図 2・18）：タンパク質を合成する小球構造物で，細胞質内に遊離しているものと，小胞体に付着しているものとがある．小胞体に付着したものは mRNA の配列を読みとり，ペプチドやタンパク質を合成する働きをもつ．

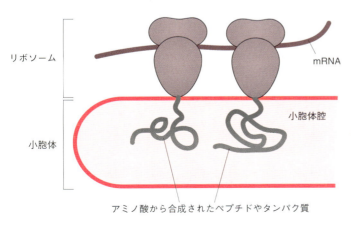

図 2・18 リボソーム 小さい部分と大きい部分の二つのパーツから構成されている．mRNA の塩基配列をもとにアミノ酸からペプチドやタンパク質が合成される．合成したものを細胞の外へ出す場合は，とりあえず小胞体に蓄えておく．

●**小胞体**（図2・19）：物質合成の工場ともいうべきところで，生体膜によって囲まれた層板構造物で，細胞全体に広がっている．リボソームが付着した**粗面小胞体**は，分泌性タンパク質をつくっている．リボソームがついていない**滑面小胞体**は，解毒や脂質合成の場となっている．

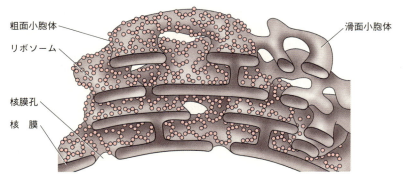

図2・19 小胞体

●**ゴルジ体**（図2・20）：偏平な円板状の小囊が数層重積した層板構造物で，粗面小胞体など各部から運ばれた物質を修飾して必要な場所へ送り出していることから，細胞内輸送の集配所といえる．分泌能力の高い細胞は，粗面小胞体とゴルジ体が発達している．

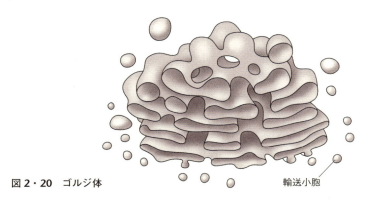

図2・20 ゴルジ体

●**ミトコンドリア**（図2・21）：物質代謝に必要なエネルギー源である，アデノシン三リン酸（ATP）をつくりだすところで，いってみれば細胞内の発電

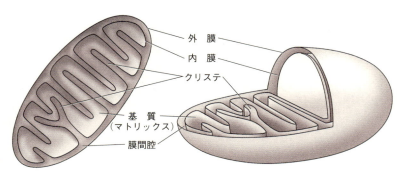

図2・21 ミトコンドリア

所のようなところである．細胞核とは別の独自のDNAをもっている．

- **リソソーム**（水解小体）：加水分解酵素を含んでおり，細胞外から取込んだ異物あるいは細胞内で生じた老廃物を分解する働きをもつ小体で，ゴミ処理場にたとえられる．

- **細胞骨格**（図2・22，表2・3）：細胞内には微小管，中間径フィラメント，ミクロフィラメントの3種類の線維成分があり，細胞の運動や細胞内輸送に関与している．**微小管**はチューブリンというタンパク質でできた中空の管で，細胞表面の線毛の芯や，中心体を構成しているだけでなく，中心体から細胞全体に放射状に伸びている．微小管にはATPによって移動するモータータンパク質が付随しており，この働きによって線毛は動き，細胞のあちらこちらへ小胞や細胞小器官が運ばれる．細胞分裂のときに染色体の移動に関与する紡錘糸も微小管から構成される．**中間径フィラメント**は，細胞構造を維持する骨格のような働きをしており，これを構成するタンパク質は細胞の種類ごとに異なっている．細胞骨格は伸張と退縮を繰返しているが，アクチンとチューブリンは，それに方向性があるのに対し，中間径フィラメントはない．こうした方向性の有無に応じて，細胞内における役割が異なっている．**ミクロフィラメント**は，アクチンというタンパク質からできている細い線維で（アクチンフィラメントともよばれる），分泌現象や細胞の形態変化に関与している．ほとんどの細胞に認められるが，とりわけ筋肉細胞では多量に含まれ，ミオシンとともに筋肉の収縮にかかわっている．

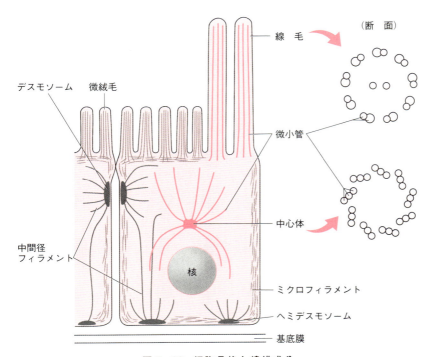

図2・22 細胞骨格と線維成分

表2・3 細胞骨格

細胞骨格	ミクロフィラメント	中間径フィラメント	微小管
太さ	6〜7 nm	10 nm	約25 nm
構成タンパク質	アクチン	ケラチン(上皮細胞) デスミン(筋細胞) GFAP(グリア細胞) ラミン(すべての細胞核の内側)	チューブリン
伸張・退縮の方向性	あり	なし	あり
機能	細胞表面の形の変化 細胞の運動	細胞の形を維持 隣接細胞や結合組織との接合	物質輸送 線毛の運動 細胞分裂時の染色体移動

e. 分泌現象

細胞の外に出される水溶性のタンパク質やペプチドは，粗面小胞体から分泌顆粒に至るまで生体膜に包まれたまま細胞内を移動する．分泌顆粒が細胞膜に接触すると，分泌物を包んでいる顆粒膜と細胞膜とが癒合して，顆粒内部の分泌物だけが外に出される．これを**開口分泌**という（図2・23 a）．神経伝達物質や酵素など多くのものが開口分泌されている．顆粒膜は細胞膜に組込まれたのち回収されて，再利用される．

ステロイドのような脂溶性の小分子は，単純拡散で細胞膜を通り抜ける．脂肪滴は顆粒膜に包まれていないため，それを含んだ細胞の一部がちぎれて出されていく．たとえば，乳腺細胞では脂肪成分は細胞質の覆いをまとって出される．これを**アポクリン分泌**という（図2・23 b）．また，皮脂腺細胞は，脂肪滴を満たした細胞そのものが脱落して外に出され，**全分泌**とよばれている（図2・23 c）．

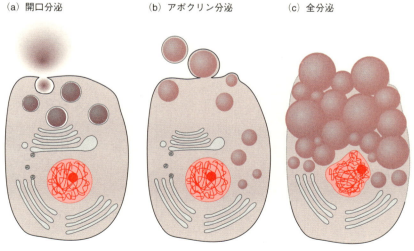

図2・23 分泌の様式 分泌物だけが細胞から出される開口分泌が一般的である．しかし，乳腺では，脂肪成分を包み込んだ細胞質も一緒に出されるアポクリン分泌がみられる．皮脂腺では，細胞そのものが脱落する全分泌が起こっている．

2・7 細胞の一生

1 受精卵は，どんな細胞にもなる胚性幹細胞を経て，特定の働きをするさまざまな細胞へ分化する．
2 体細胞は有糸分裂をする．
3 ヒトの染色体は 22 対の常染色体と 2 本の性染色体からなる．
4 有糸分裂では，1 個の母細胞が遺伝的に等しい 2 個の娘細胞へ分かれる．
5 分裂間期は細胞が成長して DNA の複製が行われる時期である．
6 G_1 期から S 期へ進まないと細胞分裂は起こらない．
7 減数分裂では，遺伝的に異なる配偶子が 4 個つくられる．
8 体細胞は二倍体で，精子や卵は一倍体である．
9 細胞死には，アポトーシスとネクローシスがある．

　私たちの体は，もともとは 1 個の受精卵から始まっている．受精卵は細胞分裂を繰返して胚となり，さらに個体の形ができる段階で固有の機能を発揮する細胞へと変化する．多様な細胞に変化する前の細胞を**幹細胞**，機能が特定化していく過程を**分化**という．どんな細胞にも分化できる胚の細胞のことを**胚性幹細胞（ES 細胞）**といい，分化した細胞にある遺伝子を導入することで未分化状態に戻して多種類の細胞に分化できるようにした細胞が，**人工多能性幹細胞（iPS 細胞）**である．

ES 細胞: embryonic stem cell

iPS 細胞: induced pluripotent stem cell

　それぞれの細胞には寿命がある．障害を受けた細胞や老廃した細胞は，新しい細胞によって置き換わる．分化した細胞は自己増殖能力に劣ることが多く，たいていは分裂増殖能力が盛んな幹細胞から分化した細胞が供給される．けれども幹細胞の増殖能力も永遠ではなく，最後は個体の死を迎える．

2・7・1 有糸分裂と細胞周期

　哺乳動物の細胞分裂は，核の染色質が糸状の**染色体**となることから**有糸分裂**と名付けられている．ヒトの染色体は 46 本で，44 本の**常染色体**と 2 本の**性染色体**を区別する．常染色体は，同じ形をしたものが対をなしており，これを**相同染色体**という．

　分裂前の細胞を**母細胞**，分裂後の細胞を**娘細胞**という．通常の体細胞の有糸分裂では，1 個の母細胞が 2 個の娘細胞に分かれるが，分裂に先立って DNA の複製が行われる．したがって，娘細胞は母細胞と同じ遺伝子をもつことになる．

　有糸分裂から次の有糸分裂までを細胞周期といい，有糸分裂期（M 期[*1]）と分裂間期に分けられる（図 2・24）．有糸分裂期は，染色体の性状と位置から，前期，中期，後期，終期に区別される．染色体を移動させる紡錘糸は，微小管から構成されることから，微小管の動きを制限する薬物は細胞分裂抑制作用がある．

[*1] M は有糸分裂（mitotic）を意味する．

　分裂間期は，DNA の量に応じて G_1 期，S 期，G_2 期に分けられている[*2]．G_1 期は，娘細胞がふつうのサイズまで成長する時期である．成熟した心筋細胞や神経細胞の多くは，このままの状態で細胞周期が止まっており，G_0 期ということもある．細胞分裂をすることになった場合は，まず娘細胞へ分け与える DNA が

[*2] G は間（gap），S は合成（synthesis）を意味する．

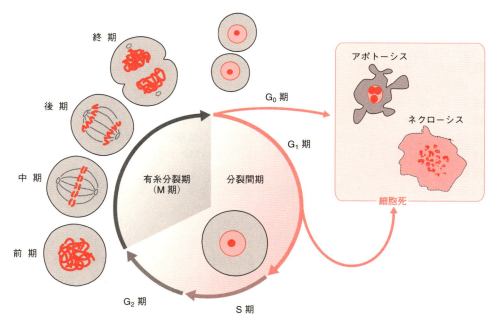

図 2・24 細胞の一生 分裂能力のあるかぎり，細胞は有糸分裂期と分裂間期を繰返して再生していく．細胞周期が一時的に停止する場合もあるが，増殖シグナルを受けると DNA が合成されて分裂を始める．しかし，物理的・化学的に傷害を受けると細胞は死んでしまう（ネクローシス）．また，不要となった細胞は，みずから死んでいく（アポトーシス）．

複製される．その時期が S 期である．ついで G_2 期では，有糸分裂に必要なエネルギーとタンパク質が産生される．このような細胞周期は，サイクリンとサイクリン依存性キナーゼという物質と酵素によって進行が制御されている．

2・7・2 減数分裂

通常の体細胞は，両親から遺伝情報を 1 組ずつ受け継ぐときから，計 2 組をもっている（2 倍性）．これに対して生殖細胞に含まれる遺伝情報は 1 組である．これは生殖細胞が成熟するときに起こる分裂が，減数分裂といわれる特殊な分裂だからである．

減数分裂は，2 段階からなる（図 2・25）．第一分裂では，通常の分裂と同様に DNA の複製が行われて遺伝情報は 4 組となる．このとき父親由来の染色体と母親由来の染色体が対をなしてしっかりと結合し，染色体の一部分を交換する（染色体の交差）．これによって，父性染色体と母性染色体の混じり合った染色体ができあがる．2 本の染色分体が合体したまま染色体が分離するので，分裂後の細胞は 2 組分の DNA 量を保有しているものの，染色体数は半減する．さらに引続いて起こる第二分裂では，DNA が複製されずに染色体が分離する．結果として，1 個の母細胞から DNA が 1 組分しかない細胞が 4 個生じる．これを**配偶子**という．染色体の交差が起こるため，4 個の配偶子の遺伝情報はそれぞれ異なったものになっている．生物における遺伝情報の多様性が，これによって保証されている．男性では 4 個の配偶子がすべて精子となるのに対し，女性では細胞質の分裂が不均等となり，最終的には 1 個だけが卵子になり 3 個は極体となって消失して

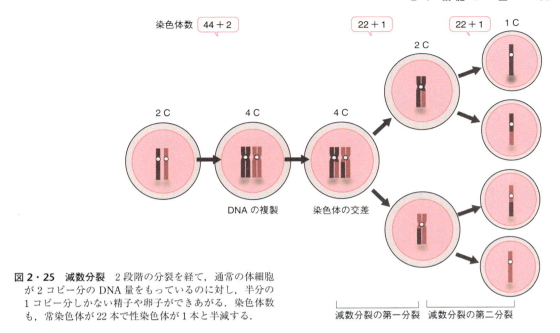

図 2・25 減数分裂 2段階の分裂を経て，通常の体細胞が2コピー分のDNA量をもっているのに対し，半分の1コピー分しかない精子や卵子ができあがる．染色体数も，常染色体が22本で性染色体が1本と半減する．

しまう*．配偶子は，22個の常染色体と1個の性染色体をもつが，精子の性染色体はXかYで，卵子ではすべてXである．

2・7・3 細胞死

細胞の死に方には2通りある（表2・4）．毒素や酸素欠乏，熱や酸などの物理化学的侵襲によって，細胞集団が一度に死滅する現象を**ネクローシス**(壊死)という．その場合は融解した細胞から流れ出た物質は，周りの細胞を刺激して異常な反応をひき起こす．一方，老廃して機能を果たせなくなった細胞や，発生途中に存在意義を失った細胞は，周りの細胞に迷惑をかけることなく，萎縮して死ん

* 精子と卵子の形成については，p.157，図11・8を参照．

性の決定: 子どもの性は，精子の性染色体によって決定される．受精のとき，精子由来の性染色体がXの場合は，受精卵の性染色体はXXとなり，発生する個体は女性となる．一方，Yの場合は受精卵はXYとなり，男性となる．

表 2・4 細 胞 死

	ネクローシス	プログラム細胞死(アポトーシス，オートファジー細胞死)
性 質	病的現象	生理的現象，予定された自滅，(病的なものもある)
起こり方	外的要因により集団で一気に膨れる，細胞膜破断→融解	個別の細胞が散発的に
細胞の形		細胞萎縮と断片化，オートファゴソームの増加
周囲に与える影響	病的な反応をひき起こす	死細胞は除去される

でいく．こうした細胞死は生体にとって合目的な細胞死で，**プログラム細胞死**と名付けられている．これには，核の萎縮と細胞質の断片化が起こる**アポトーシス**と，細胞内に自己を消化したリソソーム（オートファゴソーム）が増加する**オートファジー細胞死**が含まれている．

3 恒常性と生体応答

1. 体内における生物学的な種々の平衡状態を恒常性（ホメオスタシス）という．
2. 体の全水分量の3分の2は細胞内液で，3分の1が細胞外液である．
3. 生体は，細胞外液のpHを7.35〜7.45に維持する．
4. 細胞の内外にナトリウム，カリウム，塩素，カルシウム，リンなどの電解質が存在し，主としてホルモンにより調節され，濃度は一定となる．
5. ホルモンは生体の恒常性維持に重要な役割を果たしている．
6. 恒常性維持における酵素の役割は大きい．
7. 体温は，視床下部，交感神経，運動神経で調節されて恒常性を保つ．
8. 生体機能（睡眠，月経周期，ホルモン分泌）には周期性がある．
9. ストレス応答は，神経系と内分泌系の共同で行われる．

体内における種々の平衡状態を**恒常性（ホメオスタシス）**といい，生体内部の環境要因の維持により保たれる．多くの生体成分（水，電解質，ホルモン，酵素，酸性物質，アルカリ性物質，凝固因子，二酸化炭素，炭酸水素イオンなど）が関与する．

3・1 水分量の維持

ヒトの体重の約55〜65%が水分である．この全水分量の約3分の2は**細胞内液**で，約3分の1が**細胞外液**である．細胞外液の約4分の1が血液である．

水分の摂取量と排出量はバランスが取れており，生命を維持している（図3・1）．一日の摂取量は約2000〜2500 mLで，食事から約800〜1000 mL，飲水で約1000〜1200 mL，代謝水（体内での水の生産）から約200〜300 mLである．水の排泄は，排尿，排便，不感蒸泄（発汗，呼吸）で約2000〜2500 mLである．水

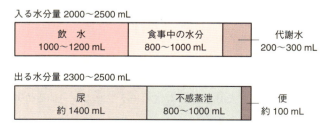

図3・1 生体での1日の水分の出納

分の摂取量と排出量のバランスが崩れた状態が，浮腫（摂取量＞排出量）であり，脱水（摂取量＜排出量）である．

水分バランスの調節は，視床下部による口渇感を調節する機構と，抗利尿ホルモンと腎臓による水分蓄積または排泄に依存する．水分の過不足は，通常はナトリウムの過不足を伴っていることが多い．水分不足は摂取量の低下（消化管疾患あるいは昏睡）または，喪失量の増加（多量の発汗，下痢など）により起こりうる．水分過剰は飲水量の増加と排泄量の低下（腎臓病）で起こる．

3・2 電解質濃度の維持

細胞の内外にはナトリウム，カリウム，塩素，カルシウム，リンなどの電解質が存在し，これらは主としてホルモンにより調節され，濃度は一定となる．

a. ナトリウム，カリウム濃度の調節　細胞内のおもな陽イオンはカリウムで濃度は 140 mEq/L，細胞外のおもな陽イオンはナトリウムで濃度は 135〜150 mEq/L である．細胞内のナトリウム濃度は 12 mEq/L で，細胞外のカリウムイオン濃度は，3.5〜5.0 mEq/L である．

ミネラルコルチコイドは副腎皮質から分泌されるステロイドホルモンで，その代表的なホルモンがアルドステロンである（p.104，§7・7・2b 参照）．アルドステロンは，腎臓でのナトリウムと炭酸水素イオン（HCO_3^-）の再吸収を促進して，水の再吸収も促進する．その交換反応として，カリウムイオンと H^+ の尿中排泄を促進する．このようにして，ナトリウムイオンとカリウムイオンの血中濃度を一定に維持する．

b. カルシウム濃度の調節　細胞外のカルシウム濃度の平均は，8.5〜10.5 mg/dL で，カルシウム濃度は上昇させる副甲状腺ホルモン（パラトルモン）と低下させるカルシトニンにより一定濃度に維持される．副甲状腺ホルモンの標的器官は，腎臓と骨である．腎臓では，尿細管でのカルシウム，リン酸の再吸収の促進，骨では，骨芽細胞を抑制して骨吸収を促進して，骨からのカルシウムの血液中への流入を促進する（p.102 図 7・8 参照）．カルシトニンは甲状腺から分泌され，細胞外へのカルシウムの移動を減少させ，破骨細胞に作用して骨吸収を抑制する．また，尿細管でのカルシウムとリン酸の再吸収を抑制して，細胞外のカルシウム濃度を低下させる．活性型ビタミン D もカルシウム濃度の調節に働き，腸管からのカルシウムの吸収，腎臓での再吸収を促進する．

3・3 pH の維持*

生体は，細胞外液（血液など）の pH を 7.35〜7.45 というきわめて狭い範囲に厳密に維持しており，これを酸塩基平衡という．酸塩基平衡が障害を受けると，多くの組織・器官に多大な影響を及ぼす．酸塩基平衡が障害されているかどうかは，血中の pH，二酸化炭素濃度（正常値：35〜45 mmHg），**炭酸水素イオン（HCO_3^-）濃度**（正常値：22〜26 mEq/L）を測定することで判断する．

* 体液の pH 維持については §6・2・2 および §9・6 も参照.

pHは次の式で定義される．

$$pH = -\log[H^+]$$

水素イオン濃度が高い場合はpHが低く，水素イオン濃度が低い場合はpHが高い．

呼吸は，血液を緩衝化するのに重要な役割を果たしている．水素イオン濃度が上昇した場合，呼吸数を増加させて適応する．水素イオン(H^+)が炭酸水素イオン(HCO_3^-)と結合して炭酸(H_2CO_3)となる．炭酸が増えると血液に溶解している二酸化炭素の量が増えて，肺の気体二酸化炭素が増加する．呼吸を速くし，肺から二酸化炭素を除くと血液に溶解している二酸化炭素の量が減少する．水素イオンが炭酸水素イオンと反応して血液中の水素イオン濃度はもとに戻る．このように血液のpHは平衡を保たれている．

$$H^+ + HCO_3^- \rightleftharpoons H_2CO_3 \rightleftharpoons CO_2 + H_2O$$

二酸化炭素(CO_2)は酸性物質として，炭酸水素イオン(HCO_3^-)はアルカリ性物質として，pHに影響を及ぼす．血液のpHが7.35未満の場合を**アシドーシス**，7.45より上を**アルカローシス**という．

酸塩基平衡の障害は，呼吸性と代謝性に大別され，それぞれ，呼吸性アシドーシス，呼吸性アルカローシス，代謝性アシドーシス，代謝性アルカローシスという．障害あるいは障害を是正する機構（代償）が生じるおもな臓器が腎臓の場合は代謝性，肺の場合は呼吸性という（表3・1）．

表3・1 酸塩基平衡の障害および代償性反応

酸塩基障害	pH	HCO_3^-濃度	二酸化炭素濃度
代謝性アシドーシス	<7.35	下降 HCO_3^-濃度<22 mEq/L	代償性に二酸化炭素濃度が低下 （<35 mmHg）
呼吸性アシドーシス	<7.35	代償性に上昇 HCO_3^-濃度>26 mEq/L	上昇 >45 mmHg
代謝性アルカローシス	>7.45	上昇 HCO_3^-濃度>26 mEq/L	代償反応で二酸化炭素濃度上昇 >45 mmHg
呼吸性アルカローシス	>7.45	代償性に低下 HCO_3^-濃度<22 mEq/L	二酸化炭素濃度低下 <35 mmHg

● アシドーシス（pHが7.35未満）の原因

1) **代謝性アシドーシス** 血液中の酸性物質の増加（サリチル酸の代謝など）に起因する場合，代謝性アシドーシスという．糖尿病の悪化や絶食などで血中のケトン体が増加した場合，ケトアシドーシスという．ショック（心原性ショック，出血性ショックなど）で，血中の乳酸（45 mg/dL以上）が上昇すると乳酸アシドーシスという．腎臓の疾患で，アルカリ性物質である炭酸水素イオン（HCO_3^-）が腎臓から失われた場合（近位尿細管での再吸収障害）も，代謝性アシドーシスという．

2）呼吸性アシドーシス　呼吸数の減少や換気量の低下により，二酸化炭素（CO_2）が血液中で上昇した場合（高 CO_2 血症），呼吸性アシドーシスという．延髄の呼吸中枢の障害，閉塞性肺疾患，拘束性肺疾患などで起こる．代償機構として，腎臓での HCO_3^- 再吸収が増加する．

アルカローシス（pH が 7.45 より上）の原因

1）代謝性アルカローシス　血中の HCO_3^- 濃度の上昇（高 CO_2 血症後に代償性に上昇），酸性物質の喪失（嘔吐，アルドステロン過剰による尿中への H^+ の喪失，利尿薬の投与）などが原因の場合，代謝性アルカローシスという．

2）呼吸性アルカローシス　血中の二酸化炭素濃度の低下（低 CO_2 血症），過換気（呼吸数の増加）で起こる．**過呼吸症候群**（**過換気症候群**）では，深い速い呼吸（過呼吸）によって肺から多量の二酸化炭素が取除かれるため，血液の pH が上がり，めまい，呼吸困難，失神などをひき起こす．過換気となる原因としては，代謝性アシドーシスの代償反応，低酸素や発熱，精神的ストレスに対する反応などがある．

3・4　ホルモンによる恒常性維持[*1]

*1 §7・2 "ホルモンの構造と作用機構" も参照．

ホルモンは，動物の特定の器官（内分泌器官）でつくられる生理活性物質で，遠隔の特定の器官に血流で運搬されて，微量で働いて，細胞の遺伝子の発現を制御し，作用することで生体の恒常性を維持している（図 3・2）．酵素活性も調節する．

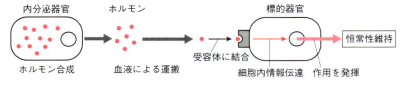

図 3・2　ホルモンの働き

ホルモンは，遠隔の器官（標的器官）の特異的受容体に結合し，細胞内のセカンドメッセンジャー（cAMP，cGMP，カルシウムなど）を介して，細胞内に情報を伝達して，作用を発揮する．

ホルモンは，受容体が細胞内にあるか，細胞膜にあるかで，二つに大別される．前者には，甲状腺ホルモン，アンドロゲン，エストロゲン，グルココルチコイド，ミネラルコルチコイドなどがある．後者には，インスリン，成長ホルモン，カテコールアミン，黄体ホルモン，甲状腺刺激ホルモン，カルシトニン，アドレナリンなどがある．

3・4・1　フィードバック機構

ホルモンの分泌はフィードバック機構によって調節される[*2]．フィードバックには，正と負のフィードバックがある．

*2 §7・3 "ホルモンの分泌制御機構" も参照．

a. 正のフィードバック　ホルモンの作用をさらに促進するように作用する機構が，正のフィードバックである．たとえば月経周期において血中エストロゲン濃度が上昇すると，視床下部に正のフィードバックが働き，性腺刺激ホルモン放出ホルモンが放出される．これが，下垂体からの黄体形成ホルモン（LH），卵胞刺激ホルモン（FSH）の分泌を促進して，排卵を誘発する．正のフィードバックは，分娩時のオキシトシン分泌促進，それによる子宮収縮でもみられる．分娩時にオキシトシンが子宮を収縮すると，この収縮刺激がさらにオキシトシン分泌を促進して，さらに子宮収縮を強める．

b. 負のフィードバック　ホルモンの作用が強くなりすぎた場合に，これを抑制する機構が，負のフィードバックである．たとえば，甲状腺ホルモンが分泌されて，その作用が強くなりすぎた場合，その情報（血中濃度の上昇）が視床下部に伝達されて，甲状腺刺激ホルモン放出ホルモンの分泌を抑制する．下垂体前葉では甲状腺刺激ホルモンの分泌が抑制され，最終的に甲状腺ホルモンの分泌を抑制する．血糖値の調節にも負のフィードバックが働く．食後，血糖値が上昇すると膵臓からインスリンが分泌され，血糖値が低下する．するとインスリン分泌が抑制され，血糖値がそれ以上下降しないように働く．血糖値がさらに低下すると，グルカゴンが分泌されて，血糖値を上昇させる．

3・5　酵素活性の調節

　恒常性維持において酵素の関与は大きい．酵素の作用を受ける物質が基質で，酵素が触媒する反応が酵素反応である．酵素はタンパク質でそれ自体で触媒作用をもつが，活性の発現にタンパク質（**アポ酵素**）以外の補因子を必要とすることがあり，この補因子を補酵素という＊．

　恒常性を保つためには生体内の化学反応が調節される必要があり，この調節に酵素による反応調節が重要な役割を果たす．酵素による調節は三つある．

　1）**酵素量の調節**　酵素の合成と分解のバランスで酵素量が調節されるが，時間がかかるため急性の反応調節は難しく，長時間での調節に適した機構である．

　2）**前駆体酵素の活性化**　酵素の多くは不活性の前駆体酵素として存在し，刺激により加水分解されて活性酵素となる．具体例をあげると，膵臓から外分泌されるキモトリプシノーゲンは，トリプシンの作用で活性型のキモトリプシンとなり消化作用をもつ．レニン–アンギオテンシン系は，血圧や細胞外液量の調節に関与するホルモン系である（p.83, §5・3c参照）．レニンは，不活性のアンギオテンシノーゲンをアンギオテンシンⅠに変換し，さらに，アンギオテンシンⅠはアンギオテンシン変換酵素（ACE）によりアンギオテンシンⅡに変換される．アンギオテンシンⅡはアルドステロンの分泌を促進して，血圧上昇や細胞外液量の増加をひき起こす．

　3）**調節酵素**　基質結合部位以外に他の物質が結合して構造が変化し，酵素活性が変化する場合がある（このような酵素を**アロステリック酵素**という）．具

＊ 補酵素がタンパク質部分と結合した複合体を**ホロ酵素**という．この場合ホロ酵素が触媒作用を発揮する．

体例をあげると，ピリミジン合成反応では，アスパラギン酸カルバモイルトランスフェラーゼは，シチジン三リン酸（CTP）でアロステリックに阻害されて，アデノシン三リン酸（ATP）で活性化される．また，酵素タンパク質のトレオニン残基のヒドロキシ基がリン酸化を受けて活性化されるものもある．リン酸化による調節は，速い反応調節機構である．

3・6 体温の調節

　私たちヒトは恒温動物であり，体温（約 37 ℃）の恒常性を保っている．体内での熱産生は栄養素の代謝により発生する熱であり，肝臓，筋肉，脳などの臓器での代謝による熱が体温の基盤となる．体外の温度環境が変化すると，体温調節が必要となる．その調節の中心が，間脳の視床下部にある **"体温調節中枢"** で，体温上昇（熱産生）と体温下降の調節を担っている（図 3・3）．

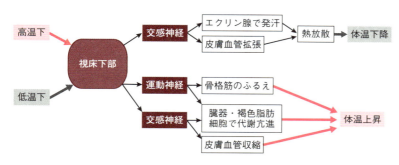

図 3・3　体温の調節

　低温下では，交感神経刺激により，種々の臓器に熱産生の増加が起こる．熱産生の増加は，**褐色脂肪組織**（頸部，腋窩，肩甲骨付近，心臓付近，腎臓付近）を中心に起こる．皮膚血管を収縮して熱放散を抑制する機構も働く．また，低温下では，運動神経を介した骨格筋の運動による熱産生が起こる．この熱産生には，随意的運動による熱産生と付随的運動（ふるえ）による熱産生がある．

　高温下では，自律神経系を介する発汗と皮膚血管拡張による熱放散機構が働く．皮膚には多くのエクリン汗腺が存在し，交感神経に支配されている．なお，皮膚血管は，交感神経性アドレナリン作動性神経である皮膚血管収縮神経と，交感神経性コリン作動性神経である皮膚血管拡張神経によって支配されている．

3・7 生体機能の周期的変化

　生体には周期性をもつリズムがあり，**サーカディアンリズム**とよばれる．睡眠，性周期，血圧，体温，ホルモン分泌などはその例で，周期的な調節を受けている．たとえば，睡眠リズムが乱れると起こる症状として知られているのが "時差ぼけ" であり，また不眠症など疾患との関係もある．また，サーカディアンリズムの発生に関与する時計遺伝子（*CLOCK* など）が知られている．

サーカディアンリズム（circadian rhythm）: circa は "おおむね" という意味で，"dian" が日を意味するため，**概日リズム**ともいう．

3・7・1 睡　　眠

　ほぼ1日の周期である．リズムをつくるのは，視床下部の**視交叉上核**と**体内時計**である（図3・4）．目から光刺激（朝日）を受けて，体内時計がリセットされて，睡眠覚醒のリズムを刻み始める．このリズムは，松果体とも密接に連携している．朝日を浴びて約15時間後に松果体から**メラトニン**分泌が起こり，睡眠が始まる．メラトニン分泌は日中には少なく，夜間に多い．メラトニン分泌はセロトニンにより促進される．

　なお，睡眠には，活発な眼球運動を伴う**レム睡眠**（脳は覚醒状態に近い）と**ノンレム睡眠**（脳は睡眠状態）があるが，この2種類の睡眠にもその出現に周期性がある．

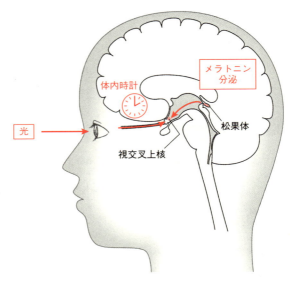

図3・4　体　内　時　計

3・7・2　性　周　期*

*§11・4・1 "性周期と排卵" も参照．

　性周期はホルモンの作用によって起こり，卵巣や子宮内膜を刺激する．

　視床下部から性腺刺激ホルモン放出ホルモン(GnRH)が分泌されて，下垂体の受容体に作用して，卵胞刺激ホルモン(FSH)と黄体形成ホルモン(LH)を分泌させる．FSHとLHは卵巣に働き，卵胞の発育，排卵，黄体形成，エストロゲンの分泌を担う．排卵後，黄体が形成されて，プロゲステロンが分泌される．妊娠が起こらなかった場合は黄体が萎縮して，子宮内膜が剥離して月経（28日周期）が起こる．卵胞刺激ホルモン(FSH)と黄体形成ホルモン(LH)が卵巣に働きかけ，卵胞期→排卵期(14日目)→黄体期という卵巣周期と，月経期→増殖期→分泌期という月経周期を形成している（p.155, 図11・6参照）．

　視床下部からのGnRHの分泌は，リズムをもって分泌されている．また，排卵には，LHの大量分泌が必要である．

3・7・3 ホルモン分泌

副腎皮質刺激ホルモン分泌によるコルチゾールの分泌は，朝多く，夕方少ないという周期がある（図3・5）．すなわち，コルチゾールは，朝，睡眠状態から覚醒状態に切り替えるという役割を担っている．

下垂体前葉から分泌されて，骨や筋肉などの成長を担う成長ホルモンも，分泌には周期性がある．午前0時頃から午前3時頃までの間に活発に分泌される．

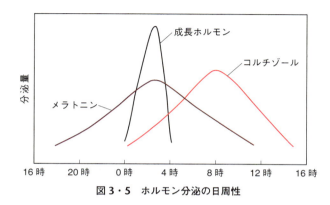

図3・5　ホルモン分泌の日周性

3・8　ストレス応答（図3・6）

生体にストレスが加えられた場合，神経系（自律神経）と内分泌系が反応して，このストレスに対応する．ストレスとは，身体にさまざまな有害事象をもたらす原因となるもので，物理的（音，光など），化学的（薬物など），生物的（炎

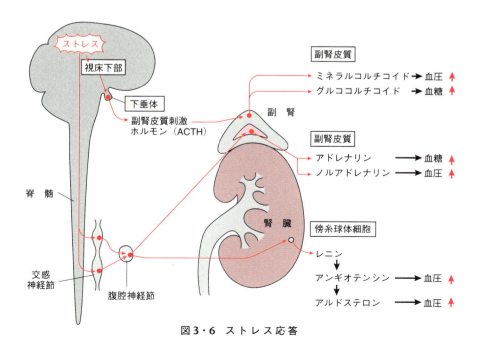

図3・6　ストレス応答

症，感染など），心理的（怒り，不安など）な要因があげられる．これらのストレスにより，血圧低下，低血糖，出血など生体に不利益をもたらすさまざまな有害事象が生じる．

3・8・1 交感神経系の反応

ストレス応答では，おもに交感神経と副腎が働く．

副腎の髄質は，発生学的に交感神経系組織であり，アドレナリン，ノルアドレナリン，ドーパミンなどのカテコールアミンを合成して貯蔵している．ストレスで交感神経が興奮すると副腎髄質からのカテコールアミンの分泌が増加して，ストレスに適応しようとする．ノルアドレナリンは，α 受容体を介して血圧を上昇させる．アドレナリンとノルアドレナリンは，β 受容体を介して心臓の収縮力を高める．アドレナリンは，グリコーゲン分解を促進して血糖を上げる．

3・8・2 内分泌系

ストレスにより，**視床下部-下垂体-副腎皮質系**が反応する．

低血糖というストレスには，副腎皮質からグルココルチコイドを分泌して，血糖を上昇させて応答する．血圧低下には，副腎皮質からミネラルコルチコイドを分泌させて，血圧を上昇させて応答する．また，レニンも反応する．レニンは，腎臓の傍糸球体細胞から分泌される．血圧低下や交感神経の興奮により，レニンが分泌されて，レニン-アンギオテンシン-アルドステロン系が対応し，血圧を上昇させる（§5・3c参照）．

第Ⅱ部

器官の構造と機能

4 消化器系

1. 消化器系は，口腔から肛門までの消化管臓器と消化酵素を産生・分泌する付属器からなる．
2. 消化器系のおもな働きは，食べ物の摂取，消化・吸収，残渣の排泄である．
3. 口腔では，食べ物をよく噛み（咀嚼），味わい（味覚），飲み込む（嚥下）働きがある．
4. 食道は，蠕動運動により食べ物を胃に運ぶ働きがある．消化・吸収の働きはなく重層扁平上皮に覆われている．胃から直腸までは，吸収と分泌を行う円柱上皮に覆われている．
5. 胃は，胃酸と消化酵素により食道から送られてきた食べ物を消化する働きがある．
6. 小腸は十二指腸・空腸・回腸からなり，食べ物を消化・吸収し大腸へ送る働きがある．小腸には輪状ヒダと絨毛があり，消化と吸収に適した構造をしている．
7. 十二指腸にはファーター乳頭があり，胆嚢に蓄えられた胆汁と膵臓から分泌された膵液が排出され，食べ物の消化に働く．
8. 大腸は，盲腸・上行結腸・横行結腸・下行結腸・S状結腸・直腸からなり，おもに水分を吸収する働きがある．さらに，食べ物の残渣を糞便として体外へ排泄する働きがある．
9. 肝臓は腹腔内の右上部にあり，重量は1200〜1500 gである．肝小葉という構造的機能的単位で構成されている．肝臓は体の中の化学工場にたとえられ，物質代謝を中心としてさまざまな機能を営んでいる．
10. 胆嚢は肝右葉の下面に位置する袋状の臓器で，肝臓から分泌された胆汁を一時的に蓄えている．胆汁酸は小腸内で脂質とミセルを形成し，脂肪の消化・吸収を助けている．
11. 膵臓は，膵液を分泌する外分泌腺としての働きと，ホルモンを分泌する内分泌腺の働きを有している．外分泌腺としては膵液が分泌され，三大栄養素の消化が行われる．内分泌腺としては，ランゲルハンス島からインスリンなどが分泌され，血糖値の調節に関係している．

4・1 消化管の構造

　消化器系は，口腔，咽頭，食道，胃，小腸（十二指腸，空腸，回腸），大腸，直腸，肛門までの**消化管臓器**と，唾液腺，肝臓，膵臓，胆嚢などの消化酵素を産生・分泌する**付属器**からなる（図4・1）．消化器系のおもな働きは，食べ物の摂取，消化・吸収，残渣の排泄である．

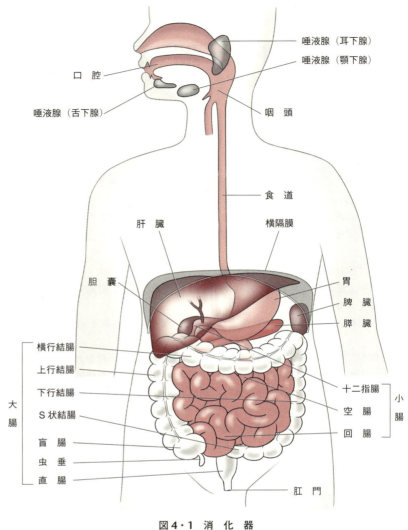

図4・1 消化器

*1 上皮組織の種類については2章 p.16 の図2・6参照．

*2 漿膜は，単層扁平上皮とわずかな結合組織からなり，腹腔，胸腔，心膜腔の内面と，腔壁と腔内にある臓器の表面を覆う．腹腔内にある胃や小腸は漿膜に覆われるが，縦隔内の食道や，骨盤内の直腸などは，外膜に取囲まれ，周辺の構造と緩く結合している．

口腔から食道，肛門管は**重層扁平上皮**であり，胃から直腸までは吸収と分泌を行う**単層円柱上皮**である*1．食道は，食べ物が通るときに傷つかないように丈夫な重層扁平上皮からなり，胃，小腸，大腸は，物質の吸収に必要な体積のある単層円柱上皮からなる．消化管は管腔側より**粘膜**（粘膜上皮，粘膜固有層，粘膜筋板），**粘膜下層**，**筋層**（内輪走筋層，外縦走筋層），**漿膜**の4層からなる（図4・2）．しかし，食道などは漿膜がなく外膜で覆われている*2．胃，小腸（十二指腸下行部，水平部以外），大腸の一部は，漿膜に覆われ間膜によって後腹壁に固定されている．**腸間膜**は，腸管と後腹膜の間に張られた腹膜のヒダの一部で，腸管の血管，リンパ管，神経の通路となる．消化管の輪走筋と縦走筋の間には筋間神経叢が存在し，**アウエルバッハ神経叢**とよび，おもに腸管の運動を調節している．これに対し，**マイスナー神経叢**は粘膜下層に存在する粘膜下神経叢で，おもに粘膜の腺分泌を調節している．

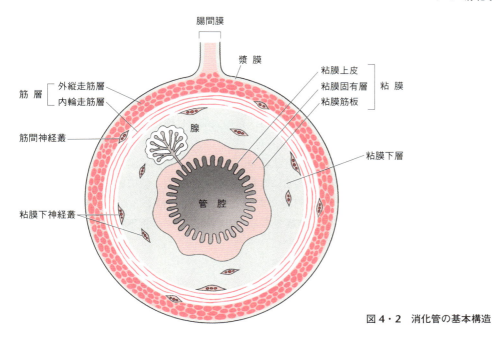

図4・2 消化管の基本構造

4・1・1 口　腔

a. 歯

6～7カ月から歯が生え始め，2～3歳ごろに**乳歯**が生えそろう．乳歯は，切歯2対，犬歯1対，臼歯2対の5対が上下にあり，合計20本である（図4・3a）．6歳ごろから永久歯に生え替わっていく．成人では，**永久歯**が切歯2対，犬歯1対，小臼歯2対，大臼歯3対の8対が上下に合計32本ある．しかし，第3大臼歯が生えるのは20歳ごろが多く，また生涯生えない人もいるため親知らずともよばれる．

歯の構造は，表面に露出している**歯冠**と歯槽内にある**歯根**とからなる（図4・

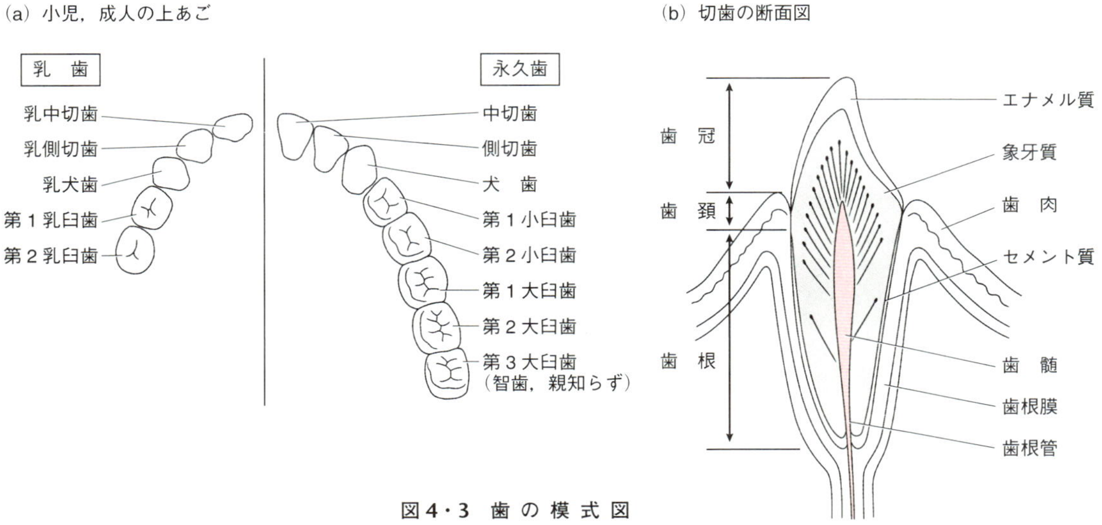

(a) 小児，成人の上あご　　　　　　(b) 切歯の断面図

図4・3　歯の模式図

3b). 歯冠はエナメル質，歯根はセメント質に覆われている．内部は象牙質からなり，その内腔に神経や血管を含む**歯髄**がある．

b. 舌

舌は味覚を感じるとともに，複雑な動きにより食べ物を唾液と混ぜ合わせて，消化と飲み込みを助ける働きがある．舌の大部分は**横紋筋**であり，表面は**舌乳頭**に覆われている．

味を感じる**味蕾**は大部分が茸状乳頭，有郭乳頭，葉状乳頭に存在し，約半数は有郭乳頭に存在する．糸状乳頭には存在しない．また，軟口蓋，口蓋垂，咽頭にも少数であるが分布する．味覚の神経支配は，舌の前 2/3 が**顔面神経**（**鼓索神経**），舌の後 1/3 部が**舌咽神経**である．舌の運動神経は**舌下神経**である（p.197, §15・3・2 および図 15・8 参照）．

味蕾: 味を感じるセンサーで，その数は 20 歳ごろにピークとなり，それ以後は加齢とともに徐々に減少するとされている．

c. 口 蓋

口蓋とは，鼻腔と口腔を分ける口腔の上壁である（図 4・4）．前方は**硬口蓋**，後方は**軟口蓋**からなる．硬口蓋には骨があり，軟口蓋には横紋筋がある．硬口蓋は嚥下時に舌が強く押し当てられて食べ物を咽頭に送る働きがあり，軟口蓋は咽頭に送られた食べ物が鼻腔にいかないように鼻腔と咽頭腔を遮断する働きがある．

d. 唾 液 腺

唾液を分泌する腺を唾液腺といい，図 4・5 に示す**大唾液腺**（**耳下腺**，**舌下腺**，**顎下腺**）と，粘膜に散在する**小唾液腺***とに分類される．唾液は，**唾液アミラーゼ**を含む消化液であり，口腔内粘膜の保護や洗浄，抗菌などの働きもある．唾液は，その性状から漿液性唾液と粘液性唾液に分けられる．漿液性唾液は，水やタ

* 小唾液腺は口腔全体に分布し，口唇腺，頬腺，口蓋腺，臼歯腺，舌腺がある．

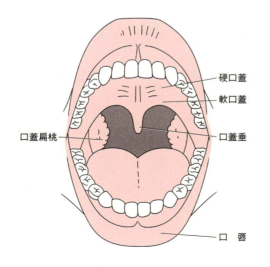

図 4・4 口腔内の模式図

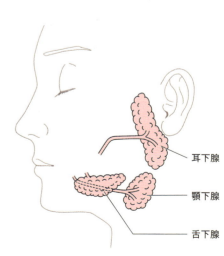

図 4・5 大唾液腺の模式図

ンパク質からなりサラサラしている．よく噛んで食事をしているときなどの副交感神経が優位なときに，おもに耳下腺から分泌される．一方，粘液性唾液は，水や糖タンパク質からなりネバネバしている．ストレス時などの交感神経が優位になったときに，おもに舌下腺や小唾液腺から分泌される．

4・1・2 咽　頭

咽頭は，口腔，鼻腔から食道の入り口までの部分で，上，中，下咽頭の三つに分けられる．**上咽頭**は鼻呼吸のための通り道であり，**中咽頭**と**下咽頭**は呼吸と食べ物の通り道の一部で，下咽頭で空気と食べ物の通り道が分かれる．

4・1・3 食　道

食道は，食べ物を**蠕動運動**により胃に運ぶ働きがある．成人では，25〜30 cm の長さで，喉頭の後ろ側で始まり，気管支，大動脈弓などの後ろを通って縦隔内を走行し，食道裂孔で横隔膜を突き抜けて胃の噴門につながる（図4・6）．食道入口部，気管分岐部，横隔膜貫通部の3箇所に**生理的狭窄部**が存在する．食道の筋層は**内輪走筋**と**外縦走筋**であり，上部1/3が随意筋である横紋筋，下部1/3が不随意筋である平滑筋からなり，中部1/3は両者の移行部となっている．食道下部には，**下食道括約筋**（LES）が存在し胃内物の逆流を防ぐ機能がある．食道には単管状腺の**食道噴門腺**と複合管状胞状腺の**固有食道腺**がある．粘液を分泌し，食べ物の通過を助けるとともに，分泌された粘液が扁平上皮の表面をコーティングして，酸や酵素による消化から食道粘膜を守る働きがある．

蠕動運動：食道から直腸までの消化管の運動のことで，内容物を移動させる働きがある．自律神経の働きによって行われているため意識的に調節することはできないが，食べ物や水分をとるなどの刺激を与えることによって活発になる．

食道裂孔：横隔膜には，前側から大静脈孔，食道裂孔，大動脈裂孔と三つの孔があり，それぞれの臓器が通過する．食道が通る孔を食道裂孔という．

下食道括約筋: lower esophageal sphincter, LES

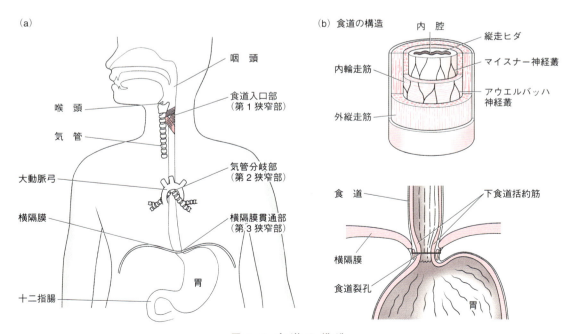

図4・6　食道の構造

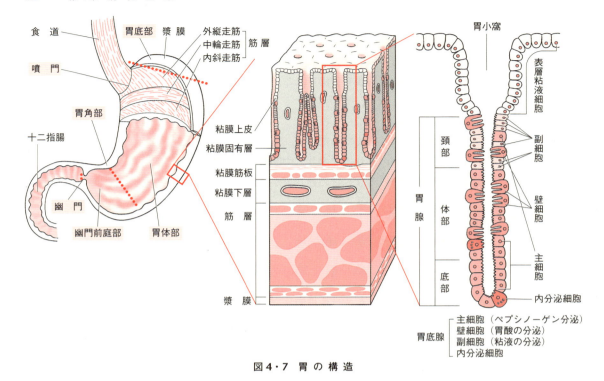

図 4・7 胃 の 構 造

4・1・4 胃

　胃は食べ物の消化を助け，また**胃酸**による殺菌作用がある袋状の臓器である．胃の入り口を**噴門**，出口を**幽門**といい，**胃底部，胃体部，胃角部，幽門前庭部**に分けられる（図 4・7）．胃の表層は，表層粘液細胞で覆われた単層円柱上皮からなる．表層粘液細胞からはおもにムチンが産生され，自己消化から粘膜を守る働きがある．胃には，噴門腺，胃底腺，幽門腺の三つがある．

- **噴門腺**: **粘液細胞**からなり，粘液を分泌することにより胃粘膜を保護する．
- **胃底腺**: **主細胞，壁細胞，副細胞，内分泌細胞**からなり，主細胞からは**ペプシノーゲン**が，壁細胞からは**胃酸**や内因子，副細胞からは粘液が分泌される．
- **幽門腺**: **粘液細胞，内分泌細胞（G 細胞）**からなり，粘液細胞からは粘液，G 細胞からはガストリンが分泌される．

　胃の筋層は，**内斜走筋，中輪走筋，外縦走筋**の三層構造であり，消化された食べ物を十二指腸に送り込む働きがある．胃の蠕動運動は，副交感神経（迷走神経）にて促進的に，交感神経にて抑制的に調節されている．

4・1・5 小　腸

　小腸は**十二指腸，空腸，回腸**とに分けられる．小腸には，食べ物を消化・吸収し，大腸へ移送する働きがある．小腸の内側の壁は**輪状ヒダ**からなり，表面は突

> ペプシノーゲン: タンパク質分解酵素ペプシンの前駆体であり，塩酸を含む胃液でペプシンとなる．
>
> 内因子: 壁細胞によってつくられる糖タンパク質であり，回腸末端部におけるビタミン B_{12} の吸収に必要である．

起状の**絨毛**が無数に生えている（図4・8）．小腸の上皮は，単層円柱上皮で，粘液を産生する**杯細胞**と吸収上皮細胞からなる（p.16，図2・6参照）．吸収上皮細胞は，**微絨毛**という栄養吸収装置をもち，栄養素が効率良く吸収される構造となっている．微絨毛の表面には消化酵素があり，栄養素を分解し細胞内に吸収する働きがある．絨毛の固有層内には毛細血管網が発達し，微絨毛から吸収されたグルコースやアミノ酸は，この毛細血管に入る．また，絨毛の固有層の中心には，**中心乳び管**とよばれる一本のリンパ管が縦走し，吸収された脂肪はリンパ管に入る．腸上皮細胞は，体の中で再生が盛んな組織で，3～4日で入れ替わるとされている．腸上皮には幹細胞があり，上皮細胞の再生に重要な働きをしている．

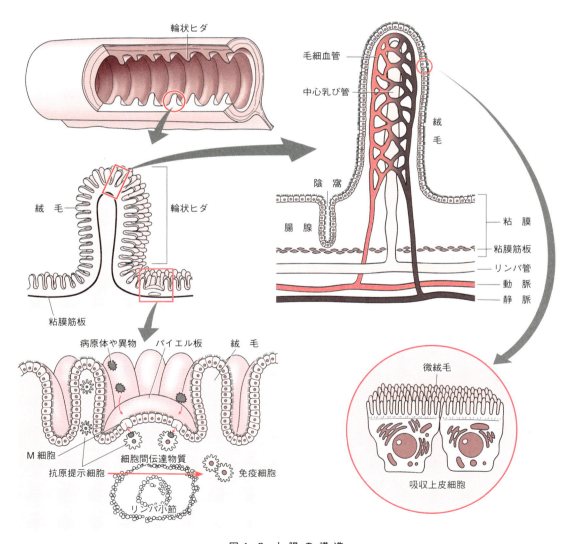

図4・8　小腸の構造

a. 十二指腸

幽門から**トライツ靱帯**までの小腸の一部で長さ 20〜25 cm の消化管である．球部，下行部，水平部，上行部に分けられる．下行部には，**総胆管**と**主膵管**の開口部である**ファーター乳頭**があり，胆汁，膵液などの消化液が十二指腸に分泌され，食べ物の消化に働く（p.64 図 4・16 参照）．十二指腸の粘膜固有層から粘膜下層にかけて，十二指腸腺（**ブルンネル腺**）があり，アルカリ性の粘液を分泌する．胃酸を含んだ内容物から粘膜を保護し，また消化酵素を活性化する作用がある．

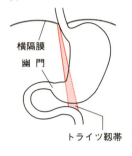

トライツ靱帯：十二指腸堤筋ともいう．十二指腸空腸移行部を吊り上げる索状の構造で，平滑筋線維も含まれる．十二指腸空腸曲を後腹壁に固定する働きがある．

b. 空腸・回腸

長さ 6〜7 m で，**輪状ヒダ**があり，**絨毛・微絨毛**が発達している．回腸粘膜には，楕円形でパッチワーク状に点在する平板状のリンパ組織である**パイエル板**が存在し，腸管免疫に重要な働きをしている（図 4・8 左下）．パイエル板の腸管上皮の一部である M 細胞は，腸管の内腔と接し，細菌などの抗原を細胞内に取込み基底膜側まで輸送し，そこに接触している免疫細胞に抗原情報を提示する働きがある．病原微生物を排除するために，IgA の分泌を中心とする免疫応答を誘導する．また，食物由来のタンパク質や腸内の常在細菌に対しては，アレルギー反応などの異常な免疫反応が起こらないような免疫寛容が誘導される．

4・1・6 大　腸（図 4・9）

大腸は**盲腸**，**上行結腸**，**横行結腸**，**下行結腸**，**S 状結腸**，**直腸**からなる．おもに水分吸収が行われ，食べ物の残渣を糞便として体外へ排泄する働きがある．結腸は，粘膜，粘膜下層，筋層，漿膜または外膜の 4 層からなる．粘膜上皮の吸収

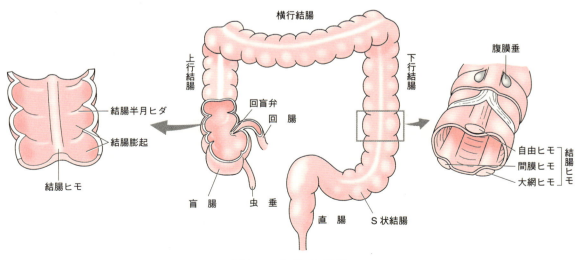

図 4・9　大腸の構造

上皮細胞は表層部に多く，水分と電解質の吸収を行う．胚細胞は粘液を分泌し，便をスムーズに移動させる働きがある．結腸の筋層は，内輪走筋，外縦走筋からなるが，外縦走筋は3箇所に集まり**結腸ヒモ***を形成している．前壁のものを**大網ヒモ**，後壁のものを**間膜ヒモ**，**自由ヒモ**とよぶ．上行結腸と下行結腸は間膜ヒモにて腹壁に固定されているが，横行結腸とS状結腸には腸間膜があるため移動することができる．下部直腸は腹腔外にあるため漿膜は存在しない．直腸の筋層は肛門の直上で，内輪筋が発達し平滑筋からなる**内肛門括約筋**を形成する．その外側には，横紋筋からなる**外肛門括約筋**がある．大腸では，栄養素の吸収はほとんど行わないため，小腸にみられる絨毛や輪状ヒダは認められない．

* 結腸ヒモにより縦に縮められ，結腸ヒモ間の結腸壁は，横走する溝で仕切られるため外側への膨らみを形成する．これを**結腸膨起（ハウストラ）**とよぶ．また，横走する溝は，大腸内腔で2本の結腸ヒモを結ぶヒダを形成し，これを**半月ヒダ**とよぶ．

4・2 消化管の機能

4・2・1 咀嚼・嚥下

食べ物を摂取し，咀嚼，嚥下する過程は，先行期，準備期，口腔期，咽頭期，食道期の五つの時期に分けられる（図4・10）．口腔期までが随意運動，咽頭期と食道期は不随意運動である．

随意運動：自己の意志に基づく運動．
不随意運動：無意識に行われる運動．

- **先行期**：視覚・嗅覚などのさまざまな感覚を利用して食べ物の形・量・質などを認識し，どのように食べるかを判断して口腔まで食べ物を運ぶ．
- **準備期**：口腔に入った食べ物をよく噛むことにより唾液と混ぜ合わせ（咀嚼），飲み込みやすい形にする．
- **口腔期**：舌の随意運動により口腔から咽頭へ食塊を送り込む．
- **咽頭期**：軟口蓋の後退，咽頭壁の挙上，喉頭蓋閉鎖により食べた物が気管に入り込むのを防ぐ．
- **食道期**：食道の蠕動運動が誘発され，食べ物が食道入口部から胃へと送り込まれる．

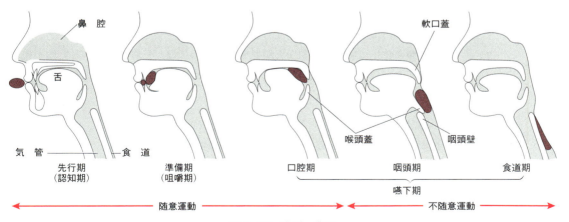

図4・10　咀嚼・嚥下

4・2・2 消化管運動

消化管は摂取した食べ物を消化,移送するために運動を行っており,分節運動,振り子運動,蠕動運動の3種類がある(図4・11).

- **分節運動**: 輪走筋による食べ物と消化液との混和撹拌である.
- **振り子運動**: 縦走筋による食べ物と消化液との混和撹拌である.
- **蠕動運動**: 縦走筋と輪走筋の両者が協調して食べ物を移送する動きである.

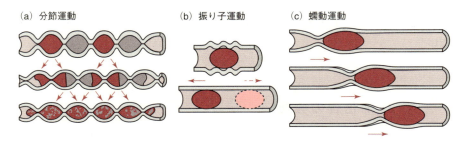

図4・11 消化管運動

4・2・3 消化・吸収

摂取した食べ物は,消化管粘膜を通過できるようになるべく単純な消化態にまで消化され吸収される.消化吸収には,物理的消化,化学的消化,生物学的消化に分けられる.

- **物理的消化**: 食べ物を歯で噛み砕いたり,胃腸での消化管運動により消化液と混ぜること.
- **化学的消化**: 食べ物を消化酵素により分解すること(表4・1,図4・12).
- **生物学的消化**: 大腸に達するまで消化されなかった食べ物を,大腸の腸内細菌により消化すること.

さらに,消化は作用部位によって管腔内消化と膜消化に分けられる.

- **管腔内消化**: 胃腸の消化管運動による食べ物と消化液の混和,分泌された消化酵素による食べ物の消化である.
- **膜消化**: 小腸上皮細胞から吸収されるためには,管腔内消化のみでは不完全であるため,微絨毛の表面には消化酵素が存在し,食べ物はさらに消化される.

糖質には,そのままの形で,小腸から吸収される**グルコース**(ブドウ糖),**フルクトース**(果糖),**ガラクトース**などの**単糖類**と,**スクロース**(ショ糖),**マルトース**(麦芽糖),**ラクトース**(乳糖)などの**二糖類**,デンプンやグリコーゲンなどの**多糖類**が存在する.

デンプンは,唾液に含まれる**アミラーゼ**によりマルトースにまで分解される.分解しきれなかったデンプンは,十二指腸で,膵液に含まれるアミラーゼにより

表4・1 消化液

消化液	分泌量	消化酵素	基質	分解産物
唾液	1〜1.5 L	アミラーゼ（プチアリン）	デンプン	デキストリン，マルトース
胃液	2 L	ペプシン	タンパク質	ポリペプチド，オリゴペプチド
膵液	1〜2 L	膵アミラーゼ（アミロプシン） トリプシン キモトリプシン 膵リパーゼ	デンプン タンパク質・ペプチド タンパク質・ペプチド トリグリセリド	オリゴ糖 オリゴペプチド オリゴペプチド 脂肪酸，グリセリン
腸液	2〜3 L	スクラーゼ マルターゼ ラクターゼ アミノペプチダーゼ	スクロース マルトース ラクトース タンパク質	グルコース，フルクトース グルコース グルコース，ガラクトース アミノ酸

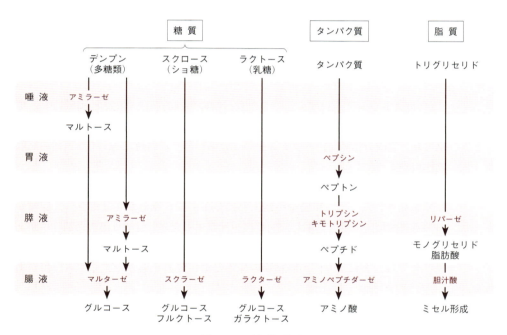

図4・12 消化過程

マルトースに分解される．マルトースは，小腸粘膜で**マルターゼ**によりグルコースとなり吸収される．二糖類であるスクロースは，**スクラーゼ**によりグルコースとフルクトースに分解される．ラクトースは，**ラクターゼ**によりグルコースとガラクトースに分解される．

タンパク質は，胃液に含まれる**ペプシン**により，ペプトンに分解される．ペプトンは十二指腸で，膵液中の**トリプシン**，**キモトリプシン**により，ポリペプチドに分解される．さらにポリペプチドは，小腸にて**アミノペプチターゼ**により**アミノ酸**に分解される．

脂質は，十二指腸で胆汁酸により**乳化**される．次に膵液に含まれる**リパーゼ**に

乳化: 水や油といった本来混ざり合わない物質が，白く濁ったように混ざること．

より，**脂肪酸とモノグリセリド**に分解される．脂肪酸とモノグリセリドは，小腸内の胆汁酸により**ミセル**という親水性の非常に小さい分子に取込まれ腸管から吸収される．

4・2・4 消化・吸収の調節機構

食べ物の消化・吸収機能は，神経系と消化管ホルモンにより調節されており，脳相・胃相・腸相に分けられる．消化管ホルモンは，消化管粘膜の内面に散在する**内分泌細胞**から分泌され，消化液や他の消化管ホルモンの分泌や消化管の運動を制御する働きがある．

- ●脳相：嗅覚や視覚により迷走神経が刺激され，迷走神経から指令が胃の**壁細胞**と **G 細胞**に伝達され，壁細胞からは**胃酸**，G 細胞からは**ガストリン**が分泌される．
- ●胃相：胃内での食べ物の物理的（機械的）刺激や化学的刺激が胃液の分泌を促進する．
- ●腸相：食べ物が十二指腸に入ることにより，十二指腸のS細胞から**セクレチン**が分泌され，ガストリンと胃酸の分泌を抑制する．

1) **ガストリン**　胃に入ってきた食べ物の物理的刺激や化学的刺激によって誘発される．胃幽門前庭部と十二指腸上部の**ガストリン細胞（G 細胞）**から分泌され，胃酸分泌誘発，ペプシノーゲン分泌促進，胃運動亢進，下食道括約筋収縮作用がある．

2) **セクレチン**　胃酸により十二指腸の管腔内が酸性（pH 低下）になることで誘発される．十二指腸や小腸上部に存在するS細胞から分泌され，膵臓からの重炭酸塩の分泌を亢進し，同時に胆汁産生の亢進と胃酸分泌の抑制作用がある．これらの作用により，胃から送られてきた酸性内容物を中和し，腸内をアルカリ化することにより，小腸粘膜の保護と消化酵素を働きやすくする作用がある．

3) **コレシストキニン**　十二指腸内にペプチド，アミノ酸，脂肪酸が流れ込むことによって誘発される．十二指腸や空腸にあるI細胞から分泌され，幽門括約筋を収縮させ，胃内容物を十二指腸に送り込む動きを遅くする．胆嚢を収縮しオッディ括約筋を弛緩することにより胆汁排泄を促進する．また，膵臓に働いて膵酵素分泌を促進する．これらにより，タンパク質や脂肪などを十分に消化する作用を助ける．

4) **ソマトスタチン**　膵臓ランゲルハンス島，胃，十二指腸の **δ 細胞**より分泌される．セクレチン，ガストリンなどの分泌抑制作用がある．

5) **GIP（グルコース依存性インスリン分泌刺激ポリペプチド）**　十二指腸内にグルコースなどの糖，脂肪，あるいは酸が流れ込むことによって誘発される．十二指腸と空腸近位部のK細胞から分泌される．胃酸やペプシンの分泌を抑制したり，胃の運動を抑制する作用がある．また，インスリンの分泌を促進する作用がある．

ミセル：水になじみやすい親水部と，油になじみやすい疎水部をもつ物質が，水の中で親水部を外に疎水部を内に向けて球状になった状態．

コレシストキニン（CCK）：パンクレオザイミン（PZ）ともよばれていた．

オッディ括約筋：ファーター乳頭に存在する筋肉で，十二指腸液が総胆管や主膵管内に逆流するのを防ぐ働きがある．

膵臓ランゲルハンス島：膵臓の中に島状に散在する内分泌細胞で，血糖を上げるグルカゴンを分泌する α 細胞，血糖を下げるインスリンを分泌する β 細胞，ソマトスタチンを分泌する δ 細胞からなる（p.65, 図 4・17 参照）．

GIP: glucose-dependent insulinotropic polypeptide. GIP 発見時は，胃酸分泌を抑制することから，胃抑制ペプチド（gastric inhibitory peptide）と命名された．

6) **GLP-1（グルカゴン様ペプチド-1）**　小腸における糖，食物繊維，脂肪酸が刺激になって誘発される．小腸下部内面のL細胞より分泌される．インスリン分泌の促進，ランゲルハンス島β細胞の増殖促進，グルカゴン分泌の抑制，胃液分泌の抑制，中枢性の食欲抑制の作用がある．

7) **VIP（血管作動性腸管ペプチド）**　上部小腸の神経細胞より分泌される．消化管平滑筋の弛緩，膵液・胆汁・小腸液の分泌を促進，胃酸の分泌抑制，腸の血管拡張の作用がある．

8) **モチリン**　十二指腸粘膜のMo細胞より分泌される．ペプシノーゲンの産生亢進，胃腸の運動亢進作用がある（特に高pH，または空腹時）．

GLP-1: glucagon-like peptide-1

インクレチン: GLP-1とGIPは，総称してインクレチンとよばれる．インクレチンは，血糖を低下させ，また胃の内容物排出速度を遅らせて満腹感を助長する働きがある．また，**DPP-4**（dipeptidyl peptidase-4）により分解され失活するため，DPP-4を阻害することで血中濃度が保たれる．DPP-4阻害薬が，2型糖尿病患者の新しい治療薬として注目されている．

VIP: vasoactive intestinal polypeptide

4・2・5　糞便形成・排便

食べ物は，消化・吸収を受けて結腸回盲部に達する．回盲部では，9割が水分である粥状の腸内容物である（図4・13a）．上行結腸から横行結腸で徐々に水分が吸収され，便塊が形成され，下行結腸からS状結腸へ送られる．S状結腸直腸移行部の平滑筋の収縮により便塊が蓄えられる．便塊を直腸に送り込む強い蠕動が食後に起こり，便塊により直腸壁が進展し，その刺激が排便中枢を介して大脳に伝わり，便意を感じる．つづいて，腹筋の収縮，横隔膜の下降により腹圧を高めて便を押し下げ，内肛門括約筋と外肛門括約筋を弛緩させて排便する．

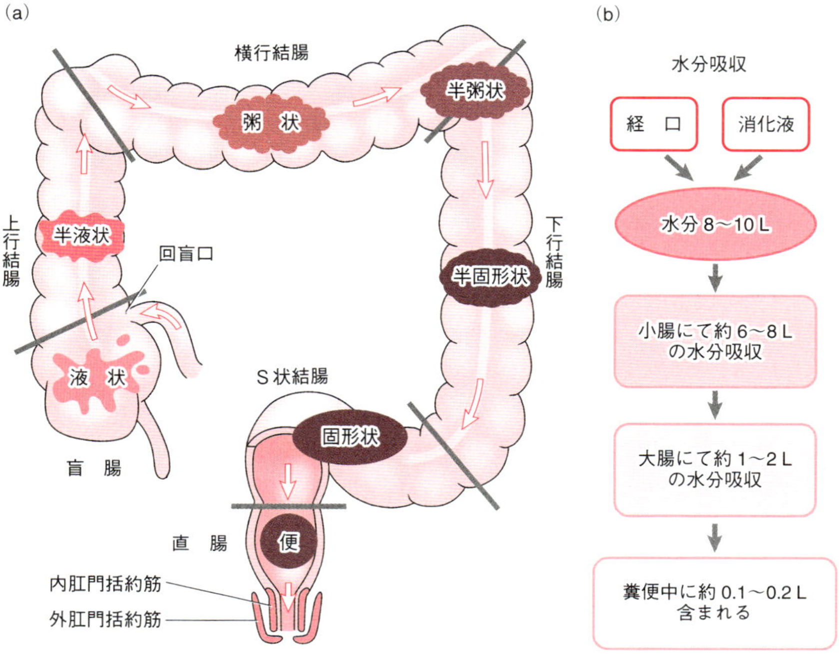

図4・13　排　便

成人では，一日の水分摂取量約2Lと，唾液，胃液，膵液，胆汁などの消化液の約7Lが小腸に流入する．小腸にて水分の70〜80%が吸収され，残りの20〜

30％が結腸で吸収され，便中には約1％の水分が排出される（図4・13b）．糞便に含まれるものとしては，大半は水分で，剥離した消化管上皮細胞，腸内細菌の死骸，吸収されず残った食物残渣である．また，糞便の褐色調の色は胆汁色素によるものである．

肛門括約筋と排便

内肛門括約筋は，平滑筋で自律神経に調節されている不随意筋である．外肛門括約筋は，横紋筋で体性神経に調節されている随意筋である．内肛門括約筋は，通常の直腸に便塊がない状態では収縮し，肛門を閉じる働きをしている．便塊が直腸に降りてくると弛緩し，肛門を開くように作用する．しかし，そのときは便意を感じるので，便が漏れないように意識して外肛門括約筋を収縮し，肛門を閉めることができる．トイレに行き排便姿勢をとり，いきみによって内肛門括約筋を弛緩させ，意識して外肛門括約筋を弛緩させ，肛門挙筋を収縮させ，肛門を開き排便を開始する．

4・3 肝臓・胆嚢・膵臓の構造と機能

4・3・1 肝　臓

a. 肝臓の構造
1) 位置と形状

肝臓は腹腔内の右上部にあり，上面は横隔膜に接している．重量は1200～1500gである．肝臓は肝鎌状間膜を境に大きい右葉と小さな左葉に区分され（図4・14a），下面には尾状葉と方形葉が存在する（図4・14b）．血管支配および胆管走行に基づいて，Cantlie線（胆嚢底と肝背面の下大静脈を結ぶ線）を境に左右二葉に分けることもある．下面の中央に**肝門**があって，血管（門脈および肝動脈）や胆管などが出入りする（図4・14b）．

2) 門脈と肝動脈

肝臓は血流の豊富な臓器で，全身の20～30％の血液が還流している．肝臓へ血液を供給する血管は2本あり，肝動脈と門脈である．**肝動脈**は，腹腔動脈から分岐し，総肝動脈，固有肝動脈となって肝門から入り，おもに肝臓に酸素を供給する血管である．**門脈**は胃，腸管，膵臓，脾臓から流出する上・下腸間膜静脈および脾静脈が合流して門脈本幹となり，肝門に入る．門脈は消化管で吸収された栄養分（アミノ酸や糖），膵臓からのホルモン（インスリンやグルカゴン），脾臓からの排出物（ヘモグロビンなどの分解物）を肝臓へ運ぶ血管である．肝血流量はこれらの門脈と肝動脈をあわせたものであるが，おおよそ2：1の比率で門脈血流が多い．肝臓からの血液の流出は，肝門部を通らず，肝臓の上部で下大静脈に流入する**肝静脈**を介している．門脈の経路に狭窄が生じ，血流に対する抵抗が増加すると，門脈圧亢進症となり，肝硬変にみられる食道静脈瘤やその他の側副血行路の原因となる．**肝管**は肝臓でつくられる胆汁を十二指腸へと送っており，途中で胆嚢管と合流して総胆管となる（p.64，図4・16参照）．

側副血行路：血行障害により主要な血管に閉塞がみられた際に，血液循環を維持するために新たに形成される血管の迂回路のことである．

3）肝臓の組織構造

肝臓は，**肝小葉**という構造的機能的単位で構成されている．肝小葉の中心に中心静脈があり，小葉間の結合組織（グリソン鞘）では，肝門を出入りする門脈・肝動脈・小葉間胆管が並んで走行している（図4・14 c）．小葉は中心静脈を中心として，洞様毛細血管（類洞，シヌソイドともいう）とよばれる毛細血管および肝細胞索が放射状に配列している．グリソン鞘から出た門脈（小葉間門脈）と肝動脈（小葉間動脈）は合流し，類洞となって中心静脈へ向かい，その過程で隣接する肝細胞に酸素や栄養素を供給する．類洞壁にはさまざまな間葉系細胞が存在し，そのうちクッパー細胞は異物処理を行い，星細胞（脂肪貯留細胞）はビタミンAの貯蔵や肝線維化に関係している．中心静脈は合流を重ねて肝静脈となり，肝門を通らずに後面から下大静脈に注ぐ．一方，肝細胞間には毛細胆管が存在して，肝細胞の分泌する胆汁を遠心的には運び出す．

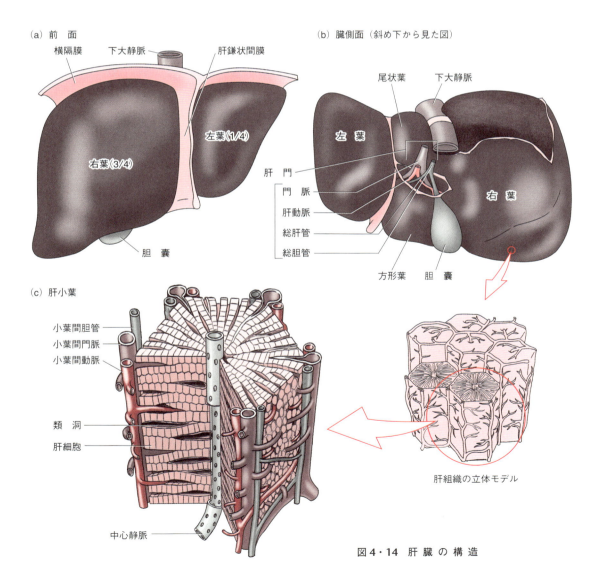

図4・14 肝臓の構造

b. 肝臓の機能

肝臓は体の中の化学工場とたとえられるように,物質代謝を中心としてさまざまな機能を営んでいる(表4・2).また,肝臓は鉄やビタミン(ビタミンA, B_{12} など)を貯蔵する働きがある.

表4・2 肝臓の機能
- ●物質代謝
    - 糖代謝
    - タンパク質
        - ・アミノ酸代謝
    - 脂質代謝
- ●尿素の生成
- ●薬物・アルコール代謝
- ●血液凝固への関与
- ●胆汁の生成
- ●鉄・ビタミンの貯蔵

1) 物質代謝

肝臓は体の中の物質代謝の中心臓器である(図4・15).腸管から吸収された栄養素のうちグルコースとアミノ酸は門脈を経由して肝臓に運ばれ,肝細胞で代謝される.

- ●糖代謝: 肝臓では血中グルコース(血糖)の調整が行われる.食後にはグルコースの取込みが行われ,**グリコーゲン**の形で貯蔵される.一方,空腹時にはグリコーゲンの分解,乳酸,アミノ酸,およびグリセロールからの**糖新生**が促進され,血糖値を一定に保つ仕組みがある.

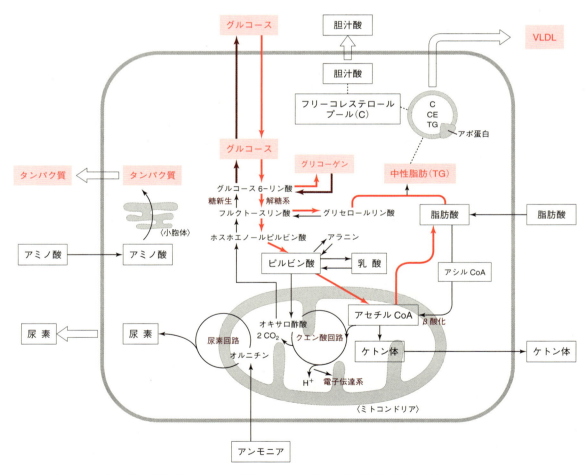

図4・15 肝細胞の代謝 肝細胞では,糖質,タンパク質,脂質の代謝が活発に行われている.そのため,肝臓は巨大な化学工場にたとえられる.さまざまな経路のなかで,糖新生,血漿タンパク質合成(アルブミンや凝固因子など),コレステロールからの胆汁酸合成,アンモニアの尿素への変換などは肝細胞に特徴的なものである.C:コレステロール,CE:コレステロールエステル,TG:中性脂肪.

- **タンパク質・アミノ酸代謝**: 肝細胞は粗面小胞体でアミノ酸から種々のタンパク質を合成する．血液中のタンパク質の過半数を占めるアルブミンや，トランスフェリン，血液凝固因子などの血漿タンパク質は肝臓で合成され，血液中に分泌される．肝硬変では，血液中のアルブミン濃度が低下し，腹水が出現する原因となる．また，肝臓はアミノ酸代謝の場であり，アミノ基転移により，別のアミノ酸を合成することができる．これらの反応を触媒しているのが AST (GOT)，ALT (GPT) などのトランスアミナーゼである．
- **脂質代謝**: 肝細胞に取込まれた脂肪酸は，ミトコンドリアで β 酸化を受けてアセチル CoA となり，つぎの三つの重要な経路を進む．すなわち，① クエン酸回路を経て完全酸化を受け，二酸化炭素と水になる．② コレステロール合成の原料となる*．③ 飢餓状態では，**ケトン体**（アセト酢酸，β-ヒドロキシ酪酸，アセトン）を合成し，ケトン体は肝臓外の組織に輸送されて，そこで重要なエネルギー源となる．肥満により，肝臓に運ばれる脂肪酸が増加したり，ミトコンドリアの脂肪酸酸化能力が低下すると，肝臓の脂肪酸濃度が増加する．その結果，中性脂肪が過剰蓄積して脂肪肝を形成するに至る．

* 脂肪酸の合成では，細胞質にある脂肪酸代謝経路において，アセチル CoA が基質となってマロニル CoA を経てパルミチン酸が生合成される．コレステロールの合成では，細胞質にあるコレステロールの代謝経路において，アセチル CoA が基質となってメバロン酸を経てコレステロールが生合成される．基質となるアセチル CoA はミトコンドリアを通過しないため，クエン酸の形でミトコンドリアを通過し，細胞質で再びアセチル CoA を生じる仕組みとなっている．

2) 尿素の生成

体の中ではアミノ酸起源の窒素を脱アミノ反応により，有毒な**アンモニア**として遊離する．肝臓には**尿素回路**（オルニチン回路）があり，有毒なアンモニアを分解するとともに無毒な**尿素**を合成している．肝硬変ではこのアンモニア分解能力が低下するために，高アンモニア血症となり，肝性脳症の原因となる．

3) 薬物・アルコールの代謝

薬物は主として肝臓で代謝され，不活化される．肝臓での代謝では，第I相反応（酸化・還元・加水分解など），第II相反応（グルクロン酸抱合・グルタチオン抱合・硫酸抱合など）などがある．脂溶性の薬物は水溶性の高い物質に変えられて胆汁中へ，あるいは腎臓から尿中に排泄される．

アルコールも肝臓で大半が代謝されて，アセトアルデヒド，酢酸に分解される．まず，アルコールは主経路のアルコール脱水素酵素（ADH）と副経路のミクロソームのアルコール代謝系（MEOS）によりアセトアルデヒドに分解される．つぎにアセトアルデヒドはアセトアルデヒド脱水素酵素（ALDH）により酢酸に代謝される．

ADH: alcohol dehydrogenase

MEOS: microsomal ethanol oxidizing system

ALDH（acetaldehyde dehydrogenase）: ALDH には酵素学的に1型と2型があり，生体内では ALDH2型が重要な働きをする．

4) 血液凝固への関与

肝臓は，プロトロンビンやフィブリノーゲンなどの血液凝固に関与する凝固因子を生成する．劇症肝炎のように著明な肝機能低下がみられると，凝固因子が産生されなくなり，出血傾向が顕著となる．

5) 胆汁の生成

胆汁の成分は，胆汁酸，脂質（リン脂質，コレステロール），胆汁色素などである．胆汁の働きについては，§4・3・2b を参照．

4・3・2 胆　囊

a. 胆囊の構造

　胆囊は肝右葉の下面で肝門の右前方に位置する袋状の臓器である（図4・16）．胆囊は長さ約8〜12 cm，幅4〜5 cm，内容量約70 mLのナス形をした囊（袋）である．胆囊は，底部，体部，頚部の三つの部分に分かれ，肝臓から出た胆管から胆囊管を介してぶら下がっている．

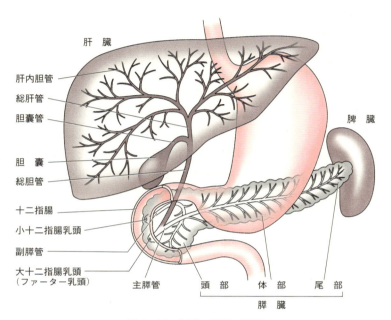

図4・16　肝臓・胆囊・膵臓

b. 胆囊の機能

　胆汁は茶褐色で弱アルカリ性の溶液で，肝臓で産生され1日の産生量は約500 mLである．胆汁は肝臓内の毛細胆管，小葉間胆管，左右の肝管を経由して総肝管に合流し，いったん胆囊に蓄えられる（胆囊胆汁）．胆囊では，イオンと水の再吸収が行われ，胆汁中の成分は約10倍近く濃縮される．食物が胃から十二指腸に輸送されると，コレシストキニンの作用で胆囊は収縮し，胆囊胆汁は総胆管を経て，十二指腸乳頭部から流出する．胆囊は迷走神経刺激でも収縮する．

　胆汁の成分は，胆汁酸，脂質（リン脂質，コレステロール），胆汁色素などであり，消化酵素は含まれない．胆汁酸は肝細胞でコレステロールより生成される（図4・15参照）．一次胆汁酸のコール酸とケノデオキシコール酸はタウリンやグリシンの抱合を受け，これらの一次胆汁酸は毛細胆管中へ分泌され，胆管を経由して十二指腸に流入する．小腸内で細菌によって一次胆汁酸は二次胆汁酸に，すなわち，コール酸はデオキシコール酸に，ケノデオキシコール酸はリトコール酸に代謝される．胆汁酸の90〜95%は回腸より再吸収され，腸肝循環によって肝臓に再流入し，肝細胞に取込まれる．胆汁酸は小腸内で脂質とミセルを形成し，脂肪の消化・吸収を助けている．

胆汁色素のうちビリルビンはヘモグロビンから分解して産生されるもので，血液中ではアルブミンと結合した形で運搬されている．肝細胞に取込まれたビリルビンは小胞体内でグルクロン酸転移酵素により抱合型（直接型）ビリルビンとなり，毛細胆管内に排泄される．胆汁中に排泄された抱合型ビリルビンは腸管内で腸内細菌の作用でウロビリノーゲンとなる．

4・3・3 膵　　臓
a. 膵臓の構造
 1) 膵臓の肉眼構造

膵臓は，発生学的に後胃間膜の中に発生し，腹側膵と背側膵が融合して形成される．長さ約 15 cm，重さ約 70 g の実質臓器であり，色は赤味を帯びた黄色である．十二指腸に接するように後腹壁に存在する（図 4・16）．膵臓は三つの部位に区分され，右 1/3 の部分（十二指腸に近い部分）を頭部（膵頭），中央 1/3 を体部，左 1/3 を尾部（膵尾）とよぶ．右端の膵頭は十二指腸の弯曲に囲まれ，左端の膵尾は脾臓に接する．主膵管は器官の中軸を右に走り**十二指腸乳頭**（ファーター乳頭）に開口する．総胆管の下部は膵頭部を貫き，やはり十二指腸乳頭に開く．ふつうは総胆管と主膵管が十二指腸壁内で合流し，短い共通管を経て十二指腸乳頭に開口する．そのほかに，別々に開口するタイプ，あるいは両管が十二指腸に入る前に合流し，長い共通の管を経て開口することもある．後者は膵胆管合流異常とよばれ，胆道がんを発生しやすいとされている．

 2) 膵臓の組織構造

外分泌腺は球状をした腺房と，それにつづく導管から形成されており，あたかもぶどうの房を連想する構造となっている（図 4・17）．腺房は腺房細胞と腺房中心細胞から成り立っており，腺房細胞から消化酵素を分泌している．ここで分泌された膵液は導管を通って膵管へと集められ，十二指腸乳頭から分泌される．

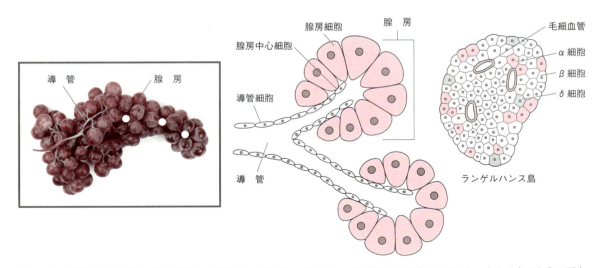

図 4・17　膵臓の組織構造　外分泌腺は，球状をした腺房と，それにつづく導管から形成されており，あたかもぶどうの房を連想する構造となっている．ランゲルハンス島は腺房の間に島状に点在している（左写真のぶどうの房の白丸のように）．

膵臓の大部分は膵液をつくる外分泌部であるが，その間に内分泌部があり，ちょうど島状に点在しているので**膵島（ランゲルハンス島）**とよばれる．

b. 膵臓の機能

膵臓は，膵液を分泌する外分泌腺としての働きと，ホルモンを分泌する内分泌腺の働きを有している．外分泌腺としては，三大栄養素の消化酵素を含む膵液が分泌される．内分泌腺としては，ランゲルハンス島からインスリンなどが分泌され，血糖値の調節に関係している．

1）外分泌腺としての働き：三大栄養素の消化

膵液は無色透明で，成人の1日の分泌量は約1Lである．高濃度の炭酸水素イオン（HCO_3^-）を含むアルカリ性分泌液であり，胃液の酸を中和し，十二指腸内容を中性に保つ．消化液中，最も重要であり，三大栄養素の消化酵素をすべて含む．糖質は二糖類に，タンパク質はペプチドに，脂肪は脂肪酸とモノグリセリドに消化される（p.56，§4・2・3参照）．膵液中のタンパク質分解酵素（トリプシン，キモトリプシン，エラスターゼ，カルボキシペプチダーゼ）は，不活性のままで分泌され，小腸で活性化される．糖質分解酵素にはアミラーゼ，脂肪分解酵素にはリパーゼ，ホスホリパーゼA_2がある．

膵液の分泌を調節する生理的因子には神経性因子と体液性因子の二つがある．膵液分泌機序も胃液の分泌と同様，脳相，胃相，腸相に分けられる．食物による味覚，においなどの刺激による神経反射により迷走神経（副交感神経）が興奮し，膵液の分泌が始まる（脳相）．食物が胃に入ると，胃の伸展や，アミノ酸などの刺激によるガストリンを介して，膵液が分泌される（胃相）．胃から十二指腸に食物が運搬されると，酸および食物中のアミノ酸，脂肪酸が小腸粘膜に存在する内分泌細胞（SおよびI細胞）を刺激し，セクレチン，コレシストキニン（CCK）を分泌する．セクレチンはS細胞から分泌され，HCO_3^-を多量に含む膵液分泌を促進させる．コレシストキニンはI細胞から分泌され，消化酵素を多量に含む膵液分泌を促進させる（腸相）．

2）内分泌腺としての働き：血糖値の調節

ランゲルハンス島にはα，β，δの3種類の細胞があり（図4・17），それぞれ，グルカゴン，インスリン，ソマトスタチンを産生している．これらのホルモンは血中に放出され，血糖値の調節をしている．**インスリン**は血糖値を低下させ，**グルカゴン**は血糖値を上昇させる．また，**ソマトスタチン**は，インスリン，グルカゴンの分泌を抑制する．インスリン分泌を刺激または抑制する因子のなかで，グルコースは強力なインスリン刺激効果をもつことが古くから知られている．また，食事摂取に伴い消化管から分泌される**インクレチン**（GIP，GLP-1，p.58，§4・2・4参照）は，β細胞に作用してインスリン分泌を促進することから，新しい糖尿病の治療薬として使用されている．

5 循環器系

1. 心臓は胸部の中心である縦隔の中にあり，心膜に包まれている．
2. 心臓には左右の心房と左右の心室があり，房室弁として僧帽弁と三尖弁がある．心室からは大動脈弁と肺動脈弁を経て血液が送り出される．
3. 心拍出量は，左室に流入する血液量が増えると増加する（フランク・スターリングの法則）．
4. 冠動脈（冠状動脈）には右冠動脈と左冠動脈（左前下行枝，左回旋枝）があり，血液は拡張期に流れる．
5. 心筋には刺激伝導系があり，洞房結節細胞の自動能により一定のリズムで収縮する．
6. 心筋細胞には不応期があり，左房の充満と心筋の疲労予防に働く．
7. 体循環と肺循環がある．
8. 動脈には弾性動脈と筋性動脈があり，血圧維持には筋性動脈である細動脈の収縮が必要である．
9. リンパ管を流れるものは，組織間液と腸管から吸収した脂肪とリンパ球である．
10. 胎児循環では肺循環が機能していないので，卵円孔と動脈管が動脈系へ動脈血を流している．
11. 血圧は心臓の拍出量と末梢抵抗で決まる．正常は 120/80 mmHg である．
12. 血圧調節には，神経調節と体液性調節が働く．

5・1 心臓の構造と機能

5・1・1 心臓の位置

a. 心臓の位置

ヒトの**心臓**は，握りこぶしほどの大きさで，重さは 250〜300 g ほどである．心臓は胸部の中心である縦隔の中にあり，心膜に包まれている（図 5・1）．心臓の上方を**心基部**，下方でやや左に傾いた先を**心尖部**という．心膜は巾着のように心臓を覆っており，心基部で折り返している*．心臓の心筋の外を覆うように**心外膜**とよばれる臓側心膜がある．**心膜腔**を挟んで外側に壁側心膜があり，さらに外側は線維性心膜で覆われている．心膜腔には少量の心囊液が存在し，心臓の動きを円滑にするために潤滑液の役割を果たしている．

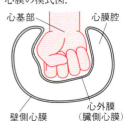

* 心臓（握りこぶし）と心膜の模式図．

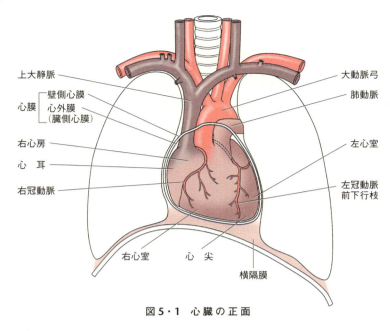

図 5・1 心臓の正面

b. 心臓と周囲

心臓からは上行大動脈が出て**大動脈弓**で曲がって下行大動脈につながる．大動脈の前面で右心室から出た肺動脈が左右に分岐している．心臓の正中から左側に**左心室**が，前面の右側に**右心室**があり，右心房は上大静脈と下大静脈につながっている．腹部の臓器とは**横隔膜**で隔てられている．心房にはイヌの垂れた耳に似た**心耳**という膨らみがあるが，その働きは明らかになっていない．心房細動では，脳卒中の原因となる血栓が心耳内にできることがある．

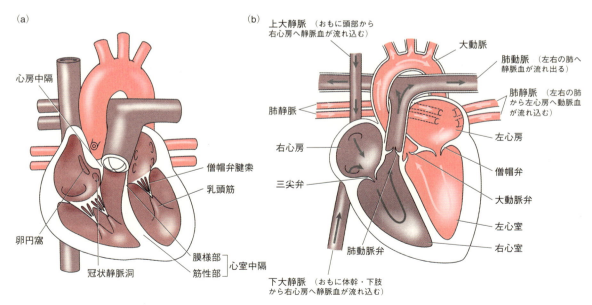

図 5・2 心臓の構造と血液の流れ

5・1・2 心臓の構造

a. 心房と心室

心臓には四つの部屋がある．心基部には左右の心房があり，心尖部には左右の心室がある．左右の心房は，**心房中隔**で隔てられ，心房中隔には胎生期の卵円孔の名残である**卵円窩**がある（図5・2a）．左右の心室は，心室中隔により隔てられ，心房に近い部分は**膜様部**とよばれる薄い膜でできている．心尖部に近い心室中隔は**筋性部**とよばれ，壁は厚い．心房と心室の間は強固な線維輪があり，電気的な興奮が伝達しないようになっている（図5・3）．血液は，全身→右心房→右心室→肺→左心房→左心室→全身と流れる（図5・2b）．

b. 房室弁，動脈弁

左心房と左心室の間には**僧帽弁**があり，前尖と後尖の二尖弁となっている（図5・3）．右心房と右心室の間には，**三尖弁**があり，前尖，後尖と中隔尖の三弁で形成されている．弁には腱索が付着していて，心筋から伸びた乳頭筋が腱索を支えて，弁が心房側にひっくり返らないようになっている．

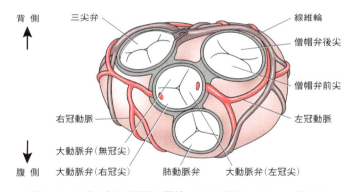

図5・3 心臓の弁と冠動脈の関係　心房を取除いて上から見た図．

左心室から血液が送り出される先の大動脈との間には，**大動脈弁**があり，左冠尖，右冠尖，無冠尖の三枚の半月弁でできている．大動脈弁の直上には，冠動脈（冠状動脈）があり，左冠尖の上に左冠動脈が，右冠尖の上に右冠動脈の入口が開いている．無冠尖には冠動脈はない．肺動脈弁も三つの半月弁で形成されている．**半月弁**は，半円形のティーカップのような形で，大動脈や肺動脈からの逆流をカップのように膨らみながら受け止め，弁が閉じられる．

5・1・3 心周期と心内圧

a. 左心室内圧，大動脈圧，左心房圧の関係

左心室は血液を左心房から受取り，大動脈へ送り出す．肺静脈から左心房は低い血圧であり，大動脈の内圧は高い血圧なので，左心室は大きな力で血液を大動脈へ押し出す仕事をする．収縮の過程を時間で示すと，左心房の収縮があり，左心室に十分に血液が詰め込まれ，つぎに左心室が収縮すると心内圧が上昇し，大

僧帽弁と大動脈弁の構造

僧帽弁や三尖弁は，ハンカチーフやワイシャツの生地のような厚みの膜でできていて，心室の圧で心房内にずれ込まないように，腱索とよばれる紐状のもので支えられている．あたかもパラシュートを思わせるかたちで，パラシュートの傘にあたる部分が弁，パラシュートの紐が腱索である．

大動脈弁を構成する半月弁の膨らむ様子は，あたかも紙鉄砲が膨らむようである．

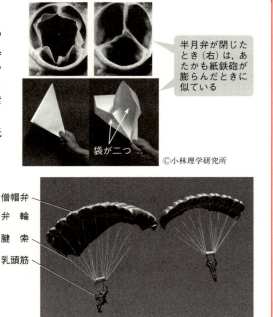

動脈圧を超えたところで，大動脈弁が開く．大動脈に血液を送り出し，左心室が拡張を始めると大動脈の内圧より低下したところで，大動脈弁が閉じる．左心室は拡張し僧帽弁が開いて左心房から血液が流入する．左心室が十分に拡張し，左心房と左心室の圧が等しくなったところで，左心房がつぎの収縮をする．心電図と収縮の関係は，P 波で心房が収縮し，QRS 波で心室が収縮を始める（図 5・4）．

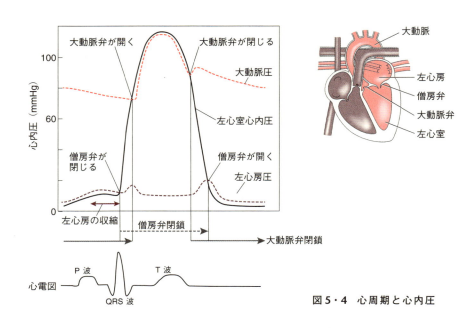

図 5・4　心周期と心内圧

b. フランク・スターリングの法則

左心室に流入する血液量が増え，左心室内容積が増すと，左心室の 1 回心拍出量が増える関係を，発見者にちなんで**フランク・スターリングの法則**とよぶ（図 5・5）．しかしある程度以上は頭打ちになり，正常例でも心拍出量が増加しなくなる．心機能低下例では曲線は下に位置するようになり，容積の増え具合に対して，1 回心拍出量が少なくなる．心臓の拍出量は，1 回心拍出量と心拍数で規定される．1 回心拍出量が少ないときは，心拍数が多くなり循環血液量を確保する．運動で体が要求する血液量が多くなるときは，1 回の心拍出量が増えて，心拍数も増加する*.

* 長距離走のスポーツ選手は，運動時の循環血液量を確保するために，1 回心拍出量が多くなっている．スポーツ心臓は安静時でも 1 回拍出量が多く，心拍数は少ない．

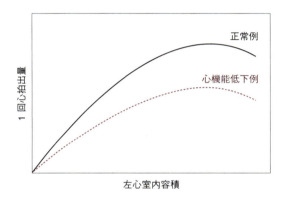

図 5・5 フランク・スターリング曲線 1 回拍出量と左心室内容積の関係．

左心室内圧と左心室内容積の関係

左心室内圧と左心室内容積を図に示すと，心臓の周期は反時計回りの四角形で示すことができる．血液が左心房から左心室に流入すると左心室の容積が増える．左心室が収縮を始めると僧帽弁が閉鎖し（図中 a），左心室内の圧力が上昇する．大動脈弁が開くまでは左心室の容積は一定であるので，この期間（図中 a→b）を**等容収縮期**という．左心室から血液を駆出する（図中 b）とともに左心室内圧が上がり左心室容量は減る（図中 c）．大動脈弁は閉じて僧帽弁が開くまでは，左心室内の容量に変化がない．この期間（図中 c→d）を**等容弛緩期**とよぶ．左心室内圧が左心房圧と同じになったところで僧帽弁が開き（図中 d），左心房から左心室に血液が流入してくる．

左心室に流れ込む血液量は，肺静脈から左心房に流れ込む量で決まる．右心室から送り出される血液量が増えると，左心房に流れ込む量も増える．左心室に流入する量が増えると左心室の心筋は引き伸ばされ，左心室拡張末期圧は上昇する．この状態を**前負荷の増加**とよぶ．

左心室から拍出する際に，左心室圧が大動脈圧を上回ることで大動脈に血液が送り出される．この場合に大動脈圧が高いと，それに打ち勝つような強い収縮が左心室に要求される．心臓の機能が低下し駆出する力が下がったときは，大動脈圧をなるべく低くすることで心臓の負担を減らすようにする．心臓が送り出す先の負荷を，**後負荷**とよぶ．

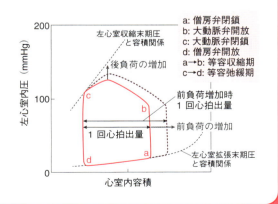

5・1・4 心臓と栄養

a. 冠動脈（冠状動脈）

冠動脈には右冠動脈，左冠動脈前下行枝と左冠動脈回旋枝がある（図5・6）．右冠動脈と左冠動脈主幹部は大動脈起始部から分かれている．大動脈弁の直上はやや膨らんでいるので，**バルサルバ洞**とよばれる．右冠動脈から洞房結節枝と房室結節枝が分岐し，心臓のリズムをつかさどる部分に酸素などを供給している．左冠動脈は，主幹部とよばれる起始部から二つに分かれ，前下行枝は左心室の前面と心室中隔を養い，回旋枝は左心室の左側から後面を養う．心臓の壁への酸素は，外側 2/3 は冠動脈から，内側 1/3 は心室内からの血液で供給される．心臓に酸素などを供給したあとの血液は静脈に集められ右心房の冠状静脈洞に戻る．

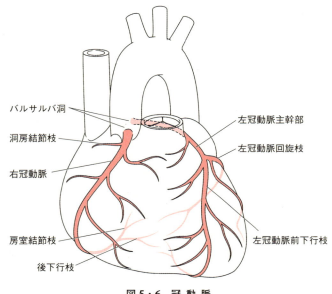

図5・6 冠動脈

b. 心臓の栄養源

心臓は止まることなく動くために，多くの酸素と ATP を使って収縮している．ATP は，心筋細胞内にたくさんあるミトコンドリアで，大量の酸素を取入れて好気代謝で産生される*．心臓を動かし続けるのに必要なエネルギーの 60％ は遊離脂肪酸などの脂肪，35％ は炭水化物，5％ はケトン体とアミノ酸から供給される．

* 骨格筋は嫌気代謝で ATP を産生できる．

5・1・5 心臓のリズム

a. 刺激伝導系

心臓は，1分間に約 70 回収縮する．心筋細胞は単独でも，自動で収縮を繰返す自動能をもつ．右心房の後面に**洞房結節**があり，洞房結節細胞が一定のリズムで興奮することで心臓のペースメーカーの役割を果たし，その刺激が心房，**房室結節**，ヒス束，左脚前枝と後枝および右脚，さらにプルキンエ線維を通り心室筋に伝達される（図5・7）．心室筋は個々の心筋細胞間にある介在板がギャップ結

合といわれる電気抵抗の低い状態で接しているので，心室筋の興奮は素早く全体に広がる．

b. 心筋細胞の膜電位と脱分極

洞房結節細胞の膜電位が $-60\,\mathrm{mV}$ で分極している状態から徐々に上がり，閾値を超えると脱分極する（図 5・8 a）．細胞外から細胞内にカルシウムイオン（Ca^{2+}）が流れ込み，つづいて細胞内から細胞外にカリウムイオン（K^+）が流れ出す．K^+ が流れ出すことで閾値を下回る電位まで再分極する．再分極から脱分極までの電位の上昇を**ペースメーカー電位**とよび，交感神経で刺激すると立ち上がりが速くなり心拍数が多くなる．

洞房結節細胞以外の心筋細胞の静止膜電位は，$-80\,\mathrm{mV}$ で，洞房結節からの刺激があると脱分極する（図 5・8 b）．洞房結節細胞と異なり，膜電位が $-80\,\mathrm{mV}$ を上回ると，細胞外からナトリウムイオン（Na^+）が細胞内に流入して，$0\,\mathrm{mV}$ を超える．それにつづいて細胞外から Ca^{2+} が持続的に細胞内に流入し，その後細胞内から細胞外へ K^+ が汲み出されることで再分極する．

c. 不 応 期

心筋細胞の脱分極の直後には，つぎの興奮が起こらない時期がある．脱分極直後から心電図の T 波までを**絶対不応期**，再分極までで心電図の T 波の終わりまでを**相対不応期**（受攻期）とよぶ．不応期は持続的な収縮を防いで，心房から受

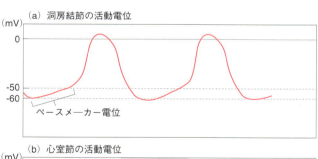

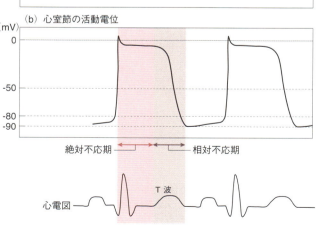

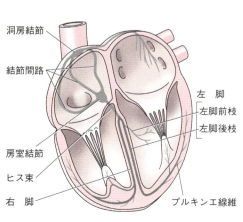

図 5・7 刺激伝導系

図 5・8 洞房結節と心室筋の活動電位

心室細動: 心筋がもし個々に勝手に収縮すると，心臓全体としてポンプ機能を果たすことができない．不整脈の心室細動は，ひとつひとつの心筋がばらばらに収縮している状態で突然死の原因になる．

取る血液を確保するためにあると考えられる．

心筋では脱分極からしばらくの間は再分極しないので，骨格筋のような持続する収縮は起こらない．筋肉を持続的に収縮させるときはより高頻度に興奮が持続するため，骨格筋は疲労する．一方で，心筋は生まれてから死ぬまで止まることなく動き続け，疲労することがない．

5・1・6 心臓と循環の神経・体液性調節

a. 神経性調節

ヒトは，心筋が自動的に収縮するリズムを速くしたり遅くしたりする機能をもっている．緊張すると心臓がどきどきしたり，また寝ている間は心拍数が少なくなったりする．これらは自律神経による支配である．心臓血管中枢は延髄にあり，脊髄から交感神経幹神経節を経て遠心性に心臓の洞房結節と房室結節に働きかけると心拍は増加する．一方，寝ているときなどは副交感神経の働きが強いので心拍数は少なくなる．副交感神経は，延髄から迷走神経（第X脳神経）を伝わり，心臓の洞房結節と房室結節に働きかける．

b. 圧受容体

血圧の圧受容体は，頚動脈と大動脈弓にある．それぞれの圧受容体から延髄へ

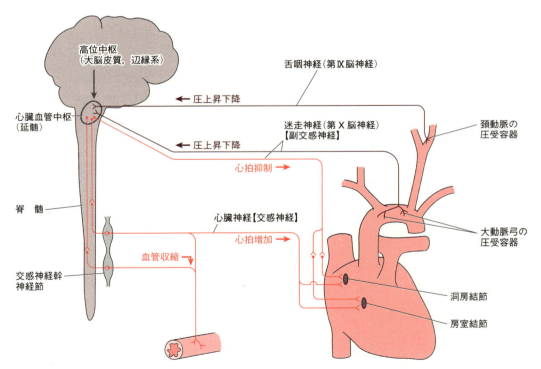

図5・9 心臓の神経支配 心拍は，交感神経と副交感神経という互いに拮抗する役割をもつ自律神経により調節されている．交感神経が働くと心拍数の増加および心筋活動の促進が，副交感神経が働くと心拍数の低下および心筋活動の抑制が起こる．交感神経には血管を収縮させる働きもある．また，頚動脈や大動脈弓には血圧を感知する圧受容器があり，頚動脈の圧受容器は舌咽神経を介して，大動脈弓の圧受容器は迷走神経の求心性線維を介して，いずれも延髄に伝達され，心臓血管中枢に作用して心臓活動を調節している．

舌咽神経（第IX脳神経）と一部の迷走神経が求心性の伝達を行い，遠心性には，脊髄から交感神経幹神経節を通じて末梢の血管や，心臓の洞房結節と房室結節に働きかける（図5・9）．

化学受容体としては頸動脈洞小体と大動脈弓小体があり，低酸素状態になると反応し，血圧低下時にも強く反応する．

5・2 体循環，肺循環の構造と機能

5・2・1 体循環と肺循環

心臓から送り出された血液は，**体循環**と**肺循環**を巡る（図5・10）．体循環とは，左心室から拍出された血液が大動脈を経て，四肢の動脈に流れ，末梢の細動脈，毛細血管から静脈に入り，上大静脈・下大静脈に集まり右心房に戻るまでを

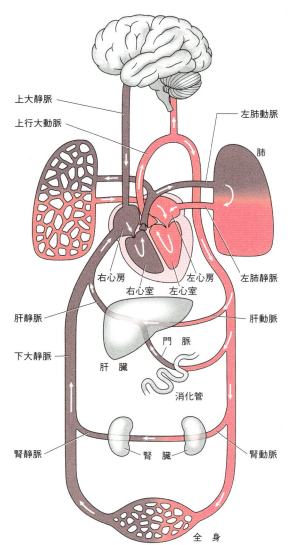

図5・10 動脈と静脈のつながり

いう．肺循環とは，右心室から出た血液が，肺動脈を経て肺毛細血管を通り，二酸化炭素を排出し，酸素を取込んで左心房に戻るまでをいう．

体循環では全身の細胞に供給するための酸素を多く含む血液を運ぶので，動脈には明るい赤い色の動脈血が流れている．末梢で組織が酸素を使い，二酸化炭素を血液に戻してくるので，酸素の含有量が減り，末梢からの静脈血は動脈血に比べ暗い赤い色の血液になっている．

肺循環では，右心室から肺動脈を流れる血液は，末梢でいう静脈血であるので二酸化炭素を多く含み，暗い赤い色をしている．肺で二酸化炭素を排出し酸素を取入れるので，肺静脈にはいわゆる動脈血とされる明るい赤い血液が流れている．

5・2・2 動脈と静脈

a. 動脈と静脈とは

動脈は，心臓から出ていく血管をさし，左心室から出ていく血管は**大動脈**で，右心室から出ていく血管は**肺動脈**である．心臓に戻ってくる血管は**静脈**といわ

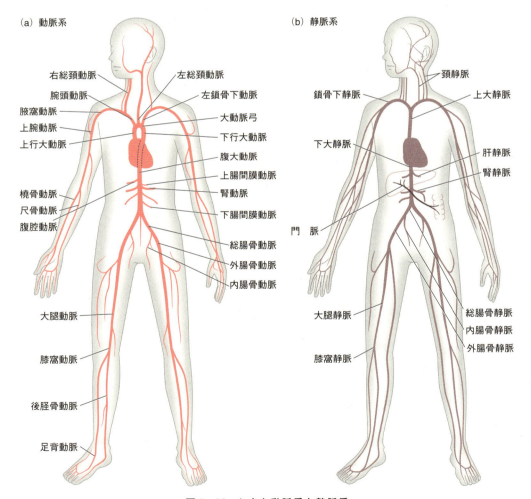

図5・11 おもな動脈系と静脈系

れ，右心房に戻る血管は，**上大静脈**と**下大静脈**で，左心房に戻る血管は**肺静脈**である．

b．おもな動脈と静脈の名称（図5・11）

　大動脈は心臓から出ると上行大動脈となり，つづく**大動脈弓**で腕頭動脈，左総頸動脈，左鎖骨下動脈を分岐する．大動脈弓は下行大動脈に続き，横隔膜をつらぬくと腹大動脈となり腹腔動脈から肝動脈や胃動脈などを，上腸間膜動脈から小腸動脈などを，つぎに左右の腎動脈を分岐し，その下流で下腸間膜動脈から結腸動脈などを，最後に左右の総腸骨動脈となる．

　総腸骨動脈からは，内腸骨動脈・外腸骨動脈，大腿動脈，膝窩動脈，後脛骨動脈，足背動脈へつながる．

　腕頭動脈からは，右総頸動脈[*1]，右椎骨動脈と右鎖骨下動脈を，鎖骨下動脈からは，腋窩動脈，上腕動脈，橈骨動脈，尺骨動脈を，右総頸動脈からは内頸動脈，外頸動脈を，内頸動脈からは中大脳動脈や前大脳動脈を分岐し，椎骨動脈からは後大脳動脈へつながる[*2]．

　頭蓋内では，前大脳動脈，中大脳動脈，後大脳動脈と前後の交通動脈がウイリス動脈輪とよばれる吻合を形成している．

　静脈は，動脈と併走する部分が多く，名称も動脈と同じ部位の名前が付いている．動脈に同じ名称がない血管で重要なものは，**門脈**である（図5・12）．門脈

[*1] 左総頸動脈は大動脈より直接分岐するのに対し，右総頸動脈は直接分岐しない．

[*2] 脳につながる血管系については，p.115, 図8・11参照．

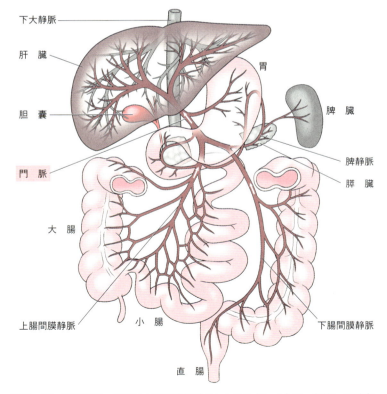

図5・12　門脈循環　膵臓は上腸間膜静脈がわかりやすいように一部除いて示す．

門　脈：門脈は英語ではportal vein であり，portalとは入口または門を示す．肝臓に流れ込む血液の75%は門脈から，25%は肝動脈からである．門脈は長さ8 cmほどの静脈と同じ構造の血管壁をもつ，消化管の毛細血管網と肝臓の毛細血管網の間をつなぐ血管である．同様の血管としては下垂体の第一次毛細血管網と第二次毛細血管網をつなぐ下垂体門脈がある．

は，消化管からの栄養を肝臓に運ぶためにあり，3 主根の脾静脈，上腸間膜静脈，下腸間膜静脈と，2 副根の胃冠状静脈，胆嚢静脈が合流する．

c. 臓器血流

- **冠動脈**：冠動脈は心筋に酸素などを供給し，心臓が収縮するときは毛細血管も圧迫されて血液は流れにくいので，心臓が拡張するときに血液が流れる．
- **脳循環**：脳循環は，生体にとってきわめて大切で，心臓が 1 回に拍出する血液の 20% が流れ込む．体血圧が低下したときも，四肢の血管を収縮させて，脳循環を保つように調節が働く．
- **骨格筋循環**：骨格筋は運動時に血流量が増える．
- **皮膚循環**：皮膚の表面は，水分の蒸散を防ぐために細胞が密に接しているが，その下層の細胞は細胞間液に潤されている．毛細血管とリンパ管の働きで細胞間液を調整している．

d. 動脈・静脈・毛細血管の種類と構造

血管は，内膜・中膜・外膜からなる．

動脈には**弾性動脈**と**筋性動脈**がある（図 5・13）．弾性動脈は内側から内皮細胞，内膜，内弾性板，中膜の平滑筋層，外弾性板，外膜でできていて，弾性線維と膠原線維が豊富で伸縮性が少なく，血管径の変化が少ない．大動脈，肺動脈，総頸動脈，鎖骨下動脈で血管径は 30 mm から 8 mm 程度で，拍動により効率よく末梢に血液を送る．筋性動脈は弾性動脈に比べて細く，中膜の平滑筋層が発達していて積極的に血管径を変化させ，血圧低下時や，体位変換時には血圧を維持するために収縮する．

毛細血管は 5〜10 μm ときわめて細く，血管壁を構成する細胞は 1 層となり，動脈は静脈より圧が高いので容易に血漿成分が組織に流れ出る．細胞間液の水

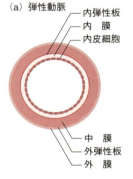
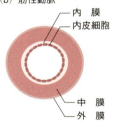

図 5・13　弾性動脈と筋性動脈

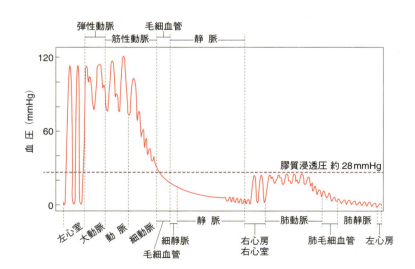

図 5・14　おもな動脈と静脈の血圧

分，炭酸ガス，電解質は膠質浸透圧*の高い血管に戻るが，残りの 10% ほどの水分とタンパク質などは筋肉の動きでリンパ管に流れ込む．

＊ p.81，欄外注 2 参照．

　静脈は動脈に比べて中膜の平滑筋層が薄く，膠原線維が多く，収縮性や伸展性が少ないものの，血液を貯留する場所として働いている．手足の静脈には逆流を防ぐための**弁**があり，併走する動脈や周囲の筋肉の圧迫で血液が心臓に戻るのを助けている（骨格筋ポンプ）．上大静脈・下大静脈では，一部に弁が残っている場合もあるが，多くは呼吸による胸郭内の陰圧で心臓に吸い上げられる（呼吸ポンプ）．

5・2・3 リ ン パ

　リンパ管は，動脈と静脈と併せて第 3 の脈管系であり，消化管から食物の栄養素を運ぶ主要な経路である．

a. リンパ管の構造（図 5・15）

　毛細リンパ管は，盲端の管で 1 層の内皮細胞で形づくられている．管壁には基底膜がないところが多く，あっても穴が開いているので，液体やタンパク質，小さな物質が入りやすい．内皮細胞の端は，周囲の組織と繋留フィラメントで固定されていて，隣同士の内皮細胞は斜めに重なっている．あたかも釣り糸に引っかかった着物の裾のように，組織が動くと，引っ張られて，隙間が開く．内皮細胞の重なりは，小さな弁のようになっているので，周囲の組織から流れ込む液体や物質は，毛細リンパ管に取込まれても逆流することはない．リンパ管には弁があり，弁と弁の間で区切られた部分のリンパ液が増えて膨らむと，リンパ管は収縮し，リンパ液は弁を通り，より太い管へ押し出されていく．さらにリンパ管の流れを助けるものは，周囲の動脈の拍動や筋肉の動きなどによるリンパ管の圧迫である．

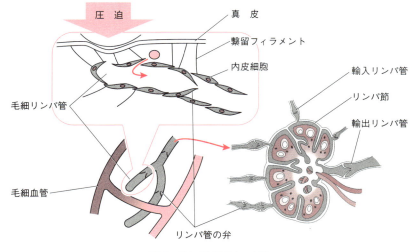

図 5・15　毛細リンパ管

b. リンパ管の走行

リンパ管は，大きな木の葉で集めた養分が，枝が集まりしだいに太くなり幹になるように，または地中に張った根から養分を集めるように，**リンパ節**に集まり，さらに太いリンパ管へと流れる．左右の下肢と骨盤内のリンパ液を集めた左右の腰リンパ本幹と腹部の内臓と腸管からの腸リンパ本幹は第1，2腰椎の高さにある**乳び槽**に集まり，胸管となって大動脈と奇静脈の間を上がり，第5胸椎の高さで食道の左後ろにまわり，第7頸椎の高さまで上がり，反転して左内頸静脈と左鎖骨下静脈の合流点である左静脈角の上から静脈に流れ込む（図5・16）．左頸部と左胸部と左上肢のリンパ液を集めたものは胸管に流れ込む．右頸部，右胸部と右上肢からのリンパ液は，右リンパ本幹に集まり右静脈角から右鎖骨下静脈に流れ込む．腸リンパ本幹は，腸，胃，肝臓，膵臓，脾臓からのリンパ管が腹腔リンパ節に集まり，腸リンパ本幹となって乳び槽へ注ぐ（図5・16右）．腸リンパ本幹を流れるリンパ液は，腸からの脂肪を多く含むので白くなっているため，乳びとよばれる．

奇静脈：脊柱に沿って走行し，肋間静脈と腹壁の静脈血を集めて上大静脈に合流する．

c. リンパ液

リンパ液は，黄色い漿液性のアルカリ性の液体で，凝固成分があるので創傷部から滲み出ると固まる．リンパ液に含まれるものは，細胞の間質液と腸管から吸収した脂肪とリンパ球である．さらに細菌やウイルス，また転移するがん細胞な

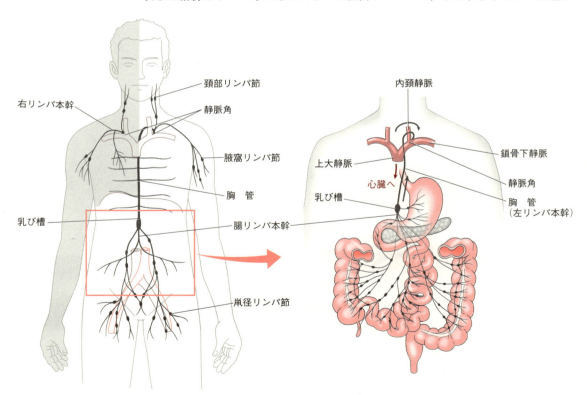

図5・16 リンパ循環 左図の灰色の部分は右リンパ本幹に入るリンパが流れてくる身体部位．右図では胃腸のリンパ循環をわかりやすくするため胸管が短く描かれている．

どは筋肉の動きでリンパ管に流れ込み，リンパ節に運ばれる*1．リンパ節を経るごとにリンパ液に含まれるリンパ球の割合が増す．リンパ球はリンパ節で細菌などを死滅させようと働く．局所に感染が起こると，リンパ液は凝固して組織液の吸収を妨げ，感染の拡大を防ぐ．集まってきた白血球が細菌を処理して膿ができると，リンパ管は再び流れるようになり，破壊された組織を吸収して，リンパ節でマクロファージが不要な物を処理する．細菌も毛細リンパ管に入るが，途中のリンパ節で，マクロファージによって処理されてしまう．

毛細血管から漏れ出る間質液の多くは静脈に戻るが，1/10 が毛細リンパ管に流れ込む．リンパ管で集められ胸管を通じて静脈に戻るリンパ液は，1日で2〜3Lである．総リンパ液の 1/2 から 2/3 は，肝臓でつくられる．十二指腸と空腸から門脈を通して肝臓に流れ込む血液に含まれる高分子のタンパク質は，肝細胞の傍の類洞に入りディッセ腔からリンパ管に取込まれる*2．食物性の脂質のほとんどは，小腸の微絨毛から吸収され，再合成された後に中心乳び管を通り，リンパ管から乳び槽を通り胸管に流れ込む．血漿中のタンパク質の濃度は 7 g/dL 程度で，タンパク質は毛細血管の小さな穴から漏れ出て間質液に混ざる．間質液の量は血管内の血漿の 4 倍あるので，そのタンパク質濃度は毛細血管内よりも低く 2 g/dL 程度である．リンパ液のタンパク質濃度は，上下肢などの組織の間質を流れる毛細リンパ管で 2 g/dL，肝臓でつくられるもので最も高く 6 g/dL 程度，消化管からは 3〜4 g/dL，胸管では 3〜5 g/dL である．

リンパ管の中のリンパ液の流量を増加させる要因は，毛細血管の内圧の上昇，血管壁の透過性亢進，血漿の膠質浸透圧の低下*3，または間質液の膠質浸透圧の上昇である．しかし間質液の圧が上昇し過ぎると，毛細血管が圧迫されてリンパ管内の流量は増えない．またリンパ液の流れが滞ると，リンパ管からリンパ液が流れ出て浮腫の原因となる．

*1 消化管から門脈へ多くの細菌が流れてくる．肝臓の類洞に常在するマクロファージであるクッパー細胞が，細菌を貪食してしまい，体循環に細菌が流れないようにしている．

*2 肝臓の類洞の内皮細胞には，大きな穴が開いており，肝細胞との間にあるディッセ腔に余分な水分や大部分の血液中のタンパク質が流れ込む．ディッセ腔は，リンパ管とつながっているので，多くのリンパ液が肝臓でつくられる．

*3 血漿膠質浸透圧低下とは，毛細血管の中を流れる血漿のタンパク質の濃度が低下した状態であり，タンパク質はコロイド状で柔らかいゼリー状なので，膠質とよばれる．

5・2・4 胎児循環

胎児は，母体の子宮の中で胎盤を通して酸素などを受取っている．**胎児循環**の特徴は，肺循環が機能停止していることである．子宮の壁には，母体の血液が流れており，あたかも握手するように**胎盤**が付着している．両者の血管の間には膜があり（血液・胎盤関門），直接に血液が母体と胎児の間を行き来しているわけではない．酸素や栄養は膜を通して胎児に供給されている．胎盤で受取った酸素は，臍静脈として胎児の臍から胎児の体内に入り一部は門脈に，多くは静脈管を通り肝臓をバイパスして下大静脈へ流入する（図5・17 a）．多くの酸素を含む血液は，下大静脈から右心房へ，**卵円孔**から左心房に行き，左心室から大動脈に流れて脳や全身に送られる．右心房から右心室に入り肺動脈に流れた血液は，機能していない肺にはほとんど流れずに，肺に入る前に動脈管を通り大動脈に流れ込む．腹部大動脈から総腸骨動脈を経て，内腸骨動脈から臍動脈が分岐して，胎盤に向かう．

胎児は，おぎゃあと生まれたときに空気を吸い込み，そのときに肺が膨らみ肺血管の抵抗が下がる．肺動脈の血流が増加して，肺への血流が一気に増え左心房

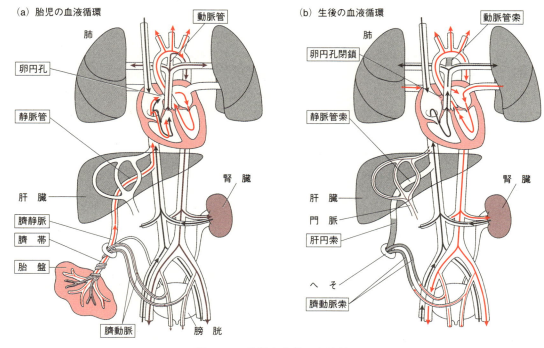

図5・17 胎児と生後の血液循環

に流れ込む．薄い膜2枚の隙間から右心房の血液を左心房に流していた卵円孔は，左心房圧の上昇により閉鎖する（図5・17b）．肺動脈から大動脈への橋渡しをしていた動脈管は，肺循環の血流量が多くなることで細くなり機能しなくなる．出生後は臍動脈・臍静脈とも不用となり収縮して機能しなくなる（図中では灰色で示す）．

5・3 血圧調節の機序

a. 血圧の成り立ち

ヒトは，活動するためのエネルギーを細胞内のミトコンドリアでつくり出しているため多くの酸素が必要である．酸素は血液によって肺から末梢へ運ばれる．この循環を保つためには一定の血圧を維持する必要がある．血圧は心臓の拍出量と末梢抵抗で決まる．

体サイズと血圧: 動物では体の大小で血圧はあまり変わらない．ただし血圧を維持するために，ネズミなどの小さい動物は心拍数が多く，象の脈拍は遅い．

血管の英語: blood vessel の vessel は船という意味もある．

b. 血圧の基準

血圧は，上腕で測定することが一般的で，正常血圧は，収縮期が120～129 mmHg かつ/または拡張期が80～84 mmHg である．血圧は日常で活動している昼間に高くなり，就寝中は低下する．血圧を測定するときに，上腕を心臓より低くすると値は高く，上腕を心臓より高くすると値は低くなる．血圧を正確に測定するために，細い管を動脈に入れて計測することがある．

心臓の左心室内の収縮期血圧は120 mmHg 程度，拡張期血圧で4～12 mmHg

で，大動脈の収縮期血圧は 120 mmHg と左心室の収縮期血圧と同じであるが，拡張期血圧は大動脈弁が閉じるので 80 mmHg 程度になる．収縮期血圧には末梢からの反射波が影響するので，下肢で血圧を測ると収縮期は 120 mmHg の 110 % 程度，すなわち 132 mmHg 程度に上昇していることが一般的である．

ヒトの心臓は握りこぶしほどの大きさであり，血圧を維持するには，実はかなりの力が必要である．120 mmHg をわれわれが片手で握るだけで力が出せるかという質問があるとすれば，答えはノーである．水銀 1 g は水 13.8 g に相当するので，正常血圧の 120 mmHg とは，160 cm の水柱と同じ圧である（120×13.8＝1600 mm）．左心室の筋肉は斜めに走行していて，あたかもタオルを絞るように収縮することで，心臓は高い水圧と同じ強い力を発揮することができる．生まれたときは，左右の心室の壁の厚みは同じくらいであるが，大動脈の圧に耐えられるように，徐々に左心室の壁は厚くなる．高血圧症になり，治療が十分でないと，左心室壁の厚みは増す．

平均動脈圧は，収縮期血圧と拡張期血圧の差である脈圧の 1/3 を拡張期血圧に加えて算出する．120/78 mmHg なら，92 mmHg である．

c. 血圧の調節

血圧の調節は，神経性調節と体液性調節で行われる．神経性調節は体動時のすばやい血圧調節を行い，体液性調節は水分の調節を行い血圧を維持しようとするので補正に数日かかる．

血圧の圧受容体は，頸動脈洞，大動脈弓，腎動脈にあり，細動脈では，交感神経と副交感神経が調節している（p.74，図 5・9 参照）．頸動脈洞は脳血流を保つため，腎動脈の受容体は腎血流を保つために働いている．ヒトが立つと，血液は下肢に貯留する．循環する血液量はほぼ一定なので，このままでは脳循環が保てなくなる．起立性低血圧の人が長く立っていると脳貧血を起こして倒れるのはこのためである．通常は，脳貧血を起こさないように下肢の細動脈が収縮して，血圧の低下を防ぐ．

循環を保つには水分の調節が必要である．体液量が減少して血圧が低下すると，腎動脈の血流量が減少するので，腎臓の糸球体の細動脈にある傍糸球体細胞が圧を感知して，血圧を上げるホルモンである**レニン**を分泌する（図 5・18）．レニンは肝臓でつくられる**アンギオテンシノーゲン**を**アンギオテンシン I** に変換する．アンギオテンシン I は，アンギオテンシン変換酵素（ACE）の働きで強力な昇圧物質である**アンギオテンシン II** になる．アンギオテンシン II は，血管平滑筋の細胞膜にあるアンギオテンシン II の 1 型受容体に働きかけ，細動脈を収縮させて血圧を上昇させる．

ACE: angiotensin converting enzyme

また，アンギオテンシン II は副腎皮質から強力なミネラルコルチコイドであるアルドステロンの分泌を促す．アルドステロンはナトリウムを貯留させるので，体液量が増え血圧は上昇する．

下垂体後葉から分泌される**バソプレッシン**（抗利尿ホルモン，ADH）は，血液の浸透圧が上昇したとき，静脈還流量が減少して心房の容積が減少したとき，

ADH: anti-diuretic hormone

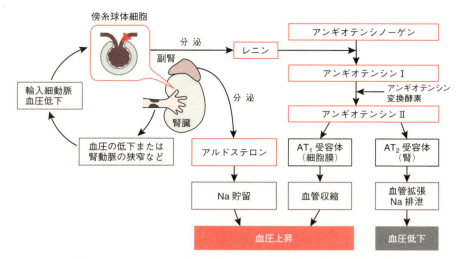

図5・18　レニン-アンギオテンシン-アルドステロン系による血圧調節

ANP: atrial natriuretic peptide

BNP: brain natriuretic peptide

* BNPは，1988年に松尾と寒川らによってはじめて豚の脳から単離されたホルモンであるために"脳性"となっている．BNPの8割は心室から，2割は心房から分泌される．ANPの値は体位の変化でも変動する．BNPの値はANPよりも変化率が大きいので，心不全の診断に利用されている．

血圧が低下したときなどに分泌が促進される．バソプレッシンは腎臓の遠位尿細管と集合管に作用して水の再吸収を促進する．

心房性ナトリウム利尿ペプチド（ANP）は，心房の充満圧が上昇すると心房筋から分泌される．ANPはナトリウムイオンの尿細管への分泌を促進し，レニンやバソプレッシンの分泌を抑制する．それにより尿量が増加し，循環血漿量が減少し血圧は低下する．

心臓に循環血漿量の増加による負担がかかり，心臓が十分に収縮できない心不全状態になると，心室から**脳性ナトリウム利尿ペプチド（BNP）**が分泌される*．BNPはANPと同様の働きで循環血漿量を減少させる．

6 腎・尿路系

1. 腎・尿路系とは，尿生成から排泄に至る腎臓・尿管・膀胱・尿道のことをいう．
2. 腎臓は血液濾過により尿を産生して老廃物を体外へ出し，体液の恒常性を維持することを主たる役割としている．
3. 腎臓は種々のホルモンを産生し，血圧の調節，カルシウム代謝，赤血球産生などに大きく関与している．
4. 膀胱の機能は蓄尿と排尿に大別され，交感神経，副交感神経，脊髄神経によってたくみに支配されている．
5. 尿管および尿道は，尿の輸送路としての役割を担っている．

　腎・尿路とは，尿の産生・運搬・貯留・排泄をつかさどる一連の臓器群のことで，腎臓・尿管・膀胱・尿道からなる．尿の運搬経路を尿路といい，腎盂・尿管を**上部尿路**，膀胱・尿道を**下部尿路**という．腎臓の腎盂および尿管・膀胱・尿道

* 腎・尿路系は**泌尿器系**ともいわれる．

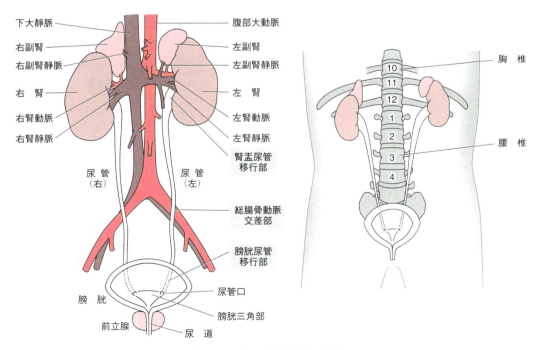

図6・1　腎・尿路系全図（男性）

の表面はすべて尿路上皮（移行上皮）で覆われている．副腎はその発生が神経系に由来し，主要な内分泌器官のひとつで，腎・尿路系には含まれない．図6・1に腎・尿路系の解剖図（男性）を示す．

6・1 腎の構造

6・1・1 肉眼構造

腎臓は，後腹膜腔に位置し，ほぼ第11胸椎から第3腰椎の高さにある（図6・1右）．一般に左腎は右腎より1〜2 cm 上方に位置する．ソラマメのような形をしており，色は赤褐色で手拳大（にぎりこぶし程度）の大きさの臓器であり，重量は 130 g 程度である．腎は繊維被膜に包まれており，その外側に厚い脂肪被膜がある．脂肪被膜内には副腎も包含され，さらにその外側を一括してジェロータ筋膜が包む構造となっている．（図6・2）

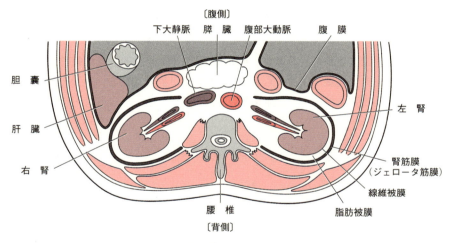

図6・2 腎臓の横断面（下方から見た図）

腎臓の内側中央は凹型となっており，ここを**腎門**とよぶ．腎門からは動脈・静脈・リンパ管・尿管などが出入りする．腎動脈は通常左右一本ずつが直接腹部大動脈より分岐し，腎静脈の後方を走行して腎内に入る．腎静脈は下大静脈に直接注ぐ．左腎静脈には，副腎静脈と精巣静脈または卵巣静脈がそれぞれ流入している．（右副腎静脈と精巣静脈または卵巣静脈は直接下大静脈に流入する．）（図6・1左）

腎臓は尿を生成する**腎実質**と，実質によりつくられた尿が集まる**腎盂**からなる．さらに，腎実質は外側の**皮質**と内側の**髄質**に分けられる（図6・3a）．皮質は主として血液を沪過して尿を分泌する役割を，髄質は尿を濃縮し排泄する役割を果たす．

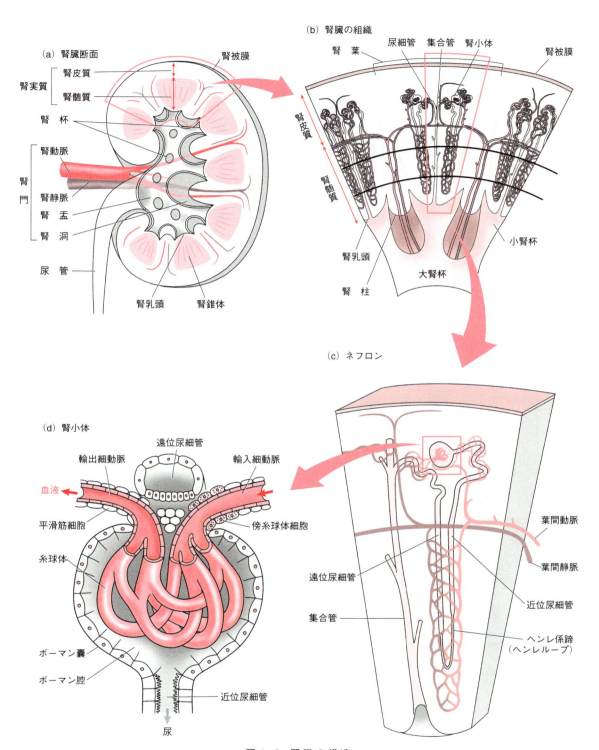

図 6・3 腎臓の構造

6・1・2 組織構造

a. 皮質

腎門から入る腎動脈は腎内でつぎつぎと分岐し，多数の毛細血管網を形成する．これを**糸球体**といい，ここで血液沪過が行われる．糸球体は袋状の構造物であるボーマン嚢に包まれる．糸球体とボーマン嚢を合わせて**腎小体**という（図6・3 d）．糸球体で沪過された血漿は原尿となり，ボーマン嚢を経て，近位尿細管へと流出する．

近位尿細管は皮質内を通って髄質内に入り，ヘンレ係蹄下行脚となり，ヘアピン状にUターンしてヘンレ係蹄上行脚となって再び皮質内へ入る．ここより遠位尿細管となる．腎皮質には糸球体と近位尿細管および遠位尿細管の大部分がある．

b. 髄質

遠位尿細管は集束して集合管となり，腎乳頭に開口する．ヘンレ係蹄と集合管は髄質に含まれる．集合管は収束して腎錐体を形成し，その先端は**腎杯**に突出して腎乳頭を形成する．

腎小体から近位・遠位尿細管およびヘンレ係蹄下行脚・上行脚の一連の器官を**ネフロン**と称する（図6・3 c）．ひとつの腎臓で約100万個あるとされている．

6・2 腎の機能

腎臓は主として，血液沪過により尿を生成し老廃物を体外へ排泄する役割や，体液の恒常性（ホメオスタシス）を維持する役割を担っている．そのほか内分泌学的にも重要な働きを担っている．

6・2・1 血液沪過と尿生成

a. 糸球体における限外沪過

血液は動脈より腎内へ入り糸球体に至る．糸球体で血漿は内皮細胞を通過し，限外沪過により小孔からボーマン嚢へ沪過され，**原尿**としてボーマン腔へ出る．この際，血液有形成分と高分子タンパク質は小孔を通過できないので，原尿は低分子タンパク質・電解質・糖・水を主成分とする．

原尿量は，腎血流量（GFR）により規定される．一般に腎血流量は血圧変動に左右されないため，限外沪過の恒常性が維持される．なお糸球体に病変が生じると，小孔の変化および変性が起こり血球成分や高分子タンパク質が尿中に流出するため，血尿やタンパク尿が認められるようになる．

b. 尿細管およびヘンレ係蹄における再吸収

原尿は，尿細管を通過する間に90％以上の水と物質が再吸収される．特に近位尿細管では多くの物質が再吸収を受ける．この再吸収は，吸収される物質によって能動的あるいは受動的に行われる（表6・1）．原尿はまずボーマン嚢より近位尿細管に流入するが，近位尿細管において水の60％以上，グルコース，アミノ酸，さらに電解質の大部分が再吸収される．原尿中の Na^+ は K^+，H^+ などとの交換によっても再吸収される．つづくヘンレ係蹄（ヘンレループ）では，つ

---

* 正常な腎臓では，1分間に600 mLの血漿が全糸球体を通過し，1分間に約120 mLの原尿が作製される．したがって，原尿は1日で170〜180 Lにもなる．このうち最終的に尿として体外に排泄されるのは約1％，1日1.5 L程度である．

GFR: glomerular filtration rate

ぎのように尿の濃縮が行われる．ヘンレ係蹄の下行脚は水透過性が高く，浸透圧の低い原尿が通過すると水が受動的に間質へと流れる．このため先端に達するころには水分の少ない高張尿となる．一方，上行脚は水透過性が低くナトリウムイオン（Na^+）や塩化物イオン*（Cl^-）の透過性が高い．したがって尿は上行するにつれ，これらの電解質が濃度勾配に従って間質に流出する．この構造により間質には，皮質から髄質に向かう大きな浸透圧勾配が形成される．この仕組みを対向流増幅系とよぶ．遠位尿細管では，さらに水と溶質が再吸収され，尿が濃縮される．

* クロールイオンともいう．

表6・1　尿細管での各物質の再吸収

物　質	再　吸　収
グルコース（ブドウ糖）	近位尿細管で100％能動再吸収．血漿グルコース濃度が2倍以上あると全量再吸収できない．
ナトリウム	近位尿細管で80％能動再吸収．遠位尿細管でも再吸収と分泌あり．結果として約99％が再吸収される．
カリウム	近位尿細管で60〜80％が能動再吸収．遠位尿細管で分泌（Na-K交換）．カリウムは腎からのみ排泄されるため，腎障害でカリウムの上昇が起こる．
カルシウム	近位尿細管および遠位尿細管で再吸収．副甲状腺ホルモンで再吸収増加．
リン酸塩	近位尿細管で再吸収．副甲状腺ホルモンやカルシトニンで再吸収減少．
尿　素	尿細管管腔より受動的に再吸収．
尿　酸	近位尿細管で100％再吸収．遠位尿細管では10％が分泌される．
アミノ酸	近位尿細管でほぼ100％再吸収．
タンパク質	近位尿細管でほぼ100％再吸収．尿中には1日100 mg以下が正常値．
水	受動的に尿細管で再吸収．ナトリウムの再吸収に伴い，濃度勾配によって細胞内へ移動する．

c. 集合管における濃縮

遠位尿細管より流入した尿は，集合管においてさらに水分の再吸収による濃縮を受け，尿として腎杯・腎盂へ排泄される．この集合管における水分の再吸収は，ヘンレ係蹄の対向流増幅系により形成された浸透圧勾配により行われ，下垂体後葉より分泌される抗利尿ホルモン（ADH）により調節されている．

6・2・2　体液pHの維持

腎臓は体液のpHを維持するために，炭酸水素塩の再吸収や酸の排泄，アンモニアの分泌などを行っている．呼吸による炭酸ガスの排泄機構とともに，腎臓のこれらの作用により，体液の酸塩基平衡が一定に保たれている．

a. 腎臓による調節（図6・4）

腎臓は，再吸収する炭酸水素イオン（HCO_3^-）の量および排出する水素イオン（H^+）の量を調整することで体液のpHを調節している．HCO_3^-の再吸収はおもに近位尿細管で生じる．尿細管細胞は炭酸脱水酵素の働きにより，細胞内のCO_2とH_2OからHCO_3^-を産生し，血液中に供給する．このHCO_3^-は血液のpH維持に中心的な役割を果たしている（p.132, §9・6参照）．一方，同時に産生されたH^+は尿細管腔内に分泌され，糸球体から自由に沪過されたHCO_3^-と

結合して CO_2 および H_2O を形成し，前述の HCO_3^- 産生に利用される（よって，尿細管での HCO_3^- の再吸収は，糸球体で濾過された HCO_3^- が直接血中に再吸収されているわけではない）．そのほか，尿細管細胞から分泌された H^+ は尿中に濾過された不揮発性酸の酸性基（硫酸基やリン酸基）と結合して，尿中に排泄される．一方，尿細管細胞は酸負荷の変化に反応して，アンモニアを能動的に産生する．産生されたアンモニアは尿中の H^+ とともにアンモニウムイオン（NH_4^+）を形成し，不揮発性酸の尿中への排泄を促す．

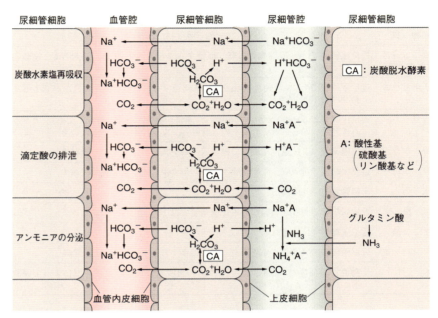

図 6・4 尿細管における酸塩基平衡の調節 糸球体で濾過された $NaHCO_3$ や $NaHPO_4^-$ は尿細管細胞から分泌された H^+ と結合して，酸（炭酸や NaH_2PO_4 など）となる．尿細管細胞内で生成された NH_3 は尿腔に移行し，H^+ と結合して $NH_4^+A^-$（NH_4Cl など）となる．その結果血管内に $NaHCO_3$ が増加し，酸やアンモニアが尿中に排泄される．

b. 代謝性アシドーシス，代謝性アルカローシス

一般的に血中の HCO_3^- が低下すると代謝性アシドーシス，増加すると代謝性アルカローシスとなる．代謝性アシドーシスでは乳酸アシドーシス，ケトアシドーシス，尿毒症，薬物中毒など，不揮発酸の血中への蓄積が原因となり，その代償のために HCO_3^- が消費される．また，尿細管の障害により血中への HCO_3^- の分泌が障害されることでも起こる．一方，代謝性アルカローシスは嘔吐による胃液（大量の H^+ を含め）の喪失などによって血中の HCO_3^- が相対的に上昇する場合などで起こる．（§3・3，§9・6も参照）

6・2・3 内分泌機能

腎臓はさまざまなホルモンを分泌し，内分泌臓器としても働いている．

a. レニン-アンギオテンシン-アルドステロン系

レニン-アンギオテンシン-アルドステロン系は血圧調節と体液調節に重要な

役割を果たす（p.84，図5・18参照）．腎血流の変化や血中ナトリウムの変化などが刺激となり，腎臓の傍糸球体細胞よりレニンが産生・放出されると血中のアンギオテンシノーゲンをアンギオテンシンIに変化させる．アンギオテンシンIはアンギオテンシン変換酵素（ACE）により活性型のアンギオテンシンIIに変換され，血管を収縮させて血圧を上昇させる．またさらに，アンギオテンシンIIは副腎でのアルドステロン分泌を増加させる．アルドステロンは，尿細管からナトリウムを再吸収させ，体液を保持し，血圧を上昇させる．

b. その他のホルモン

近位尿細管ではビタミンDを活性型ビタミンD_3に変換する．活性型ビタミンD_3はホルモン様の作用をもち，消化管からのカルシウム吸収を促進することで血中カルシウム濃度を維持している（p.102，§7・6・2参照）．また腎の間質ではエリスロポエチンが産生される．エリスロポエチンは骨髄に働き，赤血球増生を促進する．さらに腎はプロスタグランジンを生成し，尿生成を調節している．

一方，腎臓はさまざまなホルモンの標的臓器となり，体液や血中電解質の恒常性に重要な役割を示す（表6・2）．腎臓に働くホルモンとしては，副腎から分泌されるアルドステロン，下垂体後葉から分泌される抗利尿ホルモン（ADH），副甲状腺から分泌される副甲状腺ホルモン（PTH）などがある．

表6・2　腎に関与するホルモン

ホルモン	産生部位	働 き
レニン	腎	血圧の調節（昇圧）
アルドステロン	副腎皮質	ナトリウム再吸収の増加による血圧上昇
プロスタグランジン	各　所	ナトリウム再吸収の減少による血圧下降
エリスロポエチン	腎	赤血球の増加
抗利尿ホルモン	下垂体後葉	尿量の減少
副甲状腺ホルモン	副甲状腺	カルシウムの再吸収調節
ビタミンD	近位尿細管細胞	活性型ビタミンD_3への変換

6・3　尿管の構造と機能

尿管は，直径3～5 mm，長さ約25 cmの，腎盂から膀胱へ尿を運ぶ細い管状の器官である．尿管は腎盂を出たのち脊椎両側，大腰筋前面尾側に向かって直線的に下行し，総腸骨動脈の前でこれと交差，骨盤内では外側に凸の円弧を描いて膀胱底に達する．尿管に酸素などを供給する血管は，上部尿管が腎動脈から，中部尿管が総腸骨動脈から，下部尿管が下膀胱動脈より出ている．腎盂尿管移行部・総腸骨動脈交差部・膀胱尿管移行部の3箇所に生理的狭窄部位がある（p.85，図6・1参照）．

腎盂，尿管は粘膜と3層からなる筋層および外膜より成り立っており，20～30秒ごとの周期的な筋の収縮とらせん状運動により尿を膀胱へ送っている（蠕動運動）．吸収および分泌はほとんど行っていない．

6・4 下部尿路の構造

6・4・1 膀胱の構造（図6・5）

膀胱は骨盤底に位置し，尿の貯留と排泄を行う腹膜外臓器である．膀胱頂部から臍へと伸びる正中臍索は，胎生期の尿膜管が退縮したものである．膀胱の出口を**内尿道口**とよぶ．内尿道口と左右からの尿管口で囲まれた部分を**膀胱三角部**（図6・1も参照）といい，排尿の際，漏斗状に変形する．尿管が膀胱壁を貫く部分には**ワルダイエル鞘**とよばれる縦走筋が発達しており，膀胱の内圧が高まると尿管が圧迫されてつぶれ，膀胱から尿管への逆流を防ぐ．膀胱の壁は3層構造で平滑筋層が厚く，粘膜層の移行上皮は偽重層で，尿がたまると表面積を増やすために1～2層へと変化する．正常の膀胱最大容量は300～400 mLである．

6・4・2 尿道の構造

尿道は，尿を体外へ排泄する導管である．男性の場合は射精時の通路（精路）を兼ねている．

男性の場合，長さは約18 cmで，膀胱から，前立腺部，尿生殖隔膜部，海綿体部の三つの部分に分かれる．

1) 前立腺部：内尿道口〜前立腺部尿道（約3 cm）
2) 尿生殖隔膜部：外括約筋部ともいわれ横紋筋組織でできている．よって随意に開け（排尿）閉め（蓄尿）が可能である．
3) 海綿体部：尿道球部〜尿道振子部（15～18 cm）〜外尿道口

女性の場合，内尿道口から外尿道口に至る長さは約3～4 cmで，腟前庭に開口している．

* 膀胱頸部，内尿道口を囲む部位を内尿道括約筋とよぶ．膀胱壁の平滑筋層からなり，逆行性射精の防止に役立っている．

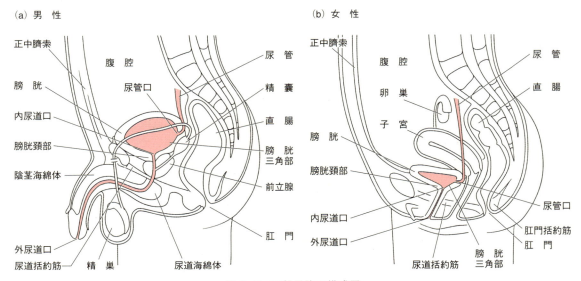

図6・5　下部尿路の模式図

6・5 膀胱の生理——蓄尿・排尿

尿を膀胱にためることを**蓄尿**，膀胱から尿道を通って尿を排出することを**排尿**という．蓄尿と排尿は，自律神経である交感神経と副交感神経，体性神経である脊髄神経によって支配されており，中枢は橋にある（図6・6）．

膀胱内に尿が150 mL前後たまると初期尿意を感じ，骨盤神経求心路から大脳皮質を介して橋排尿中枢を抑制する．さらに胸腰髄交感神経中枢を興奮させ，下腹神経遠心路を介して，尿道の抵抗が増大（α作用）し，排尿筋が弛緩（β作用）して骨盤神経（副交感神経）の伝達を抑制して排尿筋収縮を抑制する*．蓄尿中膀胱の内圧はほとんど上がらないため，一定量の尿が貯められる．交感神経の働きによる排尿筋弛緩と膀胱頸部から近位尿道にかけての平滑筋の収縮が尿貯留を可能にする．陰部神経の働きによる外尿道括約筋の収縮が，尿禁制に重要である．

膀胱内の尿が250 mLを超えると，橋排尿中枢の抑制を解除し，仙髄副交感神経中枢を興奮させ，排尿筋を収縮させる．また胸腰髄交感神経中枢と仙髄オヌフ核を抑制して，内外尿道括約筋を弛緩させ，排尿に至る．

* アドレナリンの受容体にはα受容体とβ受容体がある．交感神経が働くと，膀胱三角部と尿道に分布するα受容体が内尿道括約筋を収縮させ（α作用），膀胱体部に分布するβ受容体が排尿筋を弛緩する（β作用）ことで，蓄尿に働く．

尿禁制：失禁することなく尿を貯留する機能をいう．

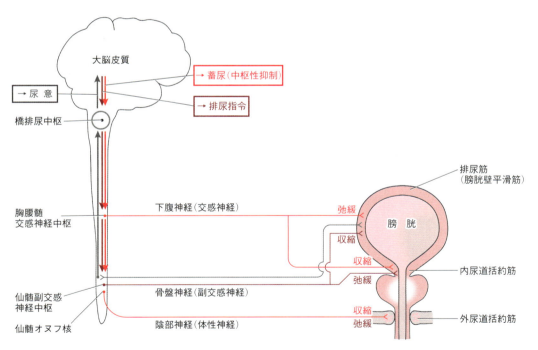

図6・6 蓄尿と排尿のメカニズム

7 内分泌系

1. 内分泌とは，内分泌臓器が伝達物質であるホルモンを血液中に分泌し，そのホルモンに特異的な受容体をもつ細胞や臓器のみが情報を受取るシステムである．
2. 古典的な内分泌臓器として，下垂体，甲状腺，副甲状腺，副腎，生殖腺，膵臓などが知られている．
3. ホルモンの血中濃度は，フィードバック機構とよばれる仕組みで厳密に制御され，その作用が過不足なく出現されるように制御されている．
4. 下垂体は多くのホルモンを分泌し，内分泌における中枢的な役割を担っている．

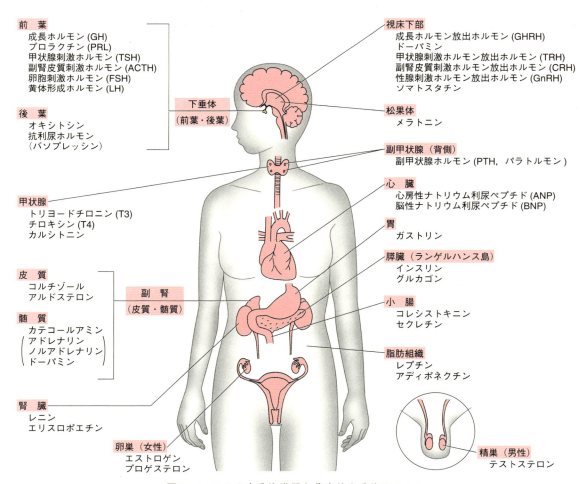

図7・1 ヒトの内分泌臓器と代表的な分泌ホルモン

7・1 内分泌の概要

　個体は多数の臓器や組織からなり，これら臓器や組織間での情報伝達には，さまざまな生理活性物質が関与する．この生理活性物質の作用様式の一つに**内分泌（エンドクリン）**とよばれる仕組みが関与する．内分泌では，特定の細胞が"**ホルモン**"とよばれる情報伝達物質を血液中に分泌して全身に送り出し，そのホルモンに特異的な受容体をもつ細胞や臓器のみが情報を受取る．このようなホルモン分泌細胞により構成される臓器は内分泌臓器とよばれ，一方，ホルモンに特異的に反応する臓器は標的臓器とよばれる．代表的な内分泌臓器には，**下垂体**，**甲状腺**，**副甲状腺**，**副腎**，**生殖腺**，**膵臓**などがある．また近年では，脂肪組織や消化管，心臓などもホルモンを産生していることが報告され，全身のさまざまな臓器が内分泌臓器としての役割を果たしていることがわかってきた[*1]（図 7・1）．一方で，生理活性物質の分泌様式には，内分泌のほかに**オートクリン（自己分泌）**や**パラクリン（傍分泌）**などがある（図 7・2）．オートクリンでは，分泌された生理活性物質は分泌細胞そのものに働き，パラクリンでは分泌に近接する細胞に働く．たとえば免疫担当細胞などから分泌されるサイトカイン[*2]などは，このオートクリンやパラクリンの様式で作用することが多い．

エンドクリン: endocrine

[*1] 脂肪組織から分泌されるホルモン: TNFα，レプチン，アディポネクチンなど

　消化管から分泌されるホルモン: ガストリン，セクレチン，コレシストキニン，GIP，GLP-1 など（§4・2・4 参照）

　心臓から分泌されるホルモン: 心房性ナトリウム利尿ペプチド（ANP），BNP など（§5・3c 参照）

オートクリン: autocrine
パラクリン: paracrine

[*2] サイトカインとはおもに免疫担当細胞から分泌される生理活性物質をさし，免疫や炎症に関与する．特定の受容体があることや，細胞から分泌され他の細胞や臓器に働きかけることからホルモンと類似の物質であるが，特定の分泌臓器がなく内分泌系と区別される．

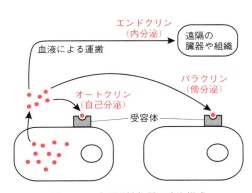

図 7・2　生理活性物質の分泌様式

　脂肪組織は，以前は単なるエネルギー貯蔵臓器と考えられていたが，さまざまな研究により，多数のホルモンを産生していることが明らかとなってきた．これら脂肪細胞から分泌されるホルモンは"**アディポカイン**"または"**アディポサイトカイン**"と総称される．体脂肪が蓄積する（＝肥満になる）とこれらの物質の分泌に異常が起こり，その結果としてさまざまな疾病が発症する．
　代表的なアディポカインとその作用は以下の通りである．
- TNFα: 炎症性サイトカインの一種．インスリン抵抗性をひき起こす．
- レプチン: 食欲の抑制，体脂肪量の調節など．
- PAI-1（plasminogen activator inhibitor-1）: 血栓融解の抑制
- アンギオテンシノーゲン: 血圧上昇作用のあるアンギオテンシンの前駆体
- アディポネクチン: インスリン感受性の亢進，動脈硬化抑制，抗炎症作用など多彩である．その作用より善玉アディポカインともよばれる．肥満でその分泌は抑制される．

7・2 ホルモンの構造と作用機構

ホルモンは化学構造により，1) ペプチド系ホルモン（インスリンなど多くのホルモンがこれにあたる），2) アミノ酸誘導体系ホルモン（カテコールアミン類や甲状腺ホルモン），3) ステロイド系ホルモン（副腎皮質ホルモンや性ホルモン）に大別される．

ホルモンの作用は標的臓器（標的細胞）に存在する受容体を介して発揮される．多くのホルモンの受容体は標的臓器の細胞膜上に存在し，ホルモンが受容体に結合すると，細胞内カルシウムや，サイクリック AMP（cAMP）などのセカンドメッセンジャーとよばれる物質がホルモン独自の情報を細胞内に伝える（図7・3a）．一方，ステロイド系ホルモンや甲状腺ホルモンの受容体は細胞内（細胞質や核）にあり，ホルモンが結合すると核内において転写因子として作用し，遺伝子の転写を変化させることで，その作用を発揮する（図7・3b）．

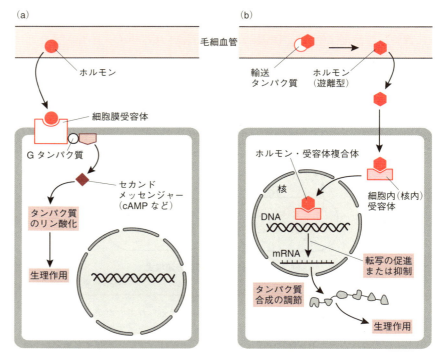

図7・3 ホルモンと受容体の仕組み

7・3 ホルモンの分泌制御機構

内分泌臓器より分泌されるホルモンの血中濃度は，**フィードバック機構**とよばれる仕組みで厳密に制御されている．上位中枢（脳の視床下部や下垂体）から分泌されるホルモンによって内分泌臓器に分泌刺激が送られるとホルモンが分泌され，一定のホルモン独自の作用を発揮すると同時に，上位の中枢にさらに分泌刺

激(正のフィードバック)をかけたり,分泌抑制(負のフィードバック)をかけたりすることで,自分自身(すなわち生体内のホルモン量)を制御する仕組みがフィードバック機構である.特に,負のフィードバック機構はホルモン分泌において重要な役割を果たし(図7・4),この仕組みによりホルモンの血中濃度は一定の範囲に保たれ,その作用が過不足なく出現されるように制御されている.内分泌を理解するためには,各ホルモンにつき,その分泌部位および作用部位(標的臓器)とともに,どのようなフィードバック機構が働くのかを知ることが重要である.内分泌疾患では,内分泌臓器の異常によりホルモン分泌の過不足が起こり,さまざまな身体的異常をきたすが,その多くにこのフィードバック機構の破綻が認められる.

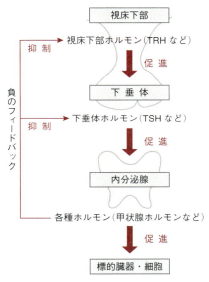

図7・4 ホルモンのフィードバック機構

7・4 視床下部・下垂体

7・4・1 視床下部・下垂体の構造と機能(図7・5)

　視床下部・下垂体は生体内の多くのホルモンの分泌を制御する総司令塔としての役割を果たす.**視床下部**は大脳半球のうち中央部に位置する間脳とよばれる部位の最前下部を占める.視床下部の下方は下垂体茎を経て**下垂体**に続き,下垂体は頭蓋底の蝶形骨よりなるトルコ鞍内部に位置する.脳下垂体は小指の先ほどの小さな臓器で,前葉と後葉からなり,さまざまなホルモンを産生・分泌している.下垂体前葉と視床下部は,下垂体門脈系を介して直接血液が交通しており,視床下部から分泌されたホルモンは血液を介して下垂体前葉に到達し,対応する前葉ホルモンの分泌を制御する.一方で,下垂体後葉と視床下部は直接的な血液の交通がなく,後葉のホルモン分泌は視床下部からの神経により制御される.

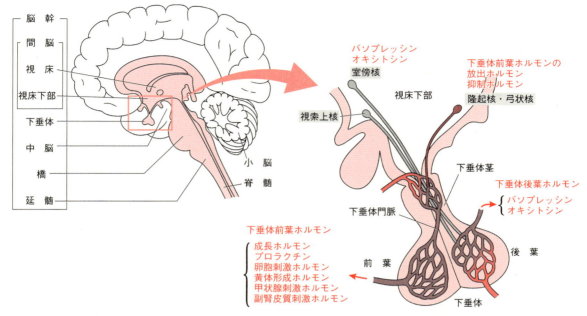

図7・5 視床下部-下垂体系 視床下部の隆起核や弓状核などでは，下垂体前葉ホルモンの分泌を調節するホルモンが産生・分泌され，下垂体門脈を介して下垂体前葉に送られる．一方，視床下部の室傍核や視索上核の神経細胞で産生されたバソプレッシンとオキシトシンは，神経線維を介して下垂体後葉に送られ，そこから分泌される．

7・4・2 下垂体前葉ホルモンとその作用

下垂体前葉は人間の体内で単位重量あたり最も血液供給を多く受ける臓器である．下垂体の前葉からは**成長ホルモン，甲状腺刺激ホルモン，副腎皮質刺激ホルモン，卵胞刺激ホルモン，黄体形成ホルモン，プロラクチン**が分泌される．それぞれを調節する視床下部ホルモンと，各ホルモンの標的臓器を表7・1にまとめた．

成長ホルモン: growth hormone, GH

a. 成長ホルモン（GH） その名の通り成長を促進するホルモンであり，特に小児において重要な働きをする．筋肉や骨，肝臓などがおもな標的組織である．成長ホルモンはそれ自体も骨や筋肉のGH受容体に結合して成長促進作用をもたらすが，おもには肝臓のGH受容体と結合して，肝臓における**インスリン様成長因子Ⅰ（IGF-Ⅰ）**の産生を促し，このIGF-Ⅰが骨や筋肉のIGF-Ⅰ受容体に結合することによって成長を促進させる．

IGF-Ⅰ: insulin-like growth factor-Ⅰ

GH分泌は，視床下部から分泌される**成長ホルモン放出ホルモン**によって制御されており，その分泌刺激因子として睡眠，タンパク質摂取，ストレス，運動，空腹，低血糖などが知られる．一方，視床下部から分泌されるソマトスタチンはGH分泌を抑制する．GHの分泌は小児の成長期にピークがあり，以降は徐々に減少していく．成人においても一定量分泌され，その作用は不明な部分も多いが，グリコーゲン分解による血糖上昇作用などが知られている．低値であると体脂肪の増加や骨量・筋量の低下などが起こることが知られており，成人においても代謝に重要な役割をもつと考えられている．

成長ホルモン放出ホルモン: growth hormone releasing hormone, GHRH

甲状腺刺激ホルモン: thyroid stimulating hormone, TSH
＊ 甲状腺ホルモンについてはp.101，§7・5・2参照．

b. 甲状腺刺激ホルモン（TSH） 甲状腺に働きかけ，甲状腺ホルモン＊の産

表7・1 下垂体ホルモンとその調節にかかわる視床下部ホルモン

視床下部ホルモン	下垂体前葉ホルモン	標的臓器（細胞）
成長ホルモン放出ホルモン ソマトスタチン	↑成長ホルモン ↓成長ホルモン	全身
ドーパミン	↑プロラクチン	乳腺
甲状腺刺激ホルモン放出ホルモン	↓プロラクチン ↑甲状腺刺激ホルモン	甲状腺
副腎皮質刺激ホルモン 　放出ホルモン	↑副腎皮質刺激ホルモン	副腎皮質
性腺刺激ホルモン放出ホルモン	↑性腺刺激ホルモン 　卵胞刺激ホルモン 　黄体形成ホルモン	卵巣 精巣（セルトリ細胞） 卵巣 精巣（ライディッヒ細胞）

	下垂体後葉ホルモン	標的臓器（細胞）
	抗利尿ホルモン （バソプレッシン）	腎臓（集合管上皮細胞）
	オキシトシン	子宮・乳腺（平滑筋細胞）

生分泌を促進するホルモンであり，その分泌は，視床下部より分泌される**甲状腺刺激ホルモン放出ホルモン（TRH）**により促進され，ソマトスタチンによって抑制を受ける．さらに TSH により分泌が促進される甲状腺ホルモン自体が，TSH および TRH に対して分泌抑制効果をもつ（負のフィードバック）．このフィードバック機構により，甲状腺ホルモンはきわめて狭い範囲で，その血中濃度が一定に保たれるようになっている．

c. 副腎皮質刺激ホルモン（ACTH）　副腎に働きかけ，副腎皮質でのグルココルチコイド*の産生分泌を促進する．その分泌は，視床下部より分泌される**副腎皮質刺激ホルモン放出ホルモン**により促進され，グルココルチコイドによる抑制（負のフィードバック）を受ける．

d. 卵胞刺激ホルモン（FSH），黄体形成ホルモン（LH）　卵胞刺激ホルモンと黄体形成ホルモンは，併せて性腺刺激ホルモン，ゴナドトロピンともよばれる．その標的臓器は性腺（精巣，卵巣）であり，精巣からの男性ホルモン（テストステロン），卵巣からの女性ホルモン（エストロゲンおよびプロゲステロン）の分泌を刺激することによって性周期や二次性徴の発現に大きな役割をもつ．特に女性では LH と FSH が協同的に働き，性周期を維持している．FSH は卵巣内の卵胞の発育を促す．卵胞が十分に発育すると，つぎに LH の分泌が急激に増加して排卵を誘発するとともに，黄体の形成を促す（第11章を参照）．一方，男性では FSH が精子の発育を促進させ，LH が精巣において男性ホルモン（アンドロゲン）の合成を促進する．

FSH，LH はともに視床下部から放出される**性腺刺激ホルモン放出ホルモン**により分泌が刺激される．

e. プロラクチン（PRL）　乳腺の成熟，および分娩後の乳汁分泌をつかさ

甲状腺刺激ホルモン放出ホルモン: thyrotropin-releasing hormone, TRH

副腎皮質刺激ホルモン: adrenocorticotropic hormone, ACTH
* グルココルチコイドについては p.104, §7・7・2 a を参照．

副腎皮質刺激ホルモン放出ホルモン: corticotropin-releasing hormone, CRH
卵胞刺激ホルモン: follicle stimulating hormone, FSH
黄体形成ホルモン: luteinizing hormone, LH

性腺刺激ホルモン放出ホルモン: gonadotropin releasing hormon, GnRH
プロラクチン: prolactin, PRL

どるホルモンである．このため妊娠時および分娩後にその分泌は大きく増加する．特に，分娩直後に乳首を新生児に吸引されることはプロラクチンの強い分泌刺激となる．プロラクチン分泌においては，他の前葉ホルモンと異なり，視床下部からの分泌抑制が重要な制御機構である．神経伝達物質のドーパミンがプロラクチンの抑制物質であることが知られている．

7・4・3　下垂体後葉ホルモンとその作用

抗利尿ホルモン：
antidiuretic hormon, ADH

下垂体後葉からは**抗利尿ホルモン**（別名バソプレッシン）と**オキシトシン**が分泌される．これらはいずれも視床下部の神経分泌細胞で産生され，神経細胞の軸索内を通って脳下垂体後葉に蓄えられ，種々の刺激に応じて分泌される．抗利尿ホルモンは体内の水分保持に重要な役割を果たすホルモンであり，血漿浸透圧の上昇（または体液量の低下）が主要な分泌刺激となる（図7・6）．脱水などにより血漿浸透圧が上昇すると，抗利尿ホルモンの分泌が増加し，腎臓の集合管からの水の再吸収を促進して体内の水分を保持する．血漿浸透圧を感知するのは視床下部の浸透圧受容体であるが，その周辺には飲水行動をつかさどる渇中枢が存在し，抗利尿ホルモンの分泌と協調的に働いて飲水行動をひき起こす．オキシトシンは陣痛時の子宮の収縮，授乳時の乳腺平滑筋の収縮をつかさどる．

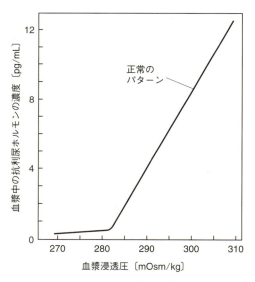

図7・6　抗利尿ホルモンと血漿浸透圧の関係

7・5　甲状腺

7・5・1　甲状腺の構造と機能

甲状腺は，気管の甲状軟骨下部に位置し，気管と皮膚の間に存在する3〜5 cm程度の扁平蝶形の臓器である（図7・7）．重量は15 g程度であり，血流が豊富で，内部は沪胞上皮細胞に囲まれた，沪胞とよばれる球状の組織で構成される．

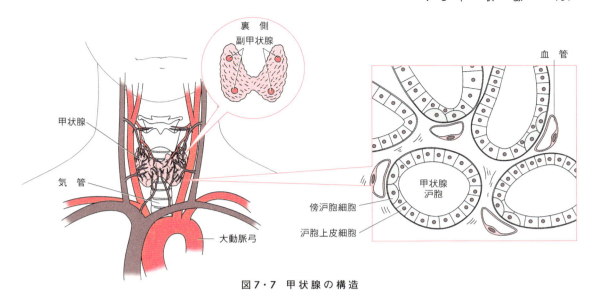

図7・7 甲状腺の構造

濾胞上皮細胞は甲状腺ホルモンを産生する．また濾胞の近傍には，別のホルモンであるカルシトニンを分泌する傍濾胞細胞（C細胞）が存在する．

7・5・2 甲状腺におけるホルモンの合成と作用

甲状腺ホルモンには**チロキシン**（T4）と**トリヨードチロニン**（T3）の2種類があり，その産生は下垂体前葉ホルモンである甲状腺刺激ホルモン（§7・4・2b参照）により制御されている．甲状腺ホルモンの産生にはヨウ素が必要である．甲状腺濾胞細胞で甲状腺ホルモンの前駆体であるチログロブリンが合成され胞腔内に分泌された後，チログロブリンのチロシンがヨウ素を結合（ヨウ素化）し，最終的に甲状腺ホルモンとなる．チロキシンは1分子当たり4個のヨウ素，トリヨードチロニンは1分子当たり3個のヨウ素を含む．甲状腺より分泌される甲状腺ホルモンは脂溶性であるため，血中ではおもに**チロキシン結合グロブリン**とよばれるタンパク質に結合して運搬される．タンパク質と結合した状態ではT4，T3はホルモンとして働かず，遊離型となって標的細胞内に取込まれることにより，その作用を発揮する．甲状腺ホルモンは視床下部，下垂体前葉に対する負のフィードバックとしてTRH，TSHの産生を抑制し，血中レベルを一定に保っている（p.97，図7・4参照）．甲状腺ホルモンの標的臓器とその作用は多岐にわたる．おもな作用としては，代謝率の上昇および熱産生作用，成長促進作用，心機能亢進作用などであり，生命活動を維持するために重要な役割を果たす．特に，代謝促進作用に関しては，脳などを除くほぼ全身の組織でエネルギー代謝率を上げることが知られており，糖代謝促進，脂肪分解促進，コレステロール異化などの作用をもつ．

なお甲状腺からはT3，T4のほかに，**カルシトニン***も分泌され，カルシウム代謝に関与する．カルシトニンはおもに副甲状腺ホルモン（§7・6・2参照）の作用と拮抗し，骨吸収を抑制して血中のカルシウム濃度を低下させる．

* カルシトニンは甲状腺から分泌されるが，甲状腺ホルモンとはよばれない．

7・6 副甲状腺とビタミンD

7・6・1 副甲状腺の構造と機能

副甲状腺（別名，上皮小体）は甲状腺の裏面に左右・上下対称的に4個存在するアズキ大の小さな臓器であり（図7・7），主細胞は血中カルシウム濃度を制御する**副甲状腺ホルモン**（PTH, 別名パラトルモン）を産生，分泌している．副甲状腺は細胞膜上のカルシウム受容体を介して血中のカルシウム濃度を感知し，その濃度が低下すると副甲状腺ホルモンの分泌を増加させる．

> 副甲状腺ホルモン: parathyroid hormone, PTH

7・6・2 副甲状腺ホルモンの作用とビタミンD

副甲状腺ホルモンの作用は，血中カルシウム濃度を上昇させることである．おもな標的臓器は，骨，腎臓であり，1)〜3) により血中カルシウム濃度を上昇させる．

1) 骨吸収を促進させ血中へカルシウムを動員する．
2) 腎尿細管からのカルシウムの再吸収を促進する．
3) 腎臓の近位尿細管におけるビタミンDの活性化を介しての腸管からのカルシウムの吸収を促進する．

また副甲状腺ホルモンは腎尿細管においてリンの再吸収を抑制する．その結果，副甲状腺ホルモンは血中のカルシウム濃度とリン濃度を一定範囲に保つ機能を担っている（図7・8）．なお，ある種のがんが副甲状腺ホルモンに類似した物質（PTHrP）を産生，分泌することがある．

> **PTHrP**: 副甲状腺ホルモン関連ペプチド（parathyroid hormone-related peptide）. 141個のアミノ酸からなるタンパク質で，構造が副甲状腺ホルモンと類似するため副甲状腺ホルモンと同様の生物作用をもつ. 生体内に少量存在するが，がんなどによって大量に産生されることがある．

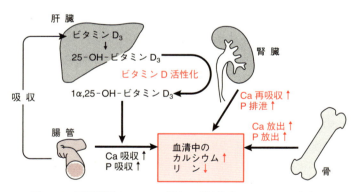

図7・8 副甲状腺ホルモンの働き 副甲状腺ホルモンは，赤字の部分を促進する．

血中のカルシウム濃度の制御には，ほかにビタミンDとカルシトニン（§7・5・2参照）が関与する．ビタミンDは厳密にはホルモンではないが，食物から摂取されるほか皮膚で合成され，肝臓で水酸化を受け25-ヒドロキシビタミンDとなり，さらに腎臓で活性型である1,25-ヒドロキシビタミンDに変換され，腸管に働いてカルシウム吸収を増加させ血中カルシウム濃度を上昇させる．

7・7 副　　腎

7・7・1 副腎の構造と機能

　副腎は左右の腎臓のすぐ上側に位置する 5 g 程度の小さな臓器である（図 7・9）．内部は**副腎皮質**と**副腎髄質**に分かれ，外側の皮質は中胚葉，内側の髄質は外胚葉に由来している．皮質はさらに 3 層からなり，外側の球状層からは**ミネラルコルチコイド**，中央の束状層からは**グルココルチコイド**，内側の網状層からは男性ホルモンが分泌される．これらはすべてコレステロールを原料としている（図 7・10）．また副腎髄質からは神経伝達物質であるカテコールアミン類が分泌される．

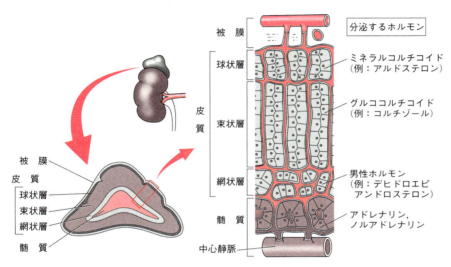

図 7・9　副腎の構造

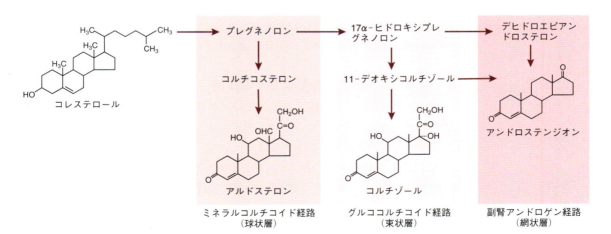

図 7・10　副腎皮質ホルモンの合成経路

7・7・2 副腎皮質ホルモンとその作用

a. グルココルチコイド グルココルチコイドは，別名**糖質**コルチコイドともよばれる．グルココルチコイドのおもなホルモンである**コルチゾール**は，生命維持に不可欠なホルモンであり，糖質代謝をはじめとする種々の代謝調節，血圧や血糖の維持，ストレス，感染，発熱などの刺激に対する生体防御などさまざまな役割を担う．コルチゾールの分泌は視床下部-下垂体の副腎皮質刺激ホルモン放出ホルモン，副腎皮質刺激ホルモンにより制御される．また，早朝に分泌のピークがあり午後から夕方，夜にかけて減少していくという日内変動を示すのが特徴である．

b. ミネラルコルチコイド ミネラルコルチコイドは，別名**鉱質**コルチコイド，**電解質**コルチコイドなどともよばれる．ミネラルコルチコイドのおもなホルモンは**アルドステロン**である．アルドステロンは腎尿細管に働き，ナトリウムの再吸収を促進し，代わりにカリウムの排泄を促進させることで，体液量や血圧を維持する役割を果たす．コルチゾールがもっぱら下垂体前葉からの副腎皮質刺激ホルモンによって分泌されるのに対し，アルドステロンの分泌は副腎皮質刺激ホルモンによる制御も受けるが，レニン-アンギオテンシン系や血中の電解質（特にカリウムの上昇）による分泌刺激が優位である．体内の血流が低下すると，腎糸球体内圧や糸球体濾過量が減少し，その結果，腎糸球体の傍らにある傍糸球体細胞[*1]が**レニン**を分泌する．レニンは循環血中において，肝臓で合成されたアンギオテンシノーゲンをアンギオテンシンIに転換し，さらにアンギオテンシンIは**アンギオテンシン変換酵素（ACE）**によってアンギオテンシンIIに転換される．このアンギオテンシンIIには強い血管収縮作用があり，さらに副腎皮質からのアルドステロン分泌を促進させることによって，相乗的に血圧を上昇させる（p.83, §5・3c および図5・18参照）．

c. 男性ホルモン 副腎皮質から分泌される男性ホルモンはデヒドロエピアンドロステロンやアンドロステンジオンが主体であるが，これらは精巣から分泌される男性ホルモンであるテストステロン[*2]より活性が低いため，男性ではあまり生理的意義をもたない．副腎皮質から分泌される男性ホルモンは，脂肪組織などにおいて女性ホルモンに変換される．よって女性では，卵巣機能が低下する閉経期以後の女性ホルモンは副腎に由来することになる．

7・7・3 副腎髄質ホルモンとその作用

副腎髄質は交感神経と同じ起源の細胞（**クロム親和性細胞**）からなり，**カテコールアミン（アドレナリン，ノルアドレナリン，ドーパミン）**を産生する．フェニルアラニンからチロシンを経てカテコールアミンが生成される過程（図7・11）は交感神経でのカテコールアミン産生と同じであるが，ノルアドレナリンをアドレナリンに変換する酵素は副腎髄質にのみ存在するので，アドレナリンを分泌するのは副腎髄質だけである．アドレナリンやノルアドレナリンは強い交感神経興奮作用をもち，さまざまな臓器に作用する．特に，心機能亢進作用や血管収縮作用を介した血圧上昇効果が顕著である．

[*1] p.87, 図6・3d参照．
[*2] §7・9・1a参照．

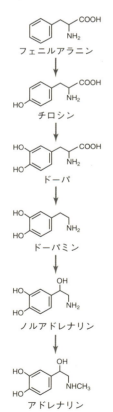

図7・11 カテコールアミンの合成経路

7・8 膵臓内分泌

7・8・1 膵内分泌腺の構造と機能

　膵臓は消化液を産生，分泌する消化器である[*1]と同時に，さまざまなホルモンを分泌する内分泌臓器でもある．内部組織は消化液を産生する外分泌腺が多くを占め，そのなかにホルモンを産生する内分泌腺であるランゲルハンス島[*2]（膵島）が存在している．ランゲルハンス島は α 細胞，β 細胞，δ 細胞より構成され（p.65，図 4・17 参照），それぞれインスリン，グルカゴン，ソマトスタチンを産生・分泌している．これらのホルモンは特に血中のグルコース濃度（血糖値）を一定に維持するのに重要な役割を果たしている．

[*1] 膵臓の構造と消化器としての機能については p.65 §4・3・3 を参照．

[*2] 顕微鏡で観察すると，多数の外分泌腺の中に島のように点在する．発見者の名を冠して命名された．

7・8・2 膵ホルモンの作用

　a. インスリン　　インスリンは生体内で血糖値を低下させることのできる唯一のホルモンであり，血糖値の上昇を刺激としてランゲルハンス島の β 細胞より分泌される．インスリンは，骨格筋や肝臓，脂肪組織などに存在するインスリン受容体に結合し，作用を発揮する．筋肉や脂肪組織ではグルコースの取込みや利用を促進し，肝臓では糖新生や貯蔵グリコーゲンのグルコースへの分解を阻害することにより血糖値の上昇を防いでいる．

　b. グルカゴン・ソマトスタチン　　グルカゴンはランゲルハンス島の α 細胞から分泌され，肝臓での糖新生・グリコーゲン分解を促進させることによってインスリン作用に拮抗し，血糖値の上昇をもたらす[*3]．さらにランゲルハンス島の δ 細胞からはインスリン分泌に対して抑制的に働く**ソマトスタチン**が分泌される．ソマトスタチンは膵臓からだけでなく，脳の視床下部などでも産生され，成長ホルモンの分泌を制御することも知られている．

[*3] インスリンが血糖値を下げる唯一のホルモンであるのに対し，血糖上昇作用のあるホルモンは複数あり，グルカゴンのほかに，成長ホルモン，グルココルチコイド，カテコールアミンなども血糖値を上昇させる働きをもつ．

7・9 性腺

　性腺とは男性では**精巣**，女性では**卵巣**をさす．性腺は生殖器として機能する[*4]と同時に，性腺ホルモンを産生し，生殖器と生殖器以外のさまざまな臓器に働きかけ，生殖および生命活動の維持に重要な役割を果たしている．

[*4] 生殖器の構造と機能については，11 章を参照．

7・9・1 性腺ホルモン

　a. 男性ホルモン　　アンドロゲンともよばれ，ステロイドホルモンの一種である．男性では精巣のライディッヒ細胞で産生される**テストステロン**が主要なホルモンである．テストステロンの分泌は視床下部－下垂体からのホルモン（性腺刺激ホルモン放出ホルモン GnRH，黄体形成ホルモン LH）の制御を受ける．おもな作用としては，精子形成，胎児期の男性化，男性の二次性徴の発現と男性としての成熟，そして性活動の活性化などがある．そのほか，副腎皮質でも男性ホルモンが産生されている．

b. 女性ホルモン 　女性ホルモンは卵巣から分泌される．**卵胞ホルモン（エストロゲン）** と **黄体ホルモン（プロゲステロン）** の 2 種類があり，視床下部-下垂体からのホルモン（性腺刺激ホルモン放出ホルモン GnRH，卵胞刺激ホルモン FSH，黄体形成ホルモン LH）の制御を受ける．性的に成熟した女性では，性周期に伴いその分泌が大きく変化する（p.155，§11・4 および図 11・6 参照）．排卵前は，卵巣内の卵胞の莢膜細胞からアンドロゲンが産生され，ただちに卵胞内の顆粒膜細胞で芳香環化されてエストロゲンに変換される．排卵後には莢膜細胞と顆粒膜細胞が黄体となり，おもにプロゲステロンを産生・分泌するようになる．

　エストロゲンは子宮内膜の増殖を促し，卵管，膣，乳房に対しても女性化させる方向に働く．またエストロゲンの受容体は全身の細胞に存在し，エストロゲンの作用として，脂質代謝制御，血液凝固作用，悪玉コレステロールの減少や善玉コレステロールの増加による動脈硬化抑制作用などが知られている．一方，黄体から分泌されるプロゲステロンは黄体の維持と月経周期に伴う黄体の消失に必要であり，エストロゲンとともに子宮内膜や乳腺の成熟に必要なホルモンである．また妊娠が成立すると，胎盤からヒト絨毛性性腺刺激ホルモン（hCG）が分泌される．このホルモンは，黄体形成・維持作用をもつ．

hCG: human chorionic gonadotropin

8 神 経 系

1. 神経系には中枢神経系と末梢神経系がある．
2. 神経組織は神経細胞とそれを支持する神経膠細胞からなる．
3. 中枢神経系は大脳・脳幹・小脳・脊髄よりなる．
4. 大脳は前頭葉・頭頂葉・側頭葉・後頭葉と辺縁系からなる．
5. 脳幹は中脳・橋・延髄，脊髄は頚髄・胸髄・腰髄・仙髄・尾髄からなる．
6. 脳の血管は内頚動脈系と椎骨脳底動脈系がありウイリス動脈輪で交流する．
7. 末梢神経系は12対の脳神経と31対の脊髄神経からなる．
8. 自律神経系は交感神経と副交感神経が相反性に臓器を支配し，前者は機能活発，後者は低下させる．

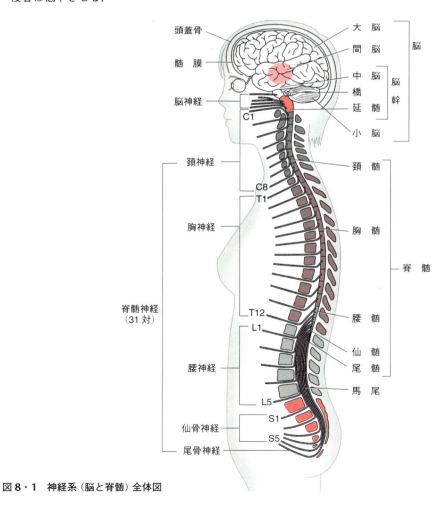

図8・1 神経系（脳と脊髄）全体図

8・1 神経系の概要

8・1・1 神経系の分類

神経系は，**中枢神経**と**末梢神経**に大別される．

中枢神経は**脳**と**脊髄**からなる（図8・1）．脳は**大脳**，**間脳**（視床，視床下部，視床上部），**脳幹**（中脳，橋，延髄）と**小脳**に分けられる．

末梢神経には脳から出る**脳神経**と脊髄から出る**脊髄神経**があり，中枢神経と体の各部の連絡を行っている．

脳神経も脊髄神経も多数の神経線維が束になったものである．神経線維の機能を表す名称として，中枢から出て全身へと分布する（下行する）ものを**遠心性線維**，逆に皮膚や内臓など末梢の情報を中枢に伝える（上行する）ものを**求心性線維**とよぶ．運動神経は遠心性線維，感覚神経は求心性線維である．また，**体性神経**と**自律神経**があり，体性神経は運動や感覚支配などの自分の意思がかかわる（随意の）ものである．自律神経はいわゆる植物神経であり，自分の意思は関係ない（不随意の）生命活動の恒常性・呼吸・内分泌・体温などをつかさどる．自律神経には**交感神経**と**副交感神経**があり，これにも情報を中枢から末梢に伝える遠心性線維と内臓や血圧などの情報を中枢に伝える求心性線維がある．

8・1・2 神経系の細胞

神経組織*は**神経細胞**，支持細胞である**神経膠細胞（グリア細胞）**からなる．神経細胞は他の細胞との間にシナプスを構成して連結されている．神経細胞は細胞体から1本の長い軸索と数本の樹状突起を出す．神経膠細胞のうち神経細胞の興奮や伝達などにかかわるものとして，中枢神経では**希突起膠細胞**，末梢神経では**シュワン細胞**がある．細胞体から出る軸索は，中枢神経では希突起膠細胞により，末梢神経ではシュワン細胞により髄鞘が巻かれている．

大脳・小脳では細胞体の多い部分が表面にあり，肉眼的に灰色に濃く見えるため**灰白質（皮質）**とよばれている（図8・2）．一方，神経線維の多い部分が内面にあり，白く見えるため**白質**とよばれている．脊髄では細胞が多い灰白質が中心部にあり伝導路である神経線維（白質）は周辺に分布している．

* 神経組織については p.25，§2・5 参照．

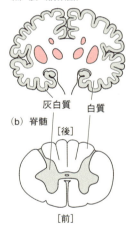

図8・2 灰白質と白質

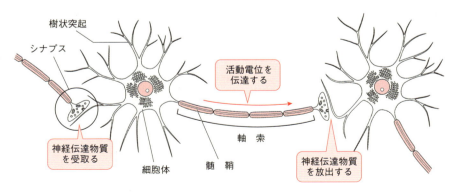

図8・3 神経の情報伝達

8・1・3 神経の伝達

神経を構成する神経細胞は核をもった細胞体から**樹状突起**とよばれる多くの突起が出ている（図 8・3）. そのうちの最も長く伸びる突起が**軸索**とよばれ神経線維となる. 長いものは数十センチにもなる. 神経線維はその末端で次の神経細胞との間に**シナプス**を形成している. シナプスでは神経伝達物質が放出され情報の伝達が行われる.

8・1・4 神経伝達物質

神経伝達物質を作用的に分類すると大きく**興奮性伝達物質**と**抑制性伝達物質**に分けられる. 前者の代表的なものはアセチルコリン, ドーパミン, ノルアドレナリン, グルタミン酸などで, 後者は γ-アミノ酪酸（GABA）, グリシンなどがある.

GABA: γ-aminobutyric acid

神経伝達物質は構成から分類すると, 大きくアミノ酸系, モノアミン系, 神経ペプチド系に分けられる. 視床下部には摂食関連ペプチドが多数存在し, 大きく二つに分けられる. 一つは摂食を促進するもので, 視床下部の外側野からメラニン凝集ホルモンやオレキシン, 弓状核からはニューロペプチド Y（NPY）やアグーチ関連タンパク質などが分泌される. さらに, 摂食を抑制するものとして, 弓状核からメラニン細胞刺激ホルモン（-MSH), 甲状腺刺激ホルモン放出ホルモン（TRH）, 副腎皮質刺激ホルモン放出ホルモン（CRH）, ウロコルチンなどが分泌される. 食物を摂取してグルコースが上昇すると, その刺激で弓状束の α-MSH ニューロンが活性化し NPY ニューロンは抑制される. その結果, 摂食は抑制される. また, 脂肪細胞から分泌されるレプチンも α-MSH ニューロンを活性化, NPY ニューロンを抑制し, 摂食を抑制する.

NPY: neuropeptide Y

MSH: melanocyte stimulating hormone

8・2 中枢神経

8・2・1 大　脳

大脳は**新皮質**と**辺縁系**よりなる. 大脳半球は左右に分かれ, **前頭葉**, **頭頂葉**, **側頭葉**, **後頭葉**に分けられる（図 8・4a）. 表面には**脳溝**とよばれる溝がある.

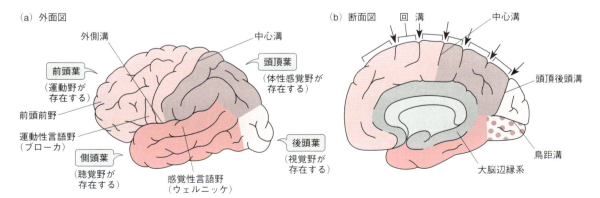

図 8・4　大脳半球

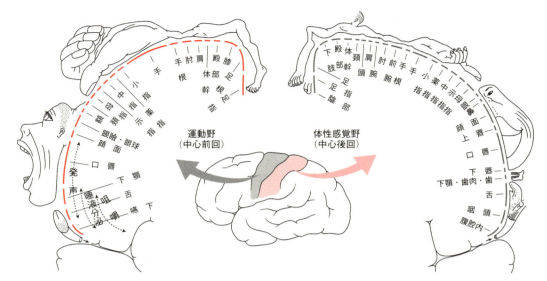

図 8・5　運動野と感覚野の身体部位局在　[T. Rasmussen, W. Penfield, *Res. Publ. Assoc. Res. Nerv. Ment. Dis.*, **27**, 346-361（1947）より改変.]

前頭葉と頭頂葉を分ける中心溝，前頭葉・頭頂葉から側頭葉を分ける外側溝，頭頂葉と後頭葉を分ける頭頂後頭溝がある（図 8・4 b）．脳溝の間の膨らんだ"しわ"が脳回である．脳回の表面部分は大脳皮質であり層構造を成している．

a．新 皮 質

1）前頭葉：前頭葉には**運動野**が存在する．中心溝の前部の**中心前回**は反対側の身体各部に対する運動中枢である運動野である（図 8・5）．身体部位局在性が存在し，足の筋支配は上部に，上肢はその下部に，また顔はさらに下部に位置している．運動野の前の領域は運動の意図や計画に関係する運動前野と補足運動野がある．下前頭回は言葉を話す中枢である運動性言語野（ブローカ）である．前頭葉の中で最も前方に位置する前頭前野は，観念的思考，判断意志，社会行動などを含む高次の脳機能にかかわっている．

2）頭頂葉：頭頂葉には**感覚野**が存在する．中心溝のすぐ後ろの脳回が**中心後回**であり体性感覚野である．反対側*の体の器官からの感覚情報が入力され，身体部位局在性をもっている．頭頂葉には身体部位や空間の認知に関係する部位がある．

* たとえば右大脳半球は，おもに左半身の運動・感覚をつかさどる．

3）側頭葉：側頭葉には**聴覚野**が存在する．また，後部の**聴覚連合野**は言葉を理解する中枢である感覚性**言語野**（ウェルニッケ）がある．

4）後頭葉：後頭葉には**視覚野**が存在する．頭頂後頭溝から後頭極に向かう鳥距溝(ちょうきょこう)に沿う部分は 1 次視覚野である．網膜からの視覚情報は局在性をもって後頭葉に伝えられる．その周囲には 2 次視覚野，3 次視覚野などの**視覚連合野**がある．

b．辺 縁 系　大脳半球内側面にある左右を橋渡しする脳梁を囲むように**大脳辺縁系**がある（図 8・6）．海馬体（海馬）や扁桃体，視床下部や中脳の一部などがある．このうち，**海馬**は記憶に重要な役割を果たしている．長期記憶には，エピソードや意味のあるものなど言葉で説明できる記憶と，運動や技能に関係す

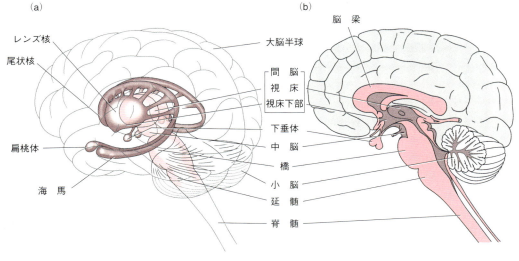

図 8・6 大脳辺縁系

るような体で覚えた記憶の二つがある．海馬はおもにエピソードや意味の記憶に関係している．また，大脳辺縁系は情動の発現にも関係し，扁桃体は恐怖に伴う逃避行動にかかわっている．

c. 大脳基底核 大脳半球の深部には，大脳基底核とよばれる部分があり，姿勢・運動の調節にかかわる．

8・2・2 間　脳

間脳は，視床，視床下部，視床上部で構成されている．

1) **視　床**: **視床**は情報の中継を行う．聴覚情報を視覚野と聴覚野に伝えたり，体性感覚の情報を体性感覚野に伝える（図 8・7）．

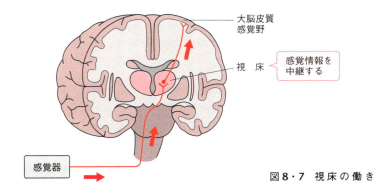

図 8・7 視床の働き

2) **視床下部・視床上部**: **視床下部**にはホルモン分泌細胞があり，抗利尿ホルモン（バソプレッシン）とオキシトシンが産生される．産生されたホルモンは，下垂体後葉に運ばれて分泌される．また，副腎皮質刺激ホルモン，甲状腺刺激ホルモン，成長ホルモンなどの下垂体前葉ホルモンの放出を制御している（第7章参照）．視床下部は覚醒-睡眠リズムの調節にもかかわる．また，海馬からの情

報を受け記憶にかかわる．摂食行動を調節する摂食・満腹中枢もある．そのほか，自律神経活動，体温調節，飲水，情動性欲にもかかわっている．

視床上部には松果体がありメラトニンを分泌する（p.42，§3・7・1参照）．

下 垂 体

下垂体はホルモン分泌の中枢である．下垂体は前葉，中葉，後葉に分かれている．前葉からは，副腎皮質刺激ホルモン（ACTH），甲状腺刺激ホルモン（TSH），性腺刺激ホルモン（FSH，LH），成長ホルモン（GH），プロラクチンなど，他の内分泌器官から放出されるホルモンの分泌を調節するホルモンが分泌される（§7・4・2参照）．中葉からは，メラニン細胞刺激ホルモンが分泌される．後葉からは，抗利尿ホルモン（バソプレッシン）やオキシトシンが分泌される（§7・4・3参照）．

8・2・3 脳　幹

脳幹には**中脳**，**橋**（きょう），**延髄**および**脳幹網様体**がある（図8・8）．

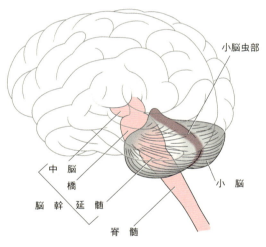

図8・8　脳幹と小脳

a. 中 脳　中脳は，視覚反射と聴覚中継に関与している．眼球運動に関連した脳神経核，触覚・深部覚を伝える内側毛帯，温・痛覚を伝える脊髄視床路などがある．腹側の大脳脚は顔面・頭部や四肢の運動に関係する錐体路や皮質橋路がある．

b. 橋　橋からは，顔面の感覚をつかさどる三叉神経，眼球を外側に向ける外転神経，顔の表情筋である顔面神経，聴覚である内耳神経などの脳神経が出る．

c. 延 髄　延髄からは，味覚などの舌咽神経，嚥下機能などの迷走神経，首・肩の運動をつかさどる副神経，舌の動きである舌下神経などの脳神経が出る．延髄の腹側正中部には四肢の運動指令を伝える錐体路があり，延髄下部の錐体交叉とよばれる部分で左右が交叉する．

d. 脳幹網様体 網様体は灰白質（細胞）と白質（神経線維）が混在している部分で，上下方向に脳幹の広い範囲に分布している．意識をつかさどる経路でもあるが，この中に全身の血圧を調節する心血管循環中枢，呼吸調節中枢，排尿調節中枢などがある．また，咀嚼・嚥下・嘔吐・咳嗽中枢（咳中枢）などもある．

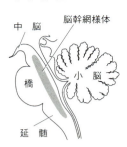

8・2・4 小 脳

小脳は脳幹の背側に位置し，左右の小脳半球と中央の小脳虫部に分けられる（図8・8）．小脳脚とよばれる部分で脳幹と繋がっている．機能としては，おもに顔面や手足の筋肉が協調性をもってスムーズに運動できるような調節と，歩行時や起立時に体の平衡感覚を保つ役割を担っている．内耳の前庭からの情報を得て身体の平衡感覚の調節もしている（p.195，§15・2・3参照）．

8・2・5 脊 髄

脊髄は，頚髄，胸髄，腰髄，仙髄，尾髄からなる．頚髄は8，胸髄は12，腰髄は5，仙髄は5，尾髄は1，計31の髄節という単位に分けられ，それぞれから脊髄神経が出る（図8・1参照）．

脊髄の中心部には細胞体を有する灰白質があり，伝導路である白質は脊髄の周辺に存在する（図8・9）．灰白質の後角には感覚神経が入り，前角からは運動神経が出ている．

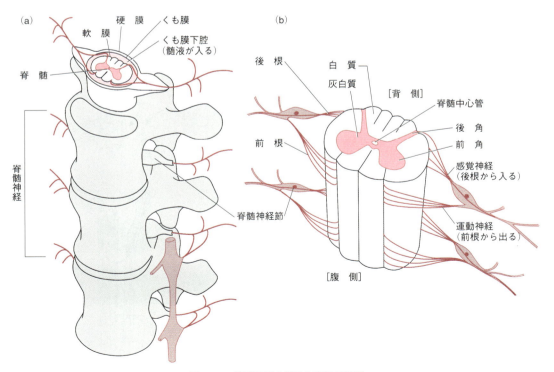

図8・9 脊髄神経の構造と脊髄横断面

8・3 髄膜と中枢神経の血管

8・3・1 髄膜と脳脊髄液

髄膜は脳や脊髄を覆っている膜であり**軟膜**,**くも膜**,**硬膜**から構成されている(図8・10).脊髄神経が脊髄から出る部分にも一部髄膜がかかっている.これらの膜は外部からの衝撃から脳を守る役目がある.脳実質に最も近いのは軟膜で脳の表面を覆っている.その外側はくも膜,さらに硬膜がある.軟膜とくも膜・硬膜の間には脳脊髄液(髄液ともいう)があり,脳を保護する役目があるが,老廃物の排泄や代謝にも関与している.液量としては約150 mLある.脳脊髄液は主として側脳室[*1]の脈絡膜叢で血液から産生される.1日に約400〜500 mL産生され,脳脊髄液としては1日3〜4回入れ替わっていることになる.

8・3・2 血管系

a. 脳血管系　脳には二つの動脈系から血流が供給されている.首の前側を通る**内頚動脈系**と首の後ろ側を通る**椎骨脳底動脈系**である(図8・11).左の内頚動脈は大動脈弓から,右の内頚動脈は腕頭動脈から分岐する[*2].左右の椎骨

[*1] 大脳の中には脳室とよばれる空間があり,脳脊髄液で満たされている.

[*2] 大動脈弓には,腕頭動脈,左総頚動脈,左鎖骨下動脈の3分岐がある.腕頭動脈から右総頚動脈を経て右の内頚動脈が分岐する.左の内頚動脈は,大動脈弓から左総頚動脈を経て分岐する.(図8・11参照)

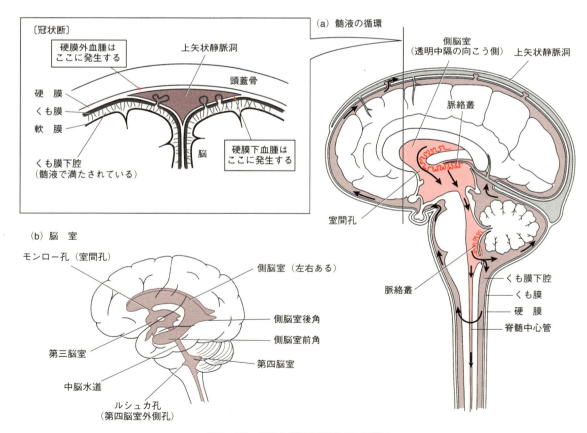

図8・10　髄膜の構造と脳脊髄液の循環

動脈はそれぞれ左右の鎖骨下動脈から分岐する．内頚動脈系と椎骨脳底動脈系は，内頚動脈と後大脳動脈を結ぶ後交通動脈と，左右の前大脳動脈をつなぐ前交通動脈により互いに交通しており，脳底部で**ウイリス動脈輪**とよばれるリングを形成している．このリングがあることにより，もし一側の内頚動脈の閉塞や椎骨動脈の閉塞が生じても，できるだけ血液が脳にまんべんなく流れるような仕組みになっている．

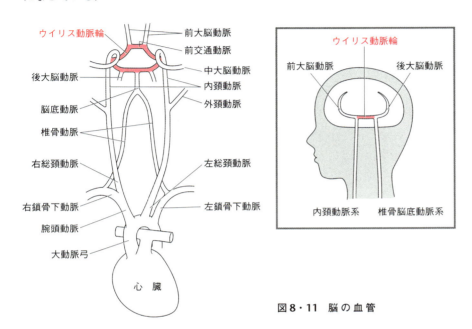

図 8・11 脳の血管

b. 脊髄血管系 脊髄の血管は腹側に 1 本の前脊髄動脈と背側にある 2 本の後脊髄動脈からなる．脊髄上部の脊髄血管は椎骨動脈，下部は下行大動脈から血液が供給されている．

8・4 末梢神経系

8・4・1 脳神経

脳神経は 12 対ある（図 8・12）．

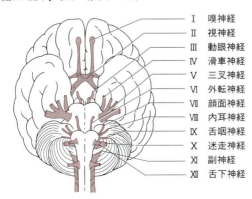

図 8・12 脳神経

外眼筋：眼球を動かす外眼筋には，内直筋，上直筋，下斜筋，上眼瞼挙筋，上斜筋，外側直筋の六つがある．

① 嗅神経（Ⅰ）：嗅覚をつかさどる．
② 視神経（Ⅱ）：視覚を伝達する．
③ 動眼神経（Ⅲ）：眼球運動をつかさどり，内直筋，上直筋，下斜筋，上眼瞼挙筋を支配する．また，瞳孔を収縮させる．
④ 滑車神経（Ⅳ）：眼球運動にかかわる上斜筋を支配し，内下方に眼球を回転させる．
⑤ 三叉神経（Ⅴ）：顔面の知覚をつかさどり，第Ⅰ枝（眼神経），第Ⅱ枝（上顎神経），第Ⅲ枝（下顎神経）に分かれる（図8・13）．咬筋などの咀嚼筋群を支配する．

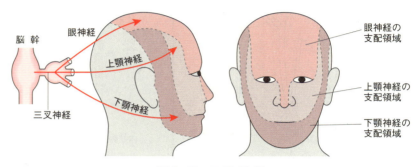

図8・13　三叉神経

⑥ 外転神経（Ⅵ）：眼球運動をつかさどり，外側直筋を支配し眼球を外転させる．
⑦ 顔面神経（Ⅶ）：眼輪筋，頬筋などの顔面表情筋を支配する．また，顎下腺や舌下腺に至り唾液の分泌を促進する．舌前2/3からの味覚を延髄の孤束核に伝達する．
⑧ 内耳神経（Ⅷ）：蝸牛神経と前庭神経に分かれ，前者は聴覚を伝え，後者は平衡覚を伝える．
⑨ 舌咽神経（Ⅸ）：舌後1/3の味覚や咽頭などからの感覚を延髄の孤束核に伝える．また，咽頭の筋肉の一部を支配する．耳下腺に至り，唾液の分泌をつかさどる．
⑩ 迷走神経（Ⅹ）：咽頭収縮筋を支配し，反回神経として食道や喉頭筋を支配する．また，おもな内臓の副交感神経機能を支配し，その刺激で胃腸管の平滑筋運動を高めたり，胃や膵における消化分泌液の増加も起こす．
⑪ 副神経（Ⅺ）：咽頭筋，胸鎖乳突筋，僧帽筋を支配する．
⑫ 舌下神経（Ⅻ）：舌の運動（舌筋）をつかさどる．

8・4・2　脊髄神経（図8・1，図8・10参照）

脊髄の前方には体の筋肉への運動指令を伝える出力ルートが出ており，**前根**とよばれる．一方，後方には体からの感覚情報が入る入力ルートがあり，**後根**とよばれる．前根と後根は脊髄の側方で合流して脊髄神経となる．脊髄神経は，頚神経8対（C1〜C8），胸神経12対（Th1〜Th12），腰神経5対（L1〜L5），仙骨神経5対（S1〜S5），尾骨神経1対（Co）の計31対ある．

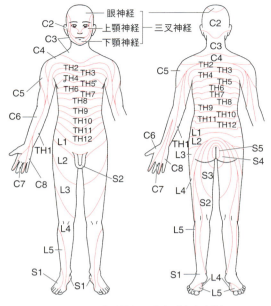
図 8・14 脊髄神経の分布（皮膚分節）

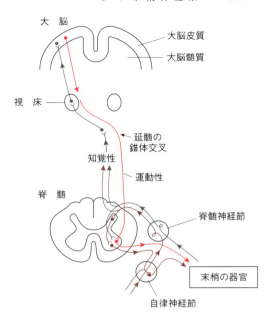
図 8・15 末梢神経の伝導路

体の皮膚は脊髄神経の分布にしたがって皮膚の感覚領域が分かれている（皮膚分節）．顔面の一部は脳神経である三叉神経により支配されているが，それ以下は，第2頸神経から第5仙髄までの脊髄神経により支配されている（図8・14）．それぞれの部位の感覚の異常を調べれば，どこの脊髄のレベルが障害されているか判定することができる．

末梢神経の伝導路として，まず皮膚の感覚は脊髄神経節を経由して脊髄の後根から脊髄の後ろ側（後索）を上行し，視床を介して大脳皮質に伝達される．運動系は大脳皮質から下行し，脊髄の前方で次の運動神経細胞（前角運動細胞）に繋いで脊髄神経として末梢に伝わる（図8・15）．

8・4・3 反　射

受容器に刺激が加わったとき，その興奮が無意識のうちに中枢に伝えられ，その結果として効果器に即時的な反応が起こることを**反射**という．筋肉の反射である深部腱反射，皮膚表面の反射である表在反射，内臓系では自律神経反射などがある．深部腱反射は，筋の伸展が起こり筋紡錘が刺激されると，その情報が求心

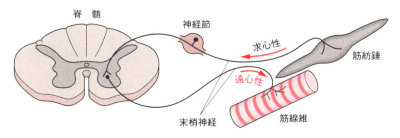
図 8・16 反　射（深部腱反射）

性に脊髄の後根から入り，前根を経由して遠心性に筋線維を収縮させるものである（図8・16）．

8・5 自律神経

自律神経には脳幹と仙髄に始まる**副交感神経**と胸腰髄（Th1〜L3）に始まる**交感神経**がある（図8・17）．副交感神経と交感神経のおもな支配臓器と働きを示す（表8・1）．

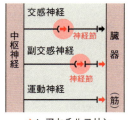

→ : アセチルコリン
→ : アドレナリン
神経伝達の模式図

表8・1 交感神経と副交感神経の働き

	交感神経	副交感神経
心臓	機能亢進，冠動脈拡張	機能抑制，冠動脈収縮
肺，気管支	気管拡張	気管収縮
瞳孔	瞳孔散大	瞳孔縮小
唾液腺	粘液性唾液分泌亢進	漿液性唾液分泌亢進
胃	胃液分泌・蠕動抑制	胃液分泌・蠕動亢進
小腸，大腸	分泌・蠕動抑制	分泌・蠕動亢進
膀胱	壁弛緩，括約筋収縮	壁緊張，括約筋弛緩
末端の伝達物質	ノルアドレナリン	アセチルコリン

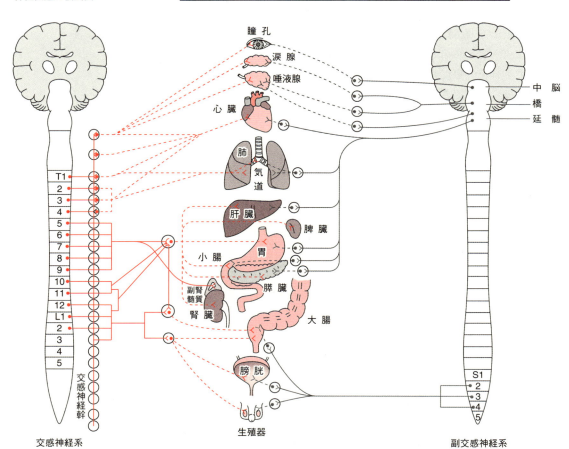

図8・17 自律神経系 実線は節前線維，破線は節後線維．

それぞれの臓器は二重支配となっており，相反性に拮抗支配されている．たとえば心臓は，交感神経により働きが高まり，心拍出量や心拍数が増える．一方，副交感神経の働きが増すと，心拍数は低下し心拍出量は減少する．前者の心臓での神経伝達物質はノルアドレナリン，後者はアセチルコリンである．消化管・膀胱などに関しても相反性に支配されており，交感神経により働きが亢進し，副交感神経により低下する．

9 呼吸器系

1. 鼻腔から続く空気の通り道を気道とよぶ．気道は咽頭，喉頭から気管へと続き，左右の気管支となって肺に入り，2分岐を繰返して最終的に肺胞に至る．空気は気道を進むにつれてゴミや細菌が除かれ，温められる．
2. 肺は左二つ，右三つの肺葉に分かれ，気道部分と肺胞領域を含む．肺胞の上皮細胞と隣接する毛細血管を介してガス交換が行われる．
3. 呼吸は，横隔膜や胸郭の動きで胸腔の容積が変化するたびに肺に空気が出入りすることで行われる．呼吸調節中枢はさまざまな情報を統合して呼吸運動を調節し，生体の恒常性維持に働いている．
4. 肺の含気容積，気道内の空気の流れやすさ（換気機能）を測定することによって肺の機能異常を調べることができる．
5. 肺に取込まれた酸素は肺胞から毛細血管へと移動し，ヘモグロビンと結合して全身に送られ，細胞のエネルギー産生に利用される．代謝で生じた二酸化炭素は血液に溶けて肺に運ばれ，毛細血管から肺胞内へ移動し，呼気として排出される．
6. 血液に溶解して運ばれる二酸化炭素は，血液 pH の恒常性維持に関与している．呼吸の状態によって動脈血中の二酸炭素分圧が異常に上昇，あるいは低下した状況では，それぞれ呼吸性アシドーシス・アルカローシスとなる．

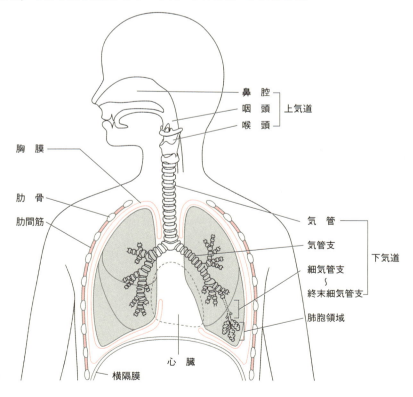

図 9・1 呼吸器系

生体は生きている限り呼吸を続けている．吸息すると空気は気道を通って肺に取込まれ，酸素は肺胞内から肺毛細血管に移動する．酸素は血液，組織間液を介して全身の細胞に供給される．細胞のミトコンドリアでは，酸素を使って炭水化物を酸化することでエネルギーを産生し，その過程で生成される二酸化炭素は血液中に溶解して肺に運ばれ，呼息として排出される．この一連の過程が**呼吸**である．酸素を取込み，二酸化炭素を排出することを**ガス交換**という．肺におけるガス交換を**外呼吸**とよび，細胞レベルでのガス交換およびエネルギー産生を**内呼吸**とよぶ．呼吸は**換気**（肺での空気の入れ替え）とガス交換によって成り立っている．

呼吸器系は，空気の通り道である気道（上気道，下気道）とガス交換の場である肺胞領域に分けられる（図9・1）．呼吸はいろいろな器官と密接に関連し，生体の恒常性が維持されるように調節されている．

9・1 気道の構造と機能

気道とは，鼻や口から入った空気が肺胞に到達するまでの経路をいう．鼻から鼻腔，咽頭，喉頭までを**上気道**，それより末梢の気管，気管支，細気管支までを**下気道**とよぶ．気道を通る間に，吸入した空気は温まり，湿らされ，混入していた大部分の微粒子や異物が除かれる．

9・1・1 上 気 道（図9・2）

外鼻孔（鼻の穴）の奥は左右の**鼻腔**につながり，軟骨の突出によって上・中・下の鼻道に分かれて**咽頭**（のど）に続く．鼻腔表面は線毛上皮細胞や粘液を分泌

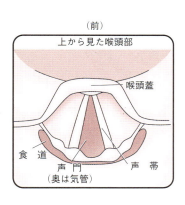

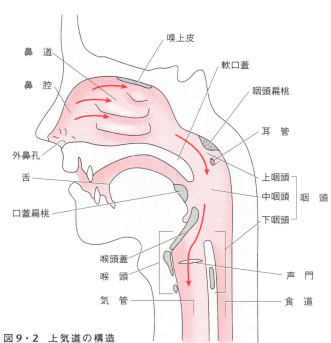

図9・2 上気道の構造

する細胞（杯細胞）に覆われており，その下には多くの分泌腺や血管がある．**副鼻腔**は鼻腔周囲（頬と額の裏，眼の間，鼻の奥）にある骨の間の空洞で，小さい孔で鼻腔に通じている．副鼻腔表面は鼻腔と同じように線毛をもつ粘膜に覆われ，鼻炎を起こすと副鼻腔炎を併発することも多い．また，鼻腔上端には嗅上皮とよばれる部分があり，嗅覚受容器の末端（線毛部分）が存在する．空気中のにおい分子がこの線毛に触れると電気シグナルが発生し，嗅球の嗅覚神経を介して脳に伝えられ，においが認識される．

鼻腔に続く**咽頭**は，上咽頭，中咽頭，下咽頭に分けられる．咽頭周囲には**扁桃**とよばれるリンパ組織が存在し，微生物の侵入に対する生体防御に機能している．上咽頭には耳管が開口し，中耳に通じている．中咽頭と下咽頭は飲食物の通り道でもあるため，食物の嚥下時には，下咽頭にある**喉頭蓋**がふたのように気道を塞いで食物を食道に通し，呼吸時には開いて空気を気管に通す仕組みになっている．

喉頭は咽頭と気管の間の部分で，一般にのど仏とよばれる隆起を頂点にした三角錐状となっている．軟骨と線維性組織や筋肉から構成され，内腔には**声帯**がある．声帯は左右1対の粘膜に覆われた筋肉のヒダで，上から見るとハの字に開き（図9・2左），この間（**声門**）を通って空気が吐き出されるときに振動して声となる．吸気は上気道を通る際に温められ加湿され，大きめのゴミは咳や痰とともに排出される．

9・1・2 下 気 道

気管・気管支は空気が通るチューブ状の構造物である（図9・3）．気管は成人では長さ10cm程度，太さ2cm程度で，後方（食道側）が開いたC字型の硝子軟骨が連なっている．後壁に軟骨がないため食道内の食物の通りがよくなっている（図9・4）．この軟骨は，気管支領域では断片状となり，細気管支以下では存

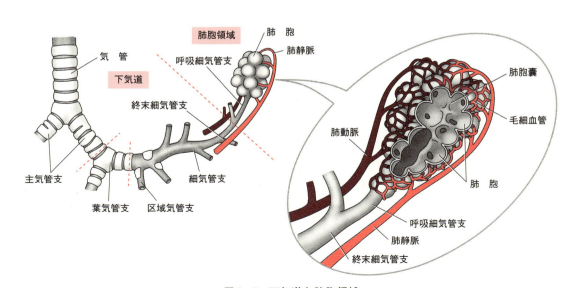

図9・3 下気道と肺胞領域

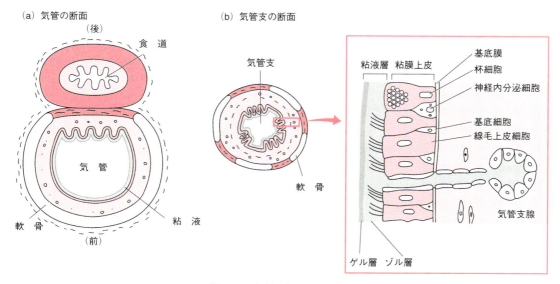

図 9・4 気管・気管支の構成

在しない．気管は第 4〜5 胸椎付近で 2 分岐して左右の主気管支となり，それぞれ肺門から肺の中に入る．肺の内部で 20 回以上分岐を繰返し，**細気管支**，**終末細気管支**となり（ここまでが気道），最終的に呼吸細気管支を含む**肺胞領域**に至る（図 9・3）．

気管および太い気管支の内腔は，**線毛上皮細胞**，杯細胞，神経内分泌細胞などで構成される粘膜上皮で覆われている．また粘膜下の気管腺・気管支腺から粘液や漿液が分泌されているので，内腔は粘液で覆われている（図 9・4）．線毛上皮細胞の線毛の先端までサラサラした液体（ゾル層）につかっていて，線毛は協調して動いている．ゾル層の上を粘性の高い液体（ゲル層）が覆っているため，空気中の微粒子はゲル層に捕らえられ，線毛の動きによって気道から排出される．また，気道が分岐するにつれて内腔の総表面積が大きくなり，しだいに気流速度が遅くなる．このため異物や細菌が捕捉されやすくなる．細気管支以下では，外側の軟骨や粘液腺，杯細胞がなくなり，無線毛細胞（**クララ細胞**）が主体を占めるようになる．クララ細胞は分裂能をもち，抗炎症性の分泌タンパク質を産生する細胞で，末梢気道の機能・構造の維持に働いている．末梢気道では，マクロファージや好中球が病原体や異物を貪食して感染防御に働いている．

9・2 肺の構造と機能

9・2・1 肺の成長と構造

肺は，横隔膜，胸壁に囲まれた胸腔内に心臓を挟んで左右一つずつあり，**縦隔**で仕切られている．肺表面と**胸腔**の内面は胸膜で覆われ，肺を覆う胸膜を臓側胸膜，胸腔側を壁側胸膜とよぶ．肺は，胎生期に気管支の芽が未熟な間葉組織内で 2 分岐を繰返すことによって形成される．分岐の最終段階（20 数回）で，毛細血

管と上皮が近接する肺胞を形成する．成人の肺胞の数は約3億個であるが，生下時には20%以下の2000万～5000万個ができあがっているにすぎない．2歳までの乳児期に90%程度まで，それ以降はゆっくりと成長し思春期までに完成する．最終的に，肺胞壁の総表面積は60～80 m^2（3LDK相当）にもなる＊．

＊ 気管支の分岐は胎生16週目までに完成され，分岐数は生涯不変である．一方，肺胞数は身長などによる個人差が大きく，3億～7億個の幅があるといわれている．20～30歳以降，年齢とともに肺胞数・表面積は徐々に減少していく．

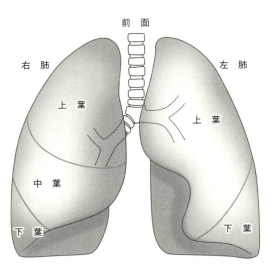

図9・5 肺　葉

　左肺は上葉と下葉に，右肺は上葉，中葉，下葉に，合計五つの**肺葉**に分かれている（図9・5）．それぞれの肺葉はさらに数区域に分けられる．左右の主気管支は肺に入って，葉気管支，区域気管支へと分岐し，それぞれが分岐を繰返して細気管支へと続く（図9・3参照）．区域気管支から分岐が進むにつれて気道断面積の総和は指数関数的に大きくなるため，しだいに気体の流速が低下し，肺胞では非常に遅くなっている．肺動脈は肺門から肺に入り，気管支・細気管支に沿って分岐して各肺胞に分布し，肺胞内の空気と血液との間でガス交換が行われる．肺静脈は区域の間を通って肺門から出て，左心房につながる．

9・2・2　肺　胞

　気道の最終部分である**終末細気管支**（直径0.5～1 mm）は，分岐して肺胞をもつ**呼吸細気管支**となり，肺胞道を通って**肺胞**（直径120～180 μm）という袋に至って終点となる（図9・3参照）．肺胞には**肺胞マクロファージ**が存在して，肺胞まで到達した微粒子や微生物の処理にあたっている．

　肺胞表面は，扁平な**Ⅰ型肺胞上皮細胞**がほとんどを覆っていて，その間に小さい立方体型の**Ⅱ型肺胞上皮細胞**が存在する．ガス交換は，Ⅰ型肺胞上皮細胞と肺胞を取囲む毛細血管の内皮細胞基底膜を通じて行われる（**血液空気関門**）（図9・6）．Ⅱ型肺胞上皮細胞は，数としてはⅠ型肺胞上皮細胞の3倍あり，**肺サーファクタント**を産生して肺胞腔がしぼまないようにしている（コラム図9・7参照）．Ⅰ型肺胞上皮が障害を受けたときは，修復過程でⅡ型肺胞上皮が分裂し，Ⅰ型肺胞上皮に変わる．

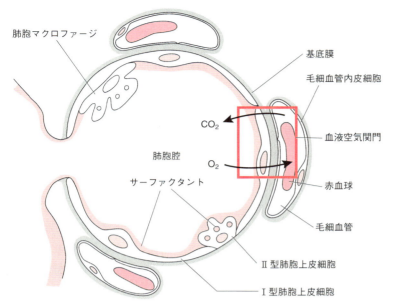

図 9・6 肺胞の構造

肺サーファクタント

肺サーファクタントはおもにリン脂質とタンパク質からなる洗剤のような界面活性剤で，おもにⅡ型肺胞上皮細胞でつくられる．ヒトの場合，肺サーファクタントはⅡ型肺胞上皮ができてくる胎生 34 週頃から分泌が始まる．肺サーファクタントがまだ十分に産生されない状態で出生した早期産児は，肺が十分膨らまなくて呼吸不全となり，かつては新生児呼吸窮迫症候群により死亡することが多かった．しかし近年は，人工サーファクタントの投与によりこの病気による未熟児死亡が減少している．

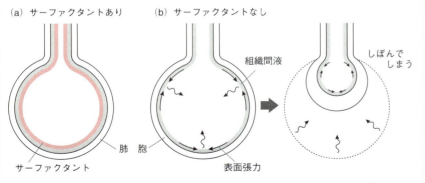

図 9・7 肺サーファクタントの機能　肺胞は非常に薄い膜でできた球状構造で，肺胞内組織間液の表面張力が肺胞をつぶす方向に働くので，そのままではつぶれてしまう (b)．しかし実際は肺サーファクタントが肺胞腔内面を覆っているために表面張力が小さくなり，肺胞は膨らんだ形を維持している (a)．

9・3 呼吸運動

呼吸は意識していなくても，また睡眠中でも行われる．呼吸中枢からの指令によって**胸郭**が拡張と収縮を繰返し，そのたびに吸息・呼息が起きて換気が行われる．吸息・呼息の繰返し運動を**呼吸運動**という．呼吸中枢は大脳やさまざまな受容体からの情報を受けて統合的に呼吸を調節している．生体は，酸素分圧を保ち，二酸化炭素分圧を一定範囲に制御するため，呼吸運動を自律的に調節する仕組みをもっている．

9・3・1 呼吸運動の仕組み

胸郭は，胸骨，肋骨，胸椎，およびそれらに付随した筋による籠状の構造をとっている．胸郭内側の胸壁に囲まれた空間を**胸腔**とよび，腹腔とは**横隔膜**で境されている．胸腔には肺，心臓，出入りする血管，食道などが位置する．胸腔は閉じた空間で，内部は常に陰圧（大気圧より低圧）なので，胸郭や横隔膜を動かすことによって胸腔内の容積は広がったりもとに戻ったり変化する．肺はそれに従って自動的に拡張・収縮し，結果として換気が行われる（図9・8）．安静時の吸息では，肋骨外側の**外肋間筋**の収縮によって肋骨が持ち上げられて胸郭が広がり，同時に横隔膜が収縮して中心部が下がることで，胸腔の容積が大きくなる．それに伴って肺は拡張するため，外気圧と肺胞内圧が等しくなるまで空気が肺に流入する．呼息時には，収縮していた外肋間筋と横隔膜が弛緩して胸郭がもとに戻り，拡張していた肺ももとに戻ろうとする力（弾性力）が働いて自動的に収縮するため，空気が排出される．

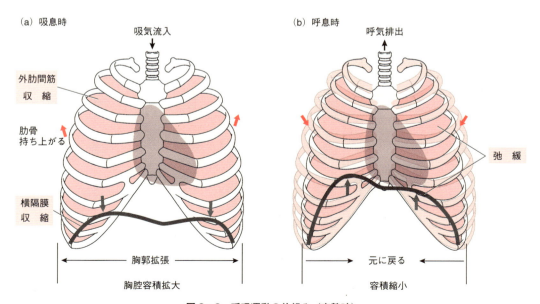

図9・8 呼吸運動の仕組み（安静時）

9・3・2 呼吸運動の調節

呼吸は意識的な（大脳皮質）レベルでも調節可能であるが，安静時には無意識下で行われる．また，生体の状況によって，呼吸は自動的に速くなったり遅くなったりする．このような呼吸の自動性，周期性をつくり出すニューロン群を総称して**呼吸中枢**とよぶ．呼吸中枢は，橋から延髄にかけての脳幹に広がって分布しており，万一それより上位の脳に障害を受けても呼吸は維持される（植物状態）．呼吸運動は，延髄に存在する**呼吸ニューロン群**が互いにネットワークを形成し，橋にある**呼吸調節中枢**の制御のもと，統合的に機能して行われると考えられている（図9・9）．呼吸中枢からの指令はそれぞれ肋間神経，横隔神経を通って肋間筋，横隔膜へと出力されて呼吸運動が起こり，換気が行われる．

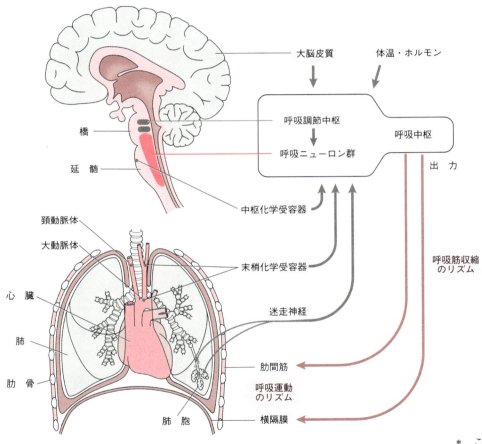

図9・9　呼吸中枢と呼吸の調節

呼吸中枢には大脳のほか，さまざまな受容器から情報や刺激が伝達される*（図9・9）．動脈血中の酸素分圧，二酸化炭素分圧，水素イオン濃度は生体の恒常性維持に特に重要な因子で，**化学受容器**によって検知される．末梢化学受容器には大動脈弓付近にある**大動脈体**および**頸動脈体**があり，情報はそれぞれ迷走神経，舌咽神経を介して呼吸中枢に伝達される．延髄内には**中枢化学受容器**があ

* これは，内臓や血管に存在する受容器によって感知され，自律神経によって中枢に伝えられるという点で内臓感覚の1種である．情報伝達が下位中枢（延髄）に留まるため知覚されることはほとんどない．内臓感覚は生命維持にとって重要な原始的感覚系である．

り，血中二酸化炭素濃度，水素イオン濃度を検知して，すぐ近くの呼吸中枢に伝達している．また肺の動きは気道や肺胞付近にある受容器から迷走神経を介して呼吸中枢に伝えられる．そのほか体温，甲状腺ホルモンなどは呼吸中枢に直接作用し，運動状態などの因子は骨格筋からの神経反射として伝達される．呼吸中枢ではこのようなさまざまな情報が統合されて，出力として呼吸運動を調節している．

9・4 換気の生理学

肺の含気容積や気道内の空気の流れやすさ（換気機能）を測定することによって，肺の機能異常を知ることができる．

9・4・1 肺気量分画（図9・10）

スパイロメーターによって，肺活量，1回換気量，努力肺活量などが測定できる．

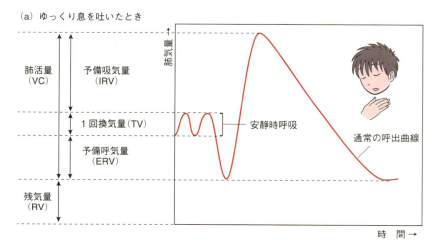

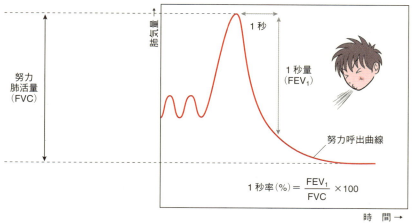

図9・10 肺気量分画測定

1回換気量（TV）は，安静時の1回の呼吸で出入りする空気量で，500 mL程度である．ふつうの呼吸で息を出した後，さらにこれ以上吐き出せないところまで吐き出した量が**予備呼気量**（ERV，1 L程度）である．肺にはこの時点でも吐き出されていない空気が1 Lほど残っており，これは**残気量**（RV）という．また，ふつうの呼吸で息を吸い込んだのち，さらに思いきり最大に吸い込んだ量が**予備吸気量**（IRV，2～3 L）である．

肺活量（VC）は，最大限に息を吸い込み，つぎに最大限吐ききった状態までの空気量であり，1回換気量，予備吸気量，予備呼気量の合計となる．健康な成人の男子では4000～5000 mL，女子では3000～4000 mL程度である．肺活量の正常値を予測するために，従来，Baldwin（ボールドウィン）の予測式が用いられてきたが，最近では，高齢者まで含めた日本人のデータに基づいて日本呼吸器学会が提案した式を用いることが多い．この予測式を以下に示す．

【男性】予測肺活量(L) = 0.045×身長(cm) − 0.023×年齢 − 2.258
【女性】予測肺活量(L) = 0.032×身長(cm) − 0.018×年齢 − 1.178

また，予測肺活量に対する実測肺活量の割合［実測肺活量/予測肺活量×100］を**パーセント肺活量**（%VC）という．この値が80%未満の場合には拘束性換気障害とされ，肺線維症や間質性肺炎，胸膜疾患などが原因で，肺が広がりにくく吸気しにくい状態を意味する．

一方，**努力肺活量**（FVC）は，空気を最大に吸い込んだ後，一気に最大量吐き出したときの呼出量であり，このときのスパイロメトリーの記録（努力呼出曲線）から初めの1秒間の呼出量を求めて，**1秒量**（FEV_1）とする．（FEV_1/FVC）×100（%）を**1秒率**（FEV_1%）という．1秒量や1秒率の値は呼気の吐き出しやすさを示すので，喘息や慢性閉塞性肺疾患で顕著に低下する．

一回換気量：TV（tidal volume）
予備呼気量：ERV（expiratory reserve volume）
残気量：RV（residual volume）
予備吸気量：IRV（inspiratory reserve volume）
肺活量：VC（vital capacity）

努力肺活量：FVC（forced vital capacity）

9・4・2 気流速度（図9・11）

気速計をつないだスパイロメーターで努力肺活量を測定し，縦軸に呼気気流速

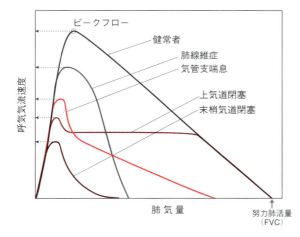

図9・11　フローボリューム曲線

度，横軸に肺気量をとると**フローボリューム曲線**が得られる．肺活量の 20％ ほどを呼出した時点で気流速度は最大となり，これを**ピークフロー**という．ピークフローの低下は気道の閉塞を示している．フローボリューム曲線は疾患によって特徴的なパターンを示す．

9・5　血液による酸素・二酸化炭素運搬

　全身の細胞には，毛細血管から組織液を介して酸素が供給される．細胞は酸素を利用して炭水化物を代謝し，エネルギーを産生する．肺における**外呼吸**に対して，これを**内呼吸**（細胞呼吸）とよぶ．細胞内の代謝によって発生した二酸化炭素は，組織液を介して血管内に入り，多くは血液に溶解する．そして静脈血として心臓に戻され，右心室から肺動脈を通って肺に送られる．肺動脈（静脈血）は気道の分岐に沿って肺胞まで並走し，肺胞を取囲む毛細血管となる．毛細血管と肺胞壁との間で酸素化された血液（動脈血）は，肺静脈を通って左心房に流れ込み，再び全身の細胞へと送られることになる（図 9・12）．

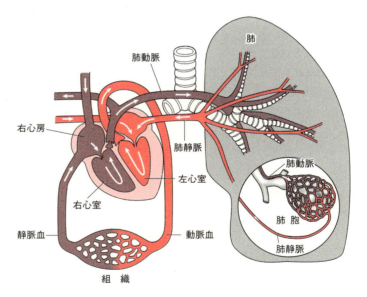

図 9・12　肺と全身の循環

9・5・1　ガス交換の仕組み

　肺胞レベルでのガス交換（外呼吸），また細胞レベルでのガス交換（内呼吸）は，酸素，二酸化炭素ともに，気体分圧の高いところから低いところに拡散することによって行われている（図 9・13）．大気中では，大気（760 mmHg）の約 21％ を占める酸素の分圧は 760×0.21 となり約 160 mmHg である．肺に吸い込まれると，肺胞内は水蒸気で飽和し二酸化炭素も存在するため，酸素分圧は 100 mmHg 程度となる．一方，肺動脈から肺毛細血管入口での血中酸素分圧は 40

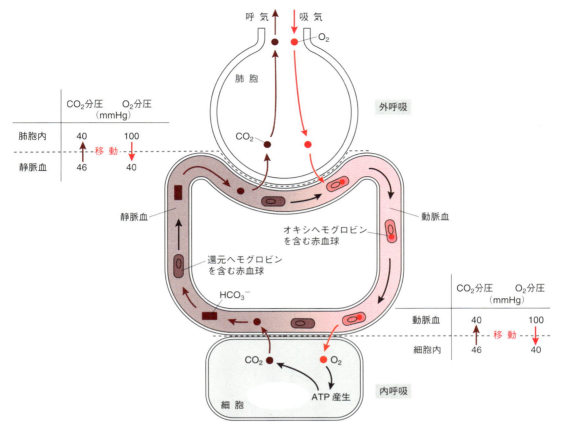

図9・13 血液による酸素・二酸化炭素の運搬

mmHg なので，この差によって酸素は肺胞から血管内へ拡散する．この速やかな酸素の移動は，酸素が血中のヘモグロビンと結合することで加速されている．一方，二酸化炭素の分圧は，肺胞内で 40 mmHg，肺動脈血中では 46 mmHg と差が小さいが，気体の性質上拡散しやすいので，容易に肺胞内へ移動でき，呼気として排出される（図9・13 左上）．

酸素化された動脈血は心臓に戻って，再び組織に送られる．組織毛細血管内と近傍の細胞内の酸素分圧の差によって，細胞に酸素が取込まれる（図9・13 右下）．酸素は細胞のミトコンドリア内に拡散し，炭水化物の代謝によるアデノシン三リン酸（ATP）の合成に寄与する（有酸素系 ATP 産生）．代謝で産生された二酸化炭素は，分圧差によって細胞から血管側に移動する．二酸化炭素は酸素よりずっと水に溶けやすく，約 70％ は赤血球内で HCO_3^-（炭酸水素イオン）となり，血漿に溶けた形で運搬される．

9・5・2 ヘモグロビンによる酸素運搬と酸素解離曲線

赤血球の酸素運搬を担うのは，4個のヘムと4本のグロビン鎖からなる**ヘモグロビン**である．グロビンは球状のタンパク質で α, β, γ, δ の4種類あるが，成人ヘモグロビンでは大部分が α 鎖2個と β 鎖2個が組合わさったヘモグロビ

* ヘモグロビンの構造は p.167, 図 12・5(b) を参照.

SO_2: oxygen(O_2) saturation の略

A_0 ($\alpha_2\beta_2$) である*. ヘムはポルフィリン環の内部に二価鉄 Fe^{2+} が配置している. この部分に酸素分子が配位結合するので, ヘモグロビン 1 分子は飽和状態で 4 分子の酸素を運搬する. 酸素が結合したヘモグロビンは**オキシヘモグロビン**（酸素化ヘモグロビン）となり, 立体構造が変化して鮮血色を呈する. オキシヘモグロビンが酸素を放出すると, **還元ヘモグロビン**となり暗赤色に変わる. 総ヘモグロビンのうち, 酸素と結合している割合（％）を酸素飽和度（SO_2）という. 酸素分圧を横軸にとって酸素飽和度の変化を表すと S 字型となり, これを**酸素解離曲線**という（図 9・14）. この曲線からわかるように, 酸素分圧の高いところ（動脈血）

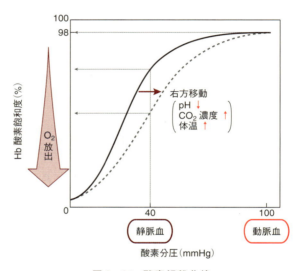

図 9・14 酸素解離曲線

ではヘモグロビンから酸素が解離しにくく, 酸素分圧の低いところ（組織）ではわずかな分圧の低下で酸素が放出される. また, 血液 pH の低下や二酸化炭素濃度の上昇, 高体温の状態では, 曲線が右方に移動し, 酸素が遊離しやすくなる. 二酸化炭素濃度が高い組織では, 同じ酸素分圧でも酸素供給がいっそう増加することになる. 酸素飽和度は, 臨床では**パルスオキシメーター**で経皮的に測定されることが多く, この場合は経皮的酸素飽和濃度 SpO_2 と表記する. 正常値は 95〜100% で, 85% 以下は低酸素血症で, この状態が続くと生命が危険となる.

9・6 呼吸性アシドーシス・アルカローシス

パルスオキシメーター：指先などに装着して, 継時的に動脈血の酸素飽和濃度をモニターする装置. 日本人の発明による. 血液中のヘモグロビンは, 酸素が結合していれば赤く, 遊離すれば暗褐色に見える. これは赤色光に対する吸光度が変化するためで, 生体に赤色光と赤外光を照射して透過光を測定, 分析し, 酸素化ヘモグロビンの割合を算定している.

細胞内の pH はほぼ中性であり, 食事から摂取された酸・アルカリや代謝で産生される二酸化炭素, 乳酸, リン酸, ケトン体などは細胞外に排出される. したがって細胞外液は常に酸性となる傾向がある. それにもかかわらず血液の pH は 7.40±0.05 に調節されている. このような恒常性維持には, pH 変化を抑制する化学的緩衝系や神経系による調節, また酸や塩基そのものを体外に排出するために肺および腎臓が機能している（図 9・15）.

9・6・1 重炭酸緩衝系

血液の pH 緩衝作用のほとんどは重炭酸緩衝系によって行われている.つまり,二酸化炭素の溶解・運搬は,ガス交換だけでなく,血液 pH の調節における役割も担っている.二酸化炭素はおもに赤血球内で炭酸脱水素酵素によって,

$$CO_2 + H_2O \rightleftharpoons H_2CO_3 \rightleftharpoons H^+ + HCO_3^-$$

で示される電離平衡を保っている.約 70% の二酸化炭素は HCO_3^-(炭酸水素イオン[*1])の形で血漿に溶解する.生体内の[H^+](水素イオン濃度)が増加したときは,左向きに反応が進んで CO_2 が増加し,呼気として排出される.その結果[H^+]は低下して pH 変化は緩衝される.このように,生体内で産生された酸や食事で取込んだ酸の多くは二酸化炭素として肺から排出され,血液の恒常性が維持されている.また腎臓では,二酸化炭素以外の酸(不揮発性酸)からの H^+ の排泄,HCO_3^- の再吸収が行われ,重炭酸緩衝系を調節している[*2].

[*1] 重炭酸イオンともいう.

[*2] 腎臓での体液 pH の調節については,p.89,§6・2・2a も参照.

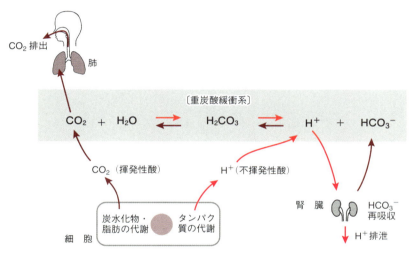

図 9・15 重炭酸緩衝系と肺・腎臓による調節

9・6・2 呼吸性アシドーシスと呼吸性アルカローシス

炭酸の電離平衡 $CO_2+H_2O \rightleftharpoons H_2CO_3 \rightleftharpoons H^++HCO_3^-$ に関して,緩衝能力以上に二酸化炭素が増えた場合,反応は右向きに進んで[H^+]が増加し,血液は酸性に傾く.このような病態を**呼吸性アシドーシス**(pH<7.35)という.これは肺からの二酸化炭素の排出が不十分な場合,たとえば,呼吸器疾患や循環器疾患による呼吸不全,呼吸中枢の障害などで起こる.呼吸性アシドーシスは,人工呼吸器で換気を増加させることで治療する.逆に,激しい呼吸によって必要以上に二酸化炭素が排出されること(過換気)によって,炭酸の電離平衡は左向きに進んで[H^+]が減少し,血液はアルカリ性となる.この病態を**呼吸性アルカローシス**(pH>7.45)という.これは過換気症候群,急性呼吸窮迫症候群(ARDS)や人工呼吸器による過換気が原因で起こる.軽症の場合は,浅い呼吸をゆっくり行うようにすると,血液中の二酸化炭素濃度が上がり,症状が改善される.

ARDS: acute respiratory distress syndrome

代謝性アシドーシスと代謝性アルカローシス

　運動によって生じる乳酸，タンパク質代謝で産生されるリン酸や硫酸，糖代謝によるケトン体など，呼吸によっては排出されない酸を不揮発性酸とよぶ．不揮発性酸は腎臓から排泄されるが，肺からの CO_2 排出に比べれば時間を要する．不揮発性酸が体内に貯留した場合や HCO_3^- が排泄されている場合には，血液 pH が低下する．このような状態を**代謝性アシドーシス**とよび，重症の糖尿病，飢餓，感染などで発生することがある．逆に，不揮発性酸や H^+ が過剰に排泄され，pH が上昇した状態を**代謝性アルカローシス**とよぶ．これはカリウム欠乏のほか，重篤な病態が関係していることがある．(§6・2・2 および p.90，図 6・4 も参照．)

10 運動器(筋・骨格)系

1. 運動器は骨格系と筋系からなる.
2. 骨格系はおもに骨で構成され,骨と骨は関節としてつながっている.
3. 体幹の骨格は頭蓋,脊柱,胸郭からなり,体肢の骨格は上肢,下肢からなる.
4. 筋は骨格筋,心筋,平滑筋の3種類からなる.
5. 骨格筋は全身の骨格に存在し,関節の運動や姿勢の保持などに働く.
6. 骨格筋は運動ニューロンによって支配され,ATPをエネルギーとして収縮する.

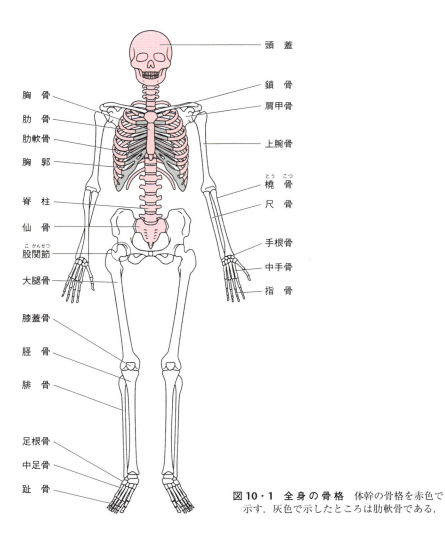

図10・1 全身の骨格 体幹の骨格を赤色で示す.灰色で示したところは肋軟骨である.

10・1 骨格系

身体の骨組みを成すものを**骨格**という（図10・1）．骨格を構成するおもなものは**骨**で，軟骨や靱帯もその一部を担う．骨と骨のつなぎ目を**関節**といい，軟骨や靱帯はこれに関与する．

10・1・1 骨の形態

骨は，形により長い棒状の長管骨（長骨），小さく立方状の短骨，薄く平らな扁平骨，不規則な形の不整骨などに分けられる．長管骨においてはその両端を**骨端**，中央部を**骨幹**という（図10・2a）．成人骨の骨端と骨幹の境には**骨端線**がみられるが，小児では骨端軟骨がその場を占める．骨組織には多数の隙間がある**海綿質**，密な骨質の**緻密質**があり，骨表面を緻密質が覆っている．一方，骨幹の内部には**骨髄**で満たされた**髄腔**がある．骨髄は造血組織で，造血の盛んな場合は赤いため赤色骨髄，造血が行われなくなり黄色の脂肪に置き換わると黄色骨髄とよばれる．骨組織を顕微鏡で観察すると，緻密質には骨細胞，層板*，ハバース管からなる**骨単位**がみられる．**ハバース管**は血管の通路であり，ハバース管の間を接続する血管の通路を**フォルクマン管**という．骨は関節面以外を**骨膜**という結合組織の膜が覆っている（図10・2b）．

* 層板とは，ハバース管を中心に骨質が年輪状に取囲む構造をいう．層板の間の空間に骨細胞がいる．

10・1・2 骨の機能

骨組織は細胞成分と細胞外基質で構成されている．細胞成分としては細胞外基質をつくる**骨芽細胞**，骨芽細胞に由来する**骨細胞**，骨質を壊す**破骨細胞**などがある．細胞外基質は有機成分と無機成分からなり，有機成分としては**コラーゲン**，無機成分としては**カルシウム**や**リン**などがこれを構成する．骨の機能には，骨組みによって身体を支えること，骨組みの中に臓器を入れて保護すること，筋が骨に

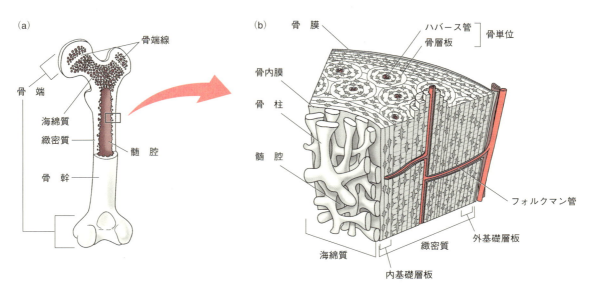

図10・2　長骨の断面（a）と骨の構造（b）

付くことによって身体のさまざまな運動を起こすこと，骨髄での造血，そして，カルシウムやリンなどの電解質を貯蔵し必要に応じて血中に放出する働きがある．

10・1・3 軟骨の構造と機能

軟骨は骨と比べて弾力に富む組織である．その理由は，細胞外基質が骨とは異なり，ムコ多糖*を多く含むためである．細胞外基質の成分により，**硝子(しょうし)軟骨**，**弾性軟骨**，**線維軟骨**に分けられる．人体で最も多いのは硝子軟骨であり，胎児の骨格や成人の肋軟骨などにみられる．弾性軟骨は耳介や喉頭蓋にみられる．線維軟骨は恥骨結合や椎間円板など関節に介在しているものが多い（§10・1・4 参照）．硝子軟骨はヒアルロン酸やコンドロイチン硫酸に富み，弾性軟骨は弾性線維，線維軟骨は膠原線維（コラーゲン線維）に富む．

* ムコ多糖としてはコンドロイチン硫酸やヒアルロン酸などが知られる．

10・1・4 骨の連結

ヒトの骨は200個以上あり，それらが他の骨と連結して骨格がつくられる．その連結の仕方にはつぎのようなものがある．

a. 不動性の連結　連結部はほとんど動かないもので，以下の種類が知られる．
 1) 線維性の結合: 骨どうしがコラーゲン線維によりつながれるもの．
　　　　　　［例］頭蓋骨の縫合など
 2) 軟骨性の結合: 骨どうしの間を軟骨がつなぎ，わずかに動くもの．
　　　　　　［例］椎間板，恥骨結合など
 3) 骨性の結合: 骨どうしが癒合したもの．
　　　　　　［例］仙骨（仙椎5個），寛骨（腸骨・恥骨・坐骨）

b. 関節による連結　骨と骨の間に隙間があり，可動性に富む．関節の基

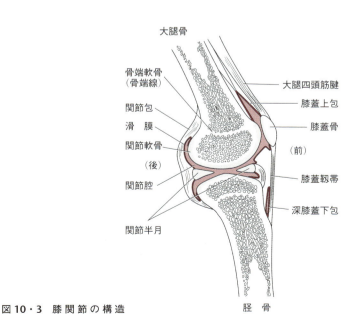

図10・3　膝関節の構造

本形は，丸く突出した**関節頭**と，関節頭の形に対応して凹んだ形の**関節窩**が，**関節包**という結合組織の囊に包まれる構造である．関節包の内壁にある**滑膜**は粘調性のある滑液（関節液）を産生し，滑液は潤滑油として働く．一部の関節には**靱帯**とよばれる結合組織の強靱な線維によって補強されているものもある．また，たとえば膝では関節半月，顎関節などには関節円板とよばれる線維軟骨の板が介在しているものもある．膝関節は大腿骨と脛骨との間にできるが，大腿骨は前方にある膝蓋骨とも共通の関節包に包まれた複雑な構成となっている（図10・3）．

10・1・5 骨格の構成

骨格は大きく"体幹の骨格"と"体肢の骨格"に分けられる（図10・1参照）.

● **体幹の骨格**──頭蓋，脊柱，胸郭からなる．

a. 頭蓋（図10・4）　頭蓋を構成するのは15種23個の骨であり，これが組合わさり**頭蓋骨**となっている．脳を入れる部分を脳頭蓋といい，前頭骨，頭頂骨，後頭骨，側頭骨，蝶形骨，篩骨からなる．顔面をつくる部分を顔面頭蓋といい，鼻骨，鋤骨，涙骨，下鼻甲介，上顎骨，頰骨，口蓋骨，下顎骨，舌骨からなる．§10・1・4で述べたように，脳頭蓋をつくる骨どうしの連結は**縫合**という線維性の関節で，これは不動性の関節である．新生児では，これら骨どうしの間が膜性の組織でつながっており，特に前頭骨と左右の頭頂骨の間を**大泉門**，左右の頭頂骨と後頭骨の間を**小泉門**という．頭蓋骨は脳を入れるため，脳と連絡する構造物の通過する隙間や孔，空間などが多いのが特徴である．眼球が入る深い窪みを**眼窩**といい，顔の中央にある穴は**鼻腔**へとつながる．鼻腔周囲にある骨は鼻腔と連絡する空洞をもち，これを**副鼻腔**という．副鼻腔には前頭洞，上顎洞，蝶形骨洞，篩骨洞などがあり，粘膜の慢性炎症で副鼻腔炎（いわゆる蓄膿症）となる．

b. 脊柱（図10・5）　体幹の支柱を成す骨格で32〜34個の**椎骨**（頸椎，胸椎，腰椎，仙椎，尾椎）からなる．椎骨は部位によって形態が異なり，たとえば胸椎は肋骨を連結する関節面をもっている．これらの椎骨は**椎間円板**という軟骨を挟んで連結している．尾椎以外の椎骨には**椎孔**という穴があり，椎骨が連

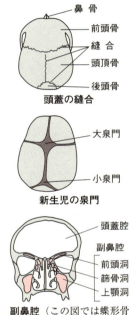

頭蓋の縫合

新生児の泉門

副鼻腔（この図では蝶形骨洞は見えない．）

図10・4　頭蓋（前面と左側面）

10・1 骨 格 系   139

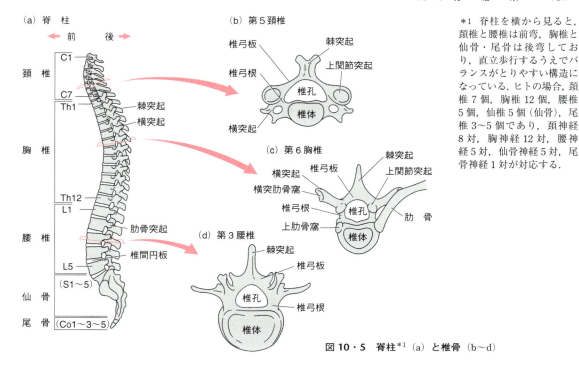

図 10・5 脊柱*1 (a) と椎骨 (b〜d)

*1 脊柱を横から見ると，頚椎と腰椎は前弯，胸椎と仙骨・尾骨は後弯しており，直立歩行するうえでバランスがとりやすい構造になっている．ヒトの場合，頚椎7個，胸椎12個，腰椎5個，仙椎5個（仙骨），尾椎3〜5個であり，頚神経8対，胸神経12対，腰神経5対，仙骨神経5対，尾骨神経1対が対応する．

なった脊柱では**脊柱管**となる．ここには**脊髄**が入る．

c. 胸 郭 胸椎，胸骨，肋骨からなる．胸骨は胸部の正中にあるネクタイのような形の骨で，肋骨とは軟骨（肋軟骨）を介して連結する．肋骨は12対の骨で，胸椎との関節をもち，胸骨との連結は第1〜10肋骨はあるが，第11，12肋骨はない．

● **体 肢 の 骨**——上肢骨と下肢骨に分けられる．

d. 上 肢 骨 上肢帯の骨と自由上肢の骨で構成される．

上肢帯の骨は，**鎖骨**と**肩甲骨**で構成され，体幹と自由上肢を連結している．鎖骨は体幹の骨と上肢骨を連絡する骨で，内側端は胸骨に，外側端は肩甲骨につく．肩甲骨は逆三角の扁平骨で肩関節をつくる関節窩がある．

自由上肢の骨は，**上腕骨**，**前腕の骨**，**手の骨**で構成される．上腕骨は近位端には肩関節，遠位端には尺骨との肘関節や橈骨との関節をつくる関節面をもつ．前腕の骨は**橈骨**と**尺骨**で構成される．手の骨は手根骨・中手骨・指骨（指節骨）からなる．

e. 下 肢 骨 下肢帯の骨と自由下肢の骨から構成される．

下肢帯の骨は**寛骨**で構成される（図10・6a）．寛骨は**腸骨**，**恥骨**，**坐骨**が癒合した大きな骨*2 で，大腿骨と股関節を形成する．寛骨，仙骨，尾骨からなる**骨盤**は底の抜けたすり鉢のような形である．骨盤を前上方からみると，仙骨から腸骨，恥骨と続く稜線がみられ，この稜線より上方を大骨盤，下方を小骨盤という．大骨盤は腹腔の下部として腹部臓器を収め，また小骨盤のことを**骨盤腔**ともいい，直腸や膀胱などの骨盤内臓が収まっている．女性の場合は産道として働くので，骨盤には男女差がみられる*3．

*2 寛骨を形成する腸骨・恥骨・坐骨は，10代前半までは癒合せずに三つに分かれており，軟骨で連結している．

*3 女性の骨盤の方が，全体的に浅くて広い．大骨盤腔が側方に広く，骨盤の恥骨弓下の角度や骨盤上口が大きい．また，仙骨は短く弯曲が少ない．

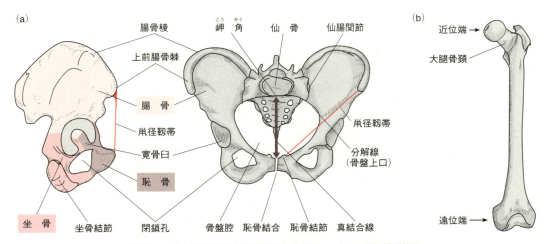

図10・6 (a) 寛骨(右)外側面と骨盤前面, (b) 大腿骨(左)前面

真結合線：仙骨の岬角から恥骨結合の後面までの最短距離.

自由下肢の骨は**大腿骨**（図10・6b），**下腿の骨**，**足の骨**から構成される．大腿骨の近位端は股関節を，遠位端は膝関節をつくる．下腿の骨は**脛骨**と**腓骨**から構成されるが，上肢と異なり脛骨のみが膝関節にかかわる．足の骨は足根骨・中足骨・趾骨（趾節骨）から構成され，**足弓**というアーチをつくって地面から受ける衝撃を緩和している（図10・7）．膝蓋骨は人体最大の種子骨*であり，大腿四頭筋の停止腱内にあり，関節をつくらない骨である（p.137, 図10・3参照）．

＊ 主として手足の腱の中にできる小骨で，膝蓋骨は例外的に大きい．

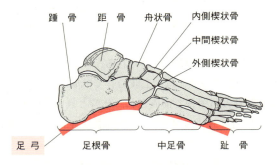

図10・7 足の骨（右，外側から見た図）

10・1・6 骨の発生・成長・リモデリング

骨の発生には結合組織の膜から発生する**膜性骨化**と，最初に軟骨の骨格ができたのち骨に置き換わる**軟骨性骨化**がある．軟骨性骨化では，**関節軟骨**と**骨端軟骨**は軟骨として残る（図10・3参照）．関節軟骨は関節面のクッションの働きをし，骨端軟骨は軟骨性骨化を繰返して骨の長さを成長させる場となっている．骨の太さは骨膜の**骨芽細胞**が骨幹部の外層に骨質を加えて太くし，これを**付加成長**という．成長ホルモンや甲状腺ホルモンは骨の成長に重要であり，これらの分泌異常は骨格の成長異常をもたらす．またテストステロンやエストロゲンは，骨格の二次性徴（男性らしさ，女性らしさ）をもたらす．

骨は作用する力に応じて，**破骨細胞**が骨基質を壊し（**骨吸収**），骨芽細胞が骨基質をつくる（**骨形成**）という常にバランスのとれた再構築をすること（**リモデリング**）により，骨基質を更新している．エストロゲンは骨吸収を穏やかにし，副甲状腺ホルモン（パラトルモン）やビタミンDは，骨吸収を促して血中カルシウム濃度を上げる働きがある．一方，カルシトニンは骨吸収を抑制して，血中カルシウム濃度を低下させる．

骨の成長の過程でも骨吸収と骨形成の協調作業により適切な骨の形態が形成される．また成人でも筋力トレーニングをすれば，その筋がつく骨は強度を保つために骨太になるが，逆に寝たきりや運動不足，無重力状態などで力がかからなければ骨の強度は弱くなる．

10・2 筋　系

筋は**骨格筋**，**心筋**，**平滑筋**の3種類に分類され，それぞれの部位，働き，組織，支配神経は異なっている（表10・1，図10・8）．骨格筋は骨に付着し，収縮することで関節を動かす筋であり，平滑筋は血管や腸管などの管の収縮・弛緩にかかわり，心筋は心臓の拍動を生み出す特殊な筋である．また，骨格筋は運動神経支配で意識して動かすことができ（**随意筋**），一方で心筋や平滑筋は自律神経支配で意識しても動かすことはできない*（**不随意筋**）．骨格筋のなかには長時間にわたって疲労せずに働く**遅筋**，短時間しか働かないが素早く働く**速筋**があ

*　自律神経は交感神経と副交感神経に分類され，心筋や臓器の平滑筋には両方が分布し相反する作用をもつ（拮抗的二重支配）．

表 10・1　筋肉の分類とその特徴

筋肉の種類		おもな機能	横紋の有無	支配神経
骨格筋	速筋（白筋） 遅筋（赤筋）	身体の運動および姿勢の維持	あり	体性神経（運動神経） ＝随意筋
心　筋		心臓のポンプ作用	あり	自律神経 ＝不随意筋
平滑筋		臓器の運動	なし	自律神経 ＝不随意筋

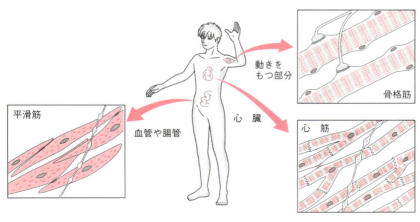

図 10・8　筋肉の種類

る．前者はミトコンドリアや酸素を蓄えるタンパク質であるミオグロビンを多く含むので赤黒く，このため**赤筋**とよばれ，後者はこれらが少なく白っぽく見えるため**白筋**とよばれる．

10・2・1 骨格筋の構造（図10・9）

典型的な骨格筋は紡錘形であり，中央の膨らんだところを**筋腹**，体の正中に近い方（近位）の骨あるいは動きの少ない骨につく方を**筋頭**，体の正中から遠い方（遠位）の骨あるいは動きの多い骨につく方を**筋尾**という．筋は多くの場合，**腱**や**腱膜**とよばれる結合組織で骨についている．筋頭が骨と接着している場所を**起始**といい，筋尾の接着部位を**停止**という．骨格筋は，関節を挟んだ骨と骨との間をつなぎ，ときに複数の関節を飛び越してつなぐ場合もある．骨格筋を顕微鏡で観察すると，たくさんの**筋線維**（**筋細胞**）が筋束という束をつくる．筋束は筋周膜に包まれ，さらに多数の筋束が**筋膜**（筋上膜）で覆われた構造をしている．筋細胞の細胞質には**筋原線維**が充満して明るい部分と暗い部分が交互に並び，それが**横紋**としてみられる．筋原線維は糸状のタンパク質である**ミオシンフィラメント**と**アクチンフィラメント**で構成される．横紋がみられるのは，ミオシンフィラメントとアクチンフィラメントが交互に規則正しく並んでいるためである．ミオシンフィラメントがあり暗い部分を暗帯（A帯）といい，その中央はアクチンフィラメントを欠き，H帯という．ミオシンフィラメントがなく明るい部分を明帯（I帯）といい，その中央にはZ線がみられる．Z線とZ線の間は筋収縮の機能単位であり，**筋節**（**サルコメア**）とよばれる．

身体運動における骨格筋の働き

身体運動のおもなものとして，以下がある（p.5〜6, §1・1・4 "運動の用語" および図1・4も参照）．

屈曲：関節の角度を減少させる運動．寄与する筋を屈筋という．
伸展：関節の角度を広げる運動．寄与する筋を伸筋という．
回旋：骨の長軸を軸に回転させる運動．
回内：右手首を回してドアノブを反時計回りに回す運動．寄与する筋を回内筋という．
回外：右手首を回してドアノブを時計回りに回す運動．寄与する筋を回外筋という．
外転：四肢を体の正中線から遠ざける運動．寄与する筋を外転筋という．
内転：四肢を体の正中線に近づける運動．寄与する筋を内転筋という．

また，相反する動作において働く筋を**拮抗筋**といい，動作の主働となる筋を**主働筋**という．たとえば上腕二頭筋は上腕三頭筋の拮抗筋であり，肘の屈曲の主働筋である．

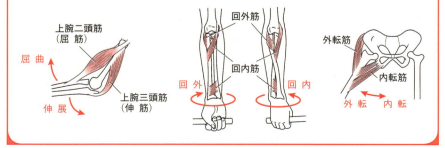

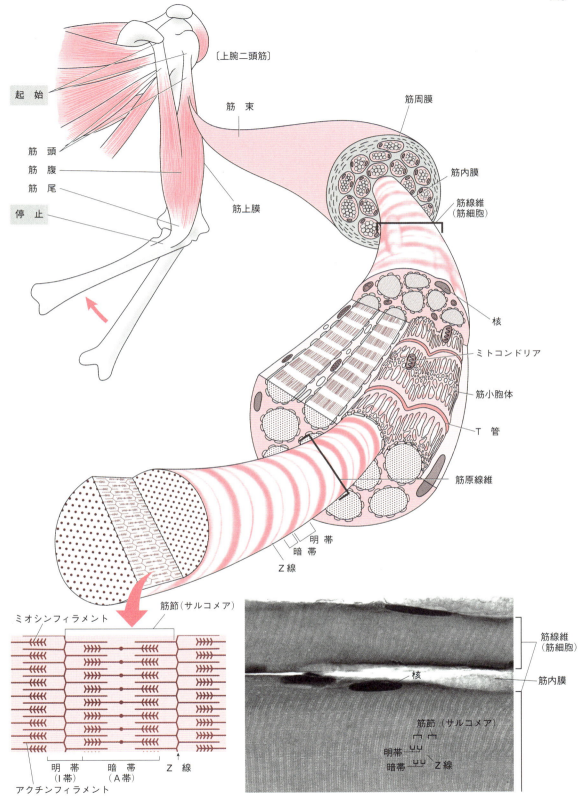

図 10・9 骨格筋の構造

10・2・2 骨格筋の機能

筋の収縮によって，付着している骨を移動し，関節を動かし，あるいは固定する．それにより全身の運動や，立位や座位など重力に反した姿勢の保持が可能となる．また，筋が収縮すると熱が産生されるため体温の維持に寄与する．筋は収縮に伴って，近接する静脈やリンパ管を加圧する．これらの脈管には場所により逆流を防ぐ弁があり，圧を受けて静脈やリンパは一方向に流れる．すなわち筋には循環系の還流を促進するポンプ機能がある．

骨格筋の細胞膜は神経細胞と同様に平時にはマイナスに荷電している．これが刺激によりあるレベル（閾値）を超えると興奮の伝達が起こる．刺激が入っても閾値を超えない限りは興奮の伝達が起こらず，また刺激が強くても強度は変わらない．これを"全か無かの法則"という．

骨格筋の筋周膜には，筋紡錘という固有感覚器官があり，周囲の筋線維の伸展などの内臓感覚を脊髄に伝え，反射的に姿勢の保持や運動の調節を行っている．また痛みを受容する自由神経終末が，深部感覚を中枢神経に伝えている．

> **サルコペニア**：加齢や栄養失調，疾病により進行性に骨格筋量・骨格筋力が低下すること．骨格筋量が極端に減少すると寝たきりや嚥下障害の要因となるため，QOL（quality of life）向上のためには，適切な食事や運動によりサルコペニアを予防することが重要である．

10・2・3 骨格筋の構成

骨格筋は全身に存在し，身体各所の動きをつくり出す（図10・10）．

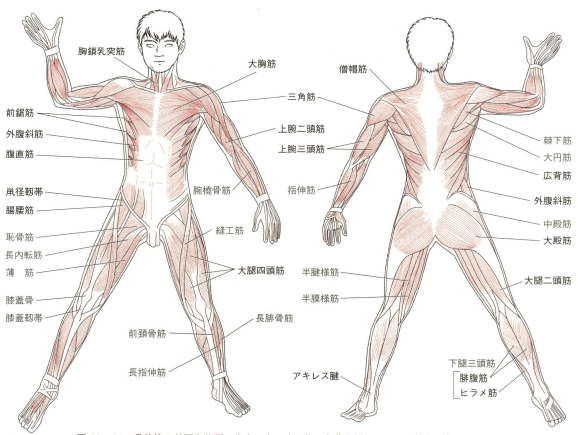

図10・10　骨格筋の前面と後面　本文に出てくる筋の名称を黒で，それ以外を灰色で示した．

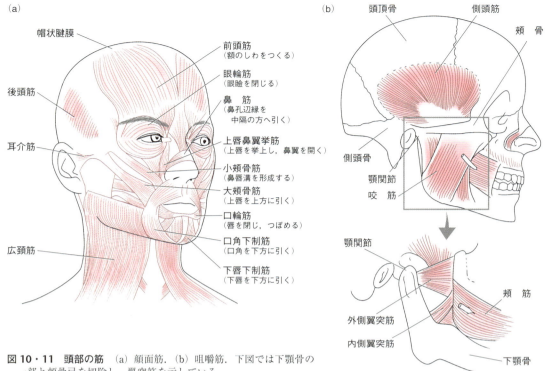

図10・11 頭部の筋 (a) 顔面筋. (b) 咀嚼筋. 下図では下顎骨の一部と頬骨弓を切除し, 翼突筋を示している.

a. 頭頸部の代表的な筋

　頭部の筋は表層にある**顔面筋**(表情筋)と深層にある**咀嚼筋**がある. 顔面筋は頭蓋の骨から起こり皮膚に停止する特徴をもち, 目や口の開閉にかかわったり, 表情をつくるのに働く(図10・11a). 咀嚼筋は頭部で唯一の可動性の関節である顎関節の運動に関与している. 顎関節における下顎の運動を咀嚼運動といい, 特に口の開閉運動が重要であり, 咬筋や側頭筋などがこれに関与する(図10・11b).
　頸部の筋には, 胸骨と鎖骨から起こって頭蓋の側頭骨につく一対の**胸鎖乳突筋**があり, 片方が働くと顔が反対側の斜め上を向き, 両方が働くと首が縮まる.

b. 胸部の代表的な筋

　大胸筋は鎖骨と胸骨から起こって上腕骨につき, 胸板をつくる筋である. 物を投げたり, 抱きかかえる運動で働く. 肋骨から起こり肩甲骨内側につく**前鋸筋**は, 肩を前方へ動かすときに働く. 胸壁の筋としては肋間筋があり, 呼吸運動にかかわる(胸式呼吸). 胸腔と腹腔との間には**横隔膜**がある. 横隔膜が収縮すると胸腔が広がって吸気運動が起こり, 弛緩すると胸腔は狭まって呼気運動が起こる(p.126 §9・3・1および図9・8参照). このような横隔膜の働きによる呼吸運動を**腹式呼吸**という*.

c. 腹部の筋 (図10・12)

　腹壁の前面をつくる**腹直筋**は胸骨から恥骨に至る縦長の筋で, 途中には**腱画**という筋を横切る結合組織がみられる. 腹直筋は**腹直筋鞘**という結合組織でできた鞘に包まれており, 正中部で左右の鞘が結合して**白線**をつくる. 腹壁の側面(わ

---

* しゃっくりは横隔膜のけいれんによって起こる, 不随意の吸気運動である.

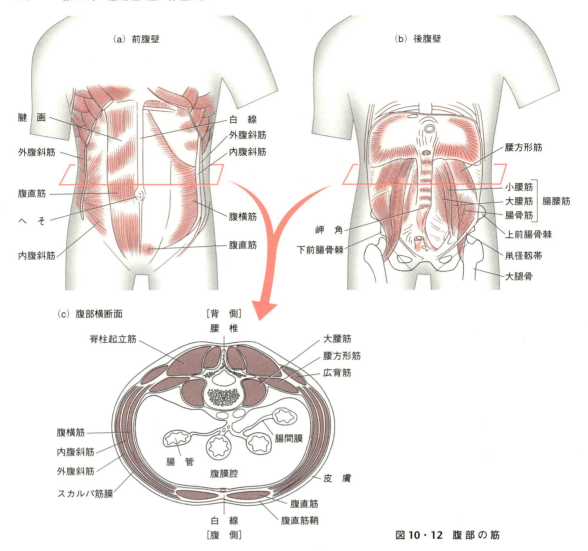

図 10・12 腹部の筋

き腹）は**外腹斜筋，内腹斜筋，腹横筋**が重なってつくられる．外層は外腹斜筋で肋骨から斜め下方向へ，中間層は内腹斜筋で外腹斜筋と交叉する方向へ，内層は腹横筋で水平方向へ走っている．三層は腱膜となり一つに結合して，腹直筋鞘の外側につく．また，外腹斜筋の腱膜は**鼡径靱帯***をつくっており，腹部と大腿部の境界（足のつけ根）をなす．腹部の筋は，排便や分娩時にいきむ動作，つまり腹圧を高めるときに働く．

腹壁筋のすぐ外側にあるスカルパ筋膜は弾性線維に富み，腹部内臓を支持する働きをもつ．

* 鼡径靱帯には鼡径管という管腔が通り，その中を男性は精索，女性は子宮円索が通っている．鼡径ヘルニアは，その鼡径管を通って腸が腹腔の外へ出てくることをいう（脱腸）．鼡径ヘルニアは男性によくみられる．

d．背部の筋

僧帽筋は首から背中を覆う大きな筋で，頭の後屈，肩甲骨の回旋，胸を張るときに働く．**広背筋**は腰椎，腸骨などの骨から起こり上腕骨につく．上腕の内転や内旋，腕を上から振り落とす動作で働く．背中の深層にある**固有背筋**（脊柱起立

e. 上肢の筋

上肢帯の骨から起こり上腕骨につく**三角筋**は，上腕骨の外転に働く．肩甲骨，上腕骨から起こり前腕の骨につく筋には，**上腕二頭筋**，**上腕三頭筋**がある．上腕二頭筋は上腕の前面にあり，肘の屈曲，前腕の回外時に働く．一方，上腕三頭筋は上腕の後面にあり，肘を伸ばすのに働く（p.142，コラム参照）．前腕の前面にある筋は，手首や手指の屈曲，回内に関与する．一方，前腕の後面にある筋は，手首や手指の伸展，回外に関与する．手の筋は手指の複雑で微細な動きや母指と小指を合わせる動作*1 に寄与している．

f. 下肢の筋

下肢帯の骨から起こり大腿骨につく筋に**腸腰筋**があり，これは大腰筋と腸骨筋からなる．腰を前傾させ，大腿を前に上げる動作で働く．一方，**大殿筋**はお尻を形づくる筋であり，腰を後傾させ，大腿を後ろに引く動作で働く．腸腰筋と大殿筋は拮抗筋で，歩行運動に寄与する．

大腿の前面には**大腿四頭筋**があり，四つに分かれた筋頭が一つになって膝蓋腱*2 をつくり，脛骨につく．大腿四頭筋は膝関節の伸展や大腿を上にあげる作用をもつ．大腿の内側面には**大内転筋**など大腿の内転に寄与する筋があり，大腿の後面には**大腿二頭筋**など膝関節の屈曲や大腿を後ろに引く動作に寄与する筋群がある．

下腿の筋は，足首，足，足指の運動に関与する．下腿の前面にある筋は，足の背屈，内反，外反，足指をそらす動作に関与する*3．下腿の後面には足指を屈曲させる筋や，**腓腹筋**と**ヒラメ筋**のように足の底屈に関与する筋*4 がある（p.144，図10・10参照）．足の筋は足指を動かす働きをするが，手の筋ほど発達したものはみられない．

g. 骨盤底の筋

骨盤下口は漏斗状の筋板で閉ざされており，尿生殖部と肛門部にいくつかの筋と筋膜が骨盤内臓を支えており，**骨盤底筋群**とよばれる．これらの機能不全により骨盤内臓が下がってくることを性器脱とよび，子宮そのものが膣の出口から飛び出した状態を子宮脱という．

10・2・4 筋収縮の機構

骨格筋が収縮するためには**運動ニューロン**という神経細胞からの興奮が伝達される必要がある．運動ニューロンから筋細胞へ伸びる軸索の末端は**軸索終末**といい，筋細胞の細胞膜に結合して興奮が伝達される場となる．ここを**神経筋接合部**という（図10・13）．軸索終末には神経伝達物質の**アセチルコリン**の入った袋状の小器官があり，興奮が軸索終末へ到達すると，アセチルコリンが神経筋接合部の隙間である**シナプス間隙**に放出される．放出されたアセチルコリンにより筋細胞膜が興奮し，T管を通じて細胞内へ伝えられ，筋小胞体という袋状の小器官から**カルシウムイオン**が細胞内に放出される．カルシウムイオンがトロポニンに結合するとトロポニンの構造が変化し，それに結合しているトロポミオシンも構造

*1 母指と小指を合わせる運動を対立という．

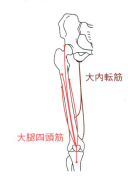

*2 膝蓋腱をたたくと膝関節が伸びてすねが持ち上がる．これを**膝蓋腱反射**という．

*3 足の甲をすねに近づける（かかとで立つ）動作を背屈，かかとをふくらはぎへ近づける（つま先で立つ）動作を底屈，足の裏を内側に向ける動作を内反，足の裏を外側に向ける動作を外反という．（p.6，図1・4h参照）これらは足に限られた動作である．

*4 腓腹筋とヒラメ筋を合わせて下腿三頭筋という．下腿三頭筋は一つの腱（**アキレス腱**）をつくり踵骨に停止する．

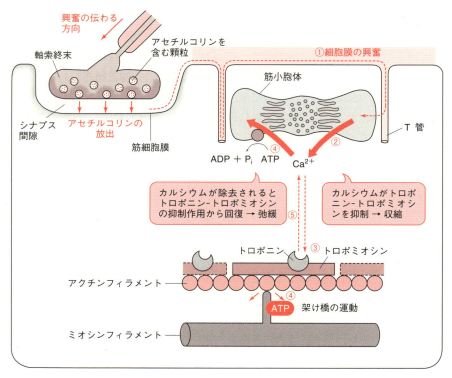

図 10・13　神経筋接合部の構造と筋収縮におけるカルシウムの役割

が変化する．その結果，アクチンフィラメントにミオシンフィラメント頭部が結合できる部位が現れ，アクチンとミオシンが結合できるようになる．アクチンと結合したミオシン頭部は ATP を分解したエネルギーを使って，結合したまま首ふり運動を行う．ミオシンがアクチンを引き寄せるように働くことで筋の収縮が起こる．このようにフィラメント自体は短縮することなく，筋節が短縮し，筋全体としても短縮する．膜の興奮が終わり再分極すると，カルシウムイオンはトロポニンから外れて筋小胞体に取込まれ，ミオシン頭部に ATP が結合してミオシンとアクチンの結合が外れて，筋は弛緩する．

　筋収縮のエネルギー源は ATP であるが，これは細胞に入ったグルコースからミトコンドリアで産生される．ATP は不安定なため，細胞はグリコーゲンなどの形で食物からの化学エネルギーを蓄え，必要に応じて ATP を産生している．

11 生殖系

1. 男性生殖器は内生殖器と外生殖器よりなり，精巣精細管で精祖細胞から精子が形成されていく．
2. 女性生殖器は内生殖器と外生殖器よりなり，周期的に卵巣で卵母細胞から成熟卵胞が形成され排卵が起こる．
3. 精巣では男性ホルモンが産生される．卵巣では女性ホルモン，黄体ホルモンが産生され，月経周期に伴い子宮内膜は周期的な変化を起こし月経が生じる．
4. 受精卵は胚盤胞となって着床し，胎盤，胎芽を形成し胚葉を形成して各臓器が形成されていく．
5. 性の分化は，受精卵の遺伝的性，生殖腺・副生殖腺・脳の分化の過程を経て生じる．

11・1 男性生殖器の構造

男性生殖器（図 11・1a）は内生殖器と外生殖器に分けられ，**内生殖器**は精巣・精巣上体・精嚢・前立腺・尿道球腺，**外生殖器**は陰茎・陰嚢からなる．精巣の精細管内で精子がつくられ，精路（精巣輸出管，精巣上体管，精管，射精管）（図 11・1b）では精子の成熟，輸送，貯蔵，射出が行われ，付属腺（精嚢，前立腺，尿道球腺）は精液を産生し，陰茎（尿道，海綿体）は射精に関与する．

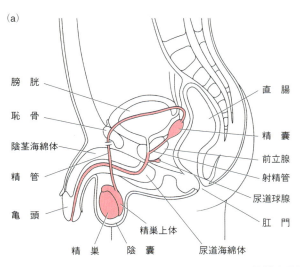

図 11・1 男性生殖器の構造

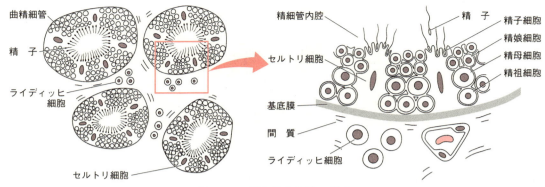

図11・2 精細胞と間質の構造

11・1・1 精　巣

　精巣は睾丸ともいわれ，左右1対あり，約5〜15g，長径4〜5cmの卵型で，白膜という緻密な結合組織で包まれ，精巣上体とともに陰嚢中に収められている．結合組織膜（精巣中隔）が放射状に内部に進入し，精巣実質は200〜300個の精巣小葉に分かれており，精巣小葉は曲がりくねった**精細管**から構成されている．精細管では精子が形成されており，精細管上皮は多様な発達段階にある男性生殖細胞（精祖細胞，精母細胞，精娘細胞，精子細胞，精子）とそれを支持・栄養するセルトリ細胞（支持細胞）*1 からなる．男性生殖細胞はセルトリ細胞に接した状態で管腔側に移動しながら成熟し，精子となって精細管内腔へ出ていく（図11・2）．

　精子は，遺伝子（DNA）の詰まった頭部，ミトコンドリアの集合した中部，中心小体から伸びた軸糸からなる尾部（鞭毛）の3部からなる（図11・3）．ミトコンドリアで産生されるエネルギーにより鞭毛運動をする．頭部の先端には，卵子を覆っている透明帯を通過するために必要なタンパク質分解酵素を含む先体（尖体）が存在する．

　精細管周囲の間質（結合組織）には，ライディッヒ細胞*2 がある．

11・1・2 精　路（図11・1b）

a. 精巣上体　精巣上体は副睾丸ともよばれ，精巣の上部にある．頭部には十数本の精巣輸出管が存在して，これが合流して1本の精巣上体管となる．精巣（精細管）でつくられた精子はここに運ばれる．

b. 精　管　精管は精巣上体管に続く導管で，平滑筋の発達した細長い管である．陰嚢を出て鼡径管を通り，腹腔内に入る．さらに膀胱の下を通って尿道へ向かう．膀胱後面下部に精管が拡大して太くなった精管膨大部がある．精管膨大部の先が射精管となって前立腺を貫き，尿道に開口している．射精直前には蠕動運動によって精巣上体に蓄えられた精子が精管膨大部まで効率良く運ばれる．

11・1・3 付　属　腺（図11・1a）

a. 精　嚢　精嚢は精管膨大部の外側に左右一対あり，精管膨大部に開口し，

---

*1 **セルトリ細胞**: 精細管上皮の基底側から管腔側に向かって伸びる柱状の細胞で，インヒビン，トランスフェリン，セルロプラスミンなどを分泌して，男性生殖細胞を発育させている．

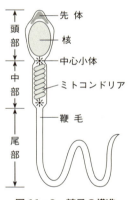

図11・3　精子の構造

*2 **ライディッヒ細胞**: 間質細胞あるいは間細胞ともよばれる．男性ホルモンを分泌する．

精液の約7割を占めるアルカリ性の精嚢液を分泌する*1．分泌液に含まれるフルクトースやアスコルビン酸は，精子のおもなエネルギー源となる．また精嚢の腺壁には平滑筋が発達しており，射精時には強く収縮して内容物を射精管へ送り出す．

b．前立腺 前立腺は膀胱底に接するクリの実形の腺で，尿道の起始部および射精管を取囲む．特有の臭気を有するアルカリ性液を分泌する．分泌物は精子のエネルギー源となるクエン酸，亜鉛や種々の酵素（酸性ホスファターゼ，フィブリン溶解酵素など）を含んでいる．

c．尿道球腺 尿道球腺はカウパー腺あるいはカウパー氏腺ともいわれ，前立腺の下に位置するダイス大の腺で，尿道海綿体後部に開口する．粘液を分泌し，尿道を湿潤する．女性の大前庭腺（バルトリン腺）と相同な器官である．

11・1・4 外生殖器*2

a．陰茎 陰茎は，海綿体（尿道海綿体，陰茎海綿体）と亀頭から構成されている．尿道は，尿道海綿体の中央を貫き，亀頭の先端に開口する．陰茎海綿体の静脈洞は血液で満たされており，性的興奮により多量の血液が充満され強く硬直して勃起が起こる．

b．陰嚢 陰嚢は精巣，精巣上体および精索の起始部を収める袋である．メラニン色素に富み，皮下組織には脂肪組織を欠き平滑筋層が発達し，肉様膜を形成する．

11・2 男性生殖器の機能

11・2・1 精子形成

精子は精巣で形成される．精巣の中には無数の精細管が存在し，多様な分化過程の精子細胞が存在している．精細管上皮の最外側にある精祖細胞は，分裂を繰返して精子になるが，一部は幹細胞として残る．精細管の管腔に近づくほど生殖細胞の分化は進み，最も管腔内側に精子がみられる（図11・2）．

精祖細胞（$2n$）は数回の細胞分裂を経て一次精母細胞（$2n$）となる．次に減数分裂の第一分裂で二次精母細胞（n）に，第二分裂で精子細胞（n）となる．精子細胞は精子（n）に変化していく（p.157，図11・8参照）．これら細胞の精子への変化は同調して生じる．

精祖細胞が精子に変化していく過程は，**セルトリ細胞***3により調節されている．セルトリ細胞は，卵胞刺激ホルモン（FSH）の刺激を受けて，精子の形成・成熟を促進する．また，アンドロゲン結合タンパク質を分泌して，精細管のアンドロゲン濃度を調整する．

11・2・2 男性ホルモンの分泌

精細管の間の間質には**ライディッヒ細胞***4があり，黄体形成ホルモン（LH）の作用でテストステロン（男性ホルモン）を産生する．テストステロンは，生殖

---

*1 **精液**：性的な興奮が高まることにより尿道から精液が射出される（射精）．健康な男子の精液量は 1.5 mL 以上，1 mL 中に 1500万個以上の精子が含まれる．運動性のある精子が 1 mL 中 4000 万個以上が妊娠しやすいといわれている．pH は，精嚢の分泌液によって通常弱アルカリ性になっている．

*2 男性では，外生殖器のことを外陰部ともいう．

精索：精巣上体から上に伸びたヒモ状の構造をしている．鼠径部の鼠径管を通って腹腔内へと侵入し，精索中には精巣動脈，精巣静脈，リンパ管，神経，精管が通っている．

*3 セルトリ細胞については，p.150 の欄外注参照．

*4 ライディッヒ細胞については，p.150 の欄外注および図11・2参照．

腺の発達，精子の形成，二次性徴の発現を促進する．すなわち思春期には，前立腺や外陰部の発達，また，骨格筋の発達，体毛の発育，頭髪の減少（男性型の生え際の形成），皮脂腺の発達（にきびの発生），声の低音化などが起こる．

11・2・3 勃起と射精の機序

性反射の中枢は腰髄・仙髄にあり，陰茎からの触・圧覚刺激が脊髄に伝わり，勃起神経（副交感神経）が陰茎細動脈を拡張させ，陰茎海綿体の静脈洞に血液が充満して勃起が起こる．刺激がさらに続くと，下腹神経叢を介する副交感神経が精管や精嚢の平滑筋を収縮させ，精液を後部尿道に放出する．尿道が精液で満たされるとこの刺激が陰部神経を介して脊髄へ送られ，下腹神経叢を介する交感神経によって，精液を尿道から外へ放出させる（射精）．

11・3 女性生殖器の構造

女性生殖器（図11・4）も内生殖器と外生殖器よりなり，**内生殖器**は腟・子宮・卵管・卵巣，**外生殖器**は外陰（大陰唇，小陰唇，前庭腺，陰核，会陰）からなる．乳汁（母乳）を分泌する**乳腺**は，その機能から女性生殖器に分類されることもある．

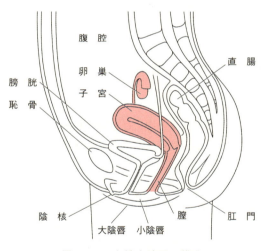

図11・4 女性生殖器の構造

11・3・1 卵　巣（図11・5）

卵巣は子宮の左右に位置する母指頭大の楕円形をしており，皮質と髄質からなる．皮質には発達段階の異なる大小多くの**卵胞**がある．卵胞は，卵母細胞を一層の細胞が包む原始卵胞から一次卵胞，二次卵胞を経て，グラーフ卵胞（成熟卵胞）へと発育して卵巣ホルモンを分泌する．成熟した卵母細胞は卵巣表面に盛り上がり，これが破れて排卵する（§11・4・1参照）．健常な女性では排卵は約4週間に1回起こり，排卵された卵子は卵管采から卵管を経て子宮へ移動する．卵

胞は，卵子に加えて顆粒膜細胞と莢膜細胞（内卵胞膜細胞）よりなる．排卵後に卵胞は黄体になり，受精しなければ退化し消失するが，受精し妊娠すると妊娠黄体になり，妊娠を維持する．

11・3・2 卵　管

卵管は卵巣から子宮（子宮体部の底部）へ左右に伸びる 7～8 cm の管状の器官で，排卵された卵子を卵管采で受け止め子宮へ運ぶ．この卵管上皮は線毛をもち，これにより卵子を子宮へ移動させる．受精は通常，卵管膨大部付近で生じる．

11・3・3 子　宮（図 11・5）

子宮は筋層がよく発達した西洋ナシの形で，厚い平滑筋組織で構成されている上部の子宮体部と下方の細い子宮頸部よりなる．長さ 7～8.5 cm，重さ 40～60 g，子宮壁の厚さは約 1.5 cm で，子宮内膜，子宮筋層，子宮外膜の 3 層からなる．子宮内膜は円柱上皮で，上皮は粘膜の中に管状に落ち込み子宮腺をつくる．

子宮頸部は，膣内に突出した子宮膣部とその上方で体部につながる膣上部に分けられる．子宮頸管には頸管腺が数多く存在しており，頸管粘液が分泌される．頸管粘液は月経周期に伴い性状が変化し，排卵期には頸管粘液量が増えて粘度が

子宮内膜：子宮内膜は，機能層，基底層よりなり，月経周期に応じて大きく変化する．卵胞ホルモンによって増殖し（増殖期），排卵後には黄体ホルモンによって分泌期に移行する．受精しないと，黄体はやがて退化していく．その結果，子宮内膜の機能層が剝がれ落ちる．これが月経である．しかし基底層は剝離しない．受精すると受精卵はやがて子宮内膜に着床し，黄体はさらに大きくなって，黄体ホルモンを分泌し，初期の妊娠が維持される．

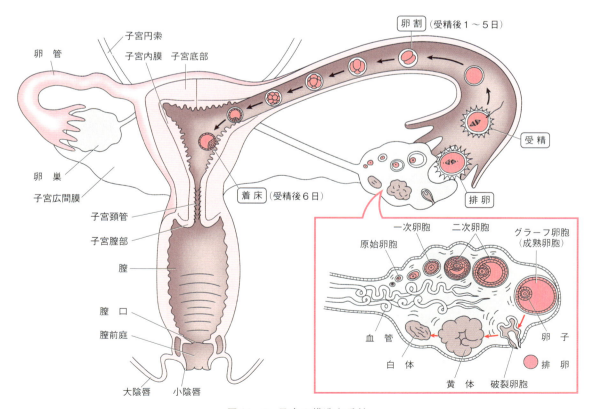

図 11・5　子宮の構造と受精

低下し,弱アルカリ性を呈し,精子が通過しやすくなる.

子宮頸がんは膣扁平上皮と頚管粘膜上皮の境界部で発症する(コラム参照).

11・3・4 膣

膣は薄い筋層に包まれ子宮に続く 6〜10 cm の長さの管腔で,尿道と直腸の間に位置している.膣粘膜は重層扁平上皮で覆われ,膣口には処女膜という粘膜のヒダがみられる.膣内には乳酸菌(デーデルライン桿菌)が存在し乳酸をつくり,膣分泌物は酸性となって,細菌やウイルスの子宮内への侵入を防止している(膣自浄作用).酸性の膣内で精子は大部分死滅するが,排卵期には膣内 pH は弱アルカリ性(pH7〜8.5)と変化し,精子の運動に適した pH となる.

11・3・5 外生殖器

a. 大陰唇 大陰唇は左右一対の皮下脂肪に富むヒダで,前後で結合して陰唇交連をつくり,陰唇交連の前の膨らんだ部分を恥丘という.外側は色素沈着があり,陰毛がみられるが内側には毛はなく,皮脂腺・汗腺に富む.

b. 小陰唇 小陰唇は大陰唇の内側にある左右一対のヒダで,前端に陰核がある.左右小陰唇に囲まれた部分を膣前庭といい,外尿道と膣が開口する.

c. 膣前庭 左右を小陰唇に囲まれ,膣口の外縁にあたる部分を膣前庭とよび,膣前庭前部には尿道口,膣口,前庭腺がある.前庭腺は膣前庭に開く粘液腺で大前庭腺(バルトリン腺)と小前庭腺(スキーン腺)がある.大前庭腺は男性の尿道球腺(カウパー腺)に相当し,分泌腺は粘膜表面を潤す.

d. 陰核 陰核はクリトリスともよばれ,男性の陰茎に相当する臓器で,知覚神経が豊富に存在して,陰核海綿体を有し,外尿道口の前に陰核亀頭が存在する.

e. 会陰 大陰唇と肛門の間を会陰とよぶ.広義では左右の大腿と殿部で囲まれる骨盤の出口全体をさし,恥骨結合と左右の坐骨結節,尾骨を結ぶ菱形部となる*.

* 分娩にあたって裂傷を生じやすいため,胎児娩出直前に会陰切開を加えることも多い.

子宮頸がん

子宮頸がんは,1980 年代前半まで日本人女性の死因として胃がんにつぐ疾患であったが,集団検診による早期発見などにより死亡率が低下している.しかし,発症年齢は若年化して増加傾向にある.予防ワクチンが開発された初めてのがんである.

子宮頸がん(扁平上皮がん)は HPV (human papilloma virus)感染により生じる.子宮頸がん発症に関連した高危険群の HPV は 16 型と 18 型で,ほかに 31-型などがある.HPV 感染の頻度は産婦人科受診女性の 1〜2 割であるが,10 歳代後半から 20 歳代前半の女性では 3〜4 割と多い.感染しても多くは 1〜2 年以内に自然に排除されるが,感染が持続すると子宮頸部細胞の遺伝子に組込まれ,感染細胞はがん化していく.

予防ワクチンとして,低危険群 HPV 6 型・11 型と高危険群 16 型・18 型の両者に対する 4 価ワクチンに加え,高危険群 16 型・18 型のみに対する 2 価ワクチンの 2 種類がある.

11・4 女性生殖器の機能

11・4・1 性周期と排卵（図11・6）

　卵巣での排卵は周期的に起こり，それに同調して子宮では内膜の周期的変化が起こる．妊娠が成立しなかった場合は，増殖した子宮内膜の大部分を占める機能層が剥離し，出血とともに体外に排出される．これが**月経**である．排卵と月経のサイクルは，健常な女性では約28日を1周期としており，この周期を**性周期**という．

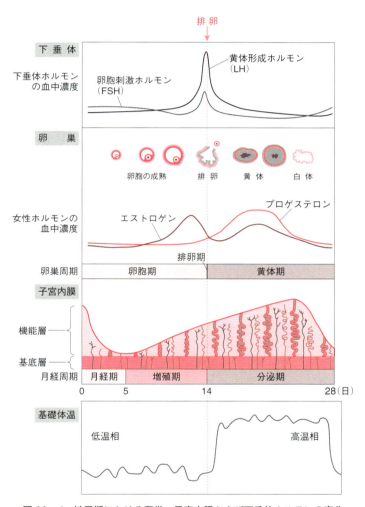

図11・6　性周期における卵巣，子宮内膜および下垂体ホルモンの変化

　性周期には，排卵から次の排卵までの**卵巣周期**と，月経から次の月経までの**月経周期**とがある．卵巣周期は，1) 卵胞期，2) 排卵期，3) 黄体期からなる．月経周期は，1) 月経期，2) 増殖期，3) 分泌期からなる．月経期〜増殖期が卵巣周期の卵胞期〜排卵期に相当し，分泌期が卵巣周期の黄体期に相当する．月経周期では，月経1日目を周期の第1日目と数える．

a. 卵巣周期（卵胞期，排卵期，黄体期）

1) **卵胞期**：卵胞期には，下垂体からの**卵胞刺激ホルモン**（FSH）の作用によりいくつかの原始卵胞が成長を開始する．FSHと卵胞内の顆粒膜細胞（図11・7）で産生される**エストロゲン**の作用により卵胞腔が形成され，一次卵胞から二次卵胞へと卵胞自身の成熟をさらに促進する．そのなかの一つのみが急速に成長し，二次卵胞を経てグラーフ卵胞（成熟卵胞）となる．残りの卵胞は閉鎖卵胞となり，萎縮・消失する．一次卵胞以降の卵胞成熟には，FSHのほかに**黄体形成ホルモン**（LH）などが関与する．

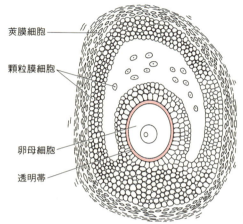

図11・7 卵胞の構造

2) **排卵期**：卵巣周期の14日目頃に，LHの大量分泌（LHサージ）が起こり，これが引き金となって約18時間後，グラーフ卵胞が破れ，卵子が腹腔内に放出される（**排卵**）．LHサージは，この時期の血中エストロゲンの急激な上昇により，視床下部から性腺刺激ホルモン放出ホルモン（GnRH）が大量に分泌される正のフィードバックによって生じる現象である．排卵はそれに引続き行われる．

3) **黄体期**：黄体期は，排卵後の卵胞が黄体へと変化し，黄体ホルモンを分泌する時期である．排卵後，卵胞の顆粒膜細胞とそれを包む莢膜細胞は急速に増殖し**黄体**を形成する．黄体からはエストロゲンとプロゲステロンが分泌される．エストロゲンとプロゲステロンは子宮内膜を分泌相にする*．プロゲステロンは基礎体温を上げて高温相へと変化させる（図11・6）．受精が起こらない場合，黄体は12～16日で退化し，エストロゲンとプロゲステロンの分泌は低下し，黄体はやがて退縮して白体となっていく．また基礎体温は低温相となる．

* 排卵後，エストロゲンとプロゲステロンの作用により子宮内膜は肥厚し，細胞内や腺腔内に多くの分泌物が認められ，受精卵が着床しやすい状態となる．これを子宮内膜の**分泌相**という．

b. 月経周期（月経期，増殖期，分泌期）

1) **月経期**：妊娠が成立しないと黄体からのエストロゲンとプロゲステロンの分泌が減少するため子宮内膜が脱落し，子宮出血（**月経**）が生じる．これを月経期といい，5日程度継続する．卵巣の黄体が退化して，エストロゲンとプロゲステロンにより維持されていた子宮内膜では，機能層が壊死・脱落して，出血とともに体外に排出される．

2) **増殖期**: 子宮内膜では基底層が残っており,卵巣から分泌されるエストロゲンの作用により,再び増殖が起こり,子宮内膜は増殖肥厚する.この月経終了後から排卵直後までの期間を増殖期という.

3) **分泌期**: 排卵後は,黄体からエストロゲンとプロゲステロンが分泌され,子宮内膜は浮腫状になる.この時期を分泌期といい,約2週間続く.排卵後に形成された黄体が分泌するプロゲステロンの作用により,子宮内膜は受精卵が着床しやすい状態となる.受精卵が子宮内膜に着床すると,のちに胎盤となる絨毛から分泌される**ヒト絨毛性性腺刺激ホルモン**(hCG)によって黄体からのホルモン分泌が刺激され,子宮内膜が維持され,妊娠が継続する.受精・着床しないと黄体は退化し,月経が始まる.

11・4・2 卵子の形成

卵子の形成と成熟は胎児ですでに開始している.卵黄嚢で形成された始原生殖細胞が卵巣原器に移動して,細胞分裂を繰返し,卵祖細胞($2n$)として増殖する.この細胞分裂は胎児の出産前に終了する.次に減数分裂の前期の状態になり,その状態で長い間とどまっている.これが一次卵母細胞($2n$)である(図11・8).新生児の卵巣にはこのような一次卵母細胞が約200万個存在している.排卵の直前に一次卵母細胞は減数分裂の第一分裂を開始する.この分裂で,細胞質の大部分が一方の細胞に分配され,大きな二次卵母細胞(n)とごく小さい極体(n)に分

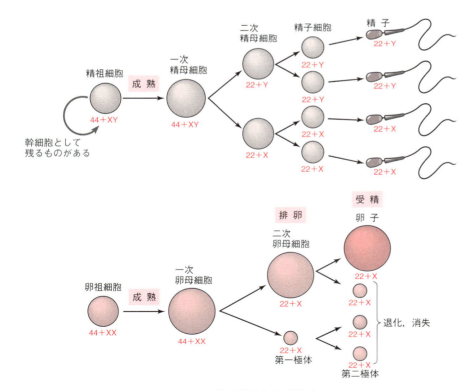

図11・8 精子形成と卵子形成

かれる．排卵された二次卵母細胞は，受精すると精子の侵入が刺激となって第二分裂が完成し，その結果，卵子(n)と小さい第二極体(n)に分かれる．その後，卵子と精子の核は合体して受精卵($2n$)となる．第一極体(n)も分裂するので極体は三つとなるが，すべて消失する．二次卵母細胞は受精しないと第二分裂が完成せず死滅する．

　排卵の後，卵胞の中には出血により血液が含まれているが，その後黄体となる（p.153, 図 11・5 参照）．

　男性の精子形成は思春期から老年期にかけても持続するが，女性では原始卵胞の形成は胎生期に終了しており，新たにつくられることはない．性成熟後は，約1カ月に1個の割合で成熟して，第二減数分裂に入った状態で卵巣から放出される（排卵）．排卵された卵子（寿命は約 24 時間）は，卵管采から卵管に取込まれ，子宮に向かって移動する間に精子と出会い受精する．受精卵は，細胞分裂を繰返しながら子宮へと移動し，子宮内膜に着床する．

11・4・3　妊娠と分娩

　妊娠期間の数え方は特殊であり，月経周期を 28 日として最終月経から 14 日後に排卵があって受精・妊娠したと考えて，最終月経初日を妊娠 0 日，分娩予定日を妊娠 40 週 0 日とする[*1]．

　妊娠 15 週までを**妊娠初期**といい，つわり，眠気，頻尿，便秘や，精神的に不安定になりやすいなどのさまざまな体調の変化が起こる．喫煙，飲酒，ストレス，特定の薬，風疹などのウイルス，X 線などは，胎児に影響を及ぼす可能性があり注意する．**妊娠中期**（16～27 週）になると，つわりもふつうはおさまり安定期ともいわれる．乳房では乳腺が発達し乳輪に色素が沈着する．**妊娠後期**（28 週～）には胎児が大きくなり，母体への負担が増える．

　子宮筋が 10 分間隔，または 1 時間に 6 回と周期的に収縮を繰返すようになった時点を**陣痛**開始といい，子宮収縮で子宮口が開大していく．陣痛により，胎児はゆっくりと回りながら産道を下り，**出産（分娩）**に至る．分娩後（**産褥期**）は，合併症がない限り早期の離床が望ましい．子宮が元に復帰するのに約 4～6

[*1] 月経周期が不順でも妊娠初期の超音波検査で正確な分娩予定日が確定できる．なお，受精した日を受精（胎生）1 日目とする数え方もある．

母子健康手帳：保健所や自治体に妊娠の届出をすると，母子健康手帳が交付される．産科・助産所では定期的に妊婦健康診査を受け，妊娠が正常に経過しているのかを確認し，妊娠高血圧症候群，妊娠糖尿病などの異常を早期にスクリーニングして対応する．近年，電子母子手帳も注目されている．

妊娠悪阻：妊娠悪阻に至った場合はウェルニッケ脳症予防のためのビタミン B_1 を含む製剤を用いた点滴を行う．

[*2] 望ましい食生活の指針として "妊産婦のための食生活指針"（厚生労働省，2006 年），食事バランスガイドがある．

妊娠中の高血圧：減塩は必要であるが，著しい減塩は望ましくない．

妊娠と栄養

　妊娠中の母体の栄養は児の健康に与える影響が大きく，妊娠中は積極的にバランスのとれた栄養の摂取を心がけることが大事である[*2]．厳しい体重増加制限は医学的適応がない限り望ましくない．日本では出生体重の低下傾向があり，低体重で生まれた場合に将来生活習慣病のリスクが高くなることが明らかになってきている．巨大児の場合も同様のリスクがある．

　妊娠前 3 カ月頃より葉酸の摂取（400 μg/日）が勧められる．葉酸を多く含む食品としては，ホウレンソウやアスパラガスなどの野菜，枝豆，納豆，レバーなどがあげられる．葉酸は神経管閉鎖障害などの奇形の予防に加え，児の遺伝子の発現調節に重要である．しかし過剰摂取は慎むべきである．

週間かかる（子宮復古）．出産後はホルモンの急激な変化が起こり，一過性に精神的に不安定になりやすい（マタニティ・ブルー）．

妊娠22週までの妊娠の中断を**流産**といい，自然流産の発生頻度は15％程度である．3回以上の流産が連続する場合を習慣流産という．妊娠37週未満の分娩を**早産***という．また，妊娠42週を過ぎても分娩にいたらない場合を**過期妊娠**という．胎盤機能不全を起こしやすく，過期妊娠となる前に誘発分娩を行うのが一般的である．

* 妊娠22週頃には早産しても生存できる場合がある．2500g未満で生まれた場合は低出生体重児，1500g未満の場合は極低出生体重児，1000g未満の場合は超低出生体重児とよばれる．最近は低出生体重児の頻度が高い．

11・4・4 乳　房

乳房は，乳腺，乳腺脂肪組織，乳頭，乳輪からなる．**乳腺**は，乳腺葉と乳管が集合している（図11・9）．乳頭には12〜20本の乳管が開口し，乳輪には色素が沈着し，周辺部に10〜15個のMontgomery小結節（乳輪腺）が存在している．母乳は乳腺葉でつくられ乳管を通って，まず乳管洞に溜まり，乳児が吸うこと（吸啜）により乳管洞が押されて母乳が出る．母乳が出るためには乳管が開通していることが大事である．

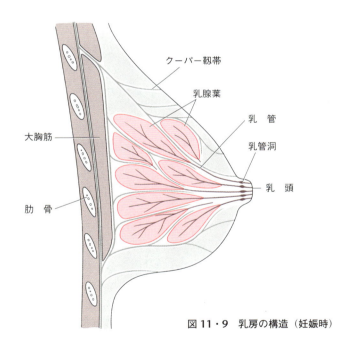

図11・9　乳房の構造（妊娠時）

クーパー靱帯（乳房堤靱帯）：乳房は，皮膚の真皮と深筋膜をつなぐ靱帯によって吊り支えられている．加齢や激しい運動によって靱帯が緩むと，乳房の垂れ下がりが起こる．またがんの浸潤によって靱帯が引かれると，皮膚表面にへこみやひきつれが生じる．

乳腺は思春期までは休止状態にある．第二次性徴が始まるとともにエストロゲンにより乳房は発育し，性成熟ともにエストロゲンとプロゲステロンの作用で乳腺葉，腺房組織の発育が促進される．

妊娠すると乳房は非妊娠時に比べて3〜4倍の重さとなり，乳輪面積の増大，色素沈着が増して暗褐色に着色する．妊娠16週頃より乳腺の腺体は腺胞を形成して血管が増生し，妊娠32週頃には初乳の産生が始まる．分娩後，胎盤から産生されていたエストロゲンが減少し，抑制されていたプロラクチンの作用により

乳汁産生が起こる．乳は初乳，移行乳，成乳と変化していく．児の乳頭吸綴刺激によりプロラクチンが分泌され乳汁が産生される．また子宮収縮作用をもつ**オキシトシン**も分泌され，子宮復古が促進される．オキシトシンは，乳腺筋上皮細胞を収縮させ，乳汁分泌を促進したり（射乳），母児の関係を密にするうえでも重要なホルモンである[*1]．母乳分泌は，児による乳頭の吸啜刺激により維持される．

[*1] 脳内にもオキシトシン受容体があり，母性を高め養育行動を促進する作用に加え，ストレス・不安の抑制や男女・父母子の絆の形成にも関与するといわれている．

乳がん

乳がんは増加傾向にあり，1990年代後半から女性の悪性腫瘍の罹患数のうち第1位である．全女性の16人に1人が生涯で乳がんを発症しており，乳がん検診が広く行われている．その原因に，生活などライフスタイルの西洋化があげられ，閉経年齢の遅い人々，また肥満女性，20歳以降で肥満度の増加した例では閉経後に発症リスクが上昇する．プロゲステロンを併用したホルモン補充療法を10～20年の長期投与例ではリスクが高くなる．

治療は，手術，薬物，放射線療法を組合わせて総合的に行われている．乳房温存手術が広く行われ，薬物療法には抗エストロゲン剤（タモキシフェン，トレミフェンなど）やアロマターゼ阻害剤がある．家族性乳がん原因遺伝子として *BRCA1*，*BRAC2* などが知られている．

11・5 人体の発生

11・5・1 受精～着床

排卵期以外では子宮頸管粘液の粘調度が高く，精子は通過しにくい．排卵期には粘調度が低下するため，精子は容易に子宮頸部・子宮内腔へ移行できる．射精された精子の一部が子宮頸部を通過し，子宮内，卵管と移動していく．そして卵管膨大部に到達する．精子の生存期間は1～2日である．

一方，排卵された卵子は卵管采から卵管に取込まれる[*2]．卵管膨大部で精子と出会い，**受精**が成立する．卵子の受精可能な時間は約24時間である．

[*2] 受精前の卵母細胞は，減数分裂の第一分裂を終了し，二次卵母細胞と第一極体になり，減数第二分裂の中期で止まっている状態にある．

卵母細胞の表面は放線冠と透明帯で囲まれているが，精子の先体にある透明帯のタンパク質を分解する酵素により，精子は透明帯を貫通して侵入する．その瞬間に2番目以降の精子は卵子に侵入できないようになる．精子が卵子に入ると第二減数分裂中期で止まっていた卵母細胞は第二分裂を進行させ，第二極体を放出して半数体となる．この核が精子の核と合体し，受精が完了する（p.153, 図11・5参照）．

卵子は22本の常染色体と性染色体X，精子は22本の常染色体と性染色体XまたはYを有する．Xの性染色体をもつ精子が受精すると女性（XX），Yの性染色体をもつ精子と受精すると男性（XY）になる．

受精卵は細胞分裂を続け，細胞数が増加していく．32～64細胞期になると胚盤胞（胞胚）となり，内部に胚盤胞腔が形成される．受精後4～5日には卵管内の線毛の作用で，卵管中を子宮腔へと運ばれ，受精後6～7日で子宮内膜に**着床**を開始する．2週目に入ると羊膜，卵黄嚢が形成されて着床が完了する．

胚盤胞の細胞群は大きく二つに分けられる．一つは内部細胞塊で，将来の胚子の本体となるものである．もう一つは外側の栄養膜で，多数の絨毛をもつ絨毛膜となる．

絨毛膜の子宮内面と接している部分は，子宮の脱落膜とともに胎盤を形成していく．絨毛はヒト絨毛性性腺刺激ホルモン（hCG）を分泌する．妊娠初期（3カ月）はhCGにより刺激される妊娠黄体から女性ホルモンが分泌され妊娠が維持される*．4カ月以後は胎盤由来の女性ホルモンにより妊娠が維持され，黄体は委縮していく．

* hCGは尿中に排出されるので，妊娠判定の指標として用いられる．

11・5・2 個体発生

受精卵は，受精後約1週間で胚盤胞になり，胎生2週目に入ると羊膜，卵黄嚢が形成される．胎生3～4週になると胚葉の分化が進み，各種臓器の原基が形成される．ヒトらしい外形を現すのは胎生8週以後で，そのころまでを**胚子**（胎芽），それ以降を**胎児**とよぶ．初期に形成された**外胚葉，内胚葉，中胚葉**からは，組織，器官が分化していく（表11・1）．さらにその過程で，性の分化が生じる．

間葉（または間葉系結合組織）は，中胚葉に由来し，細網線維細胞と未分化な細胞の集合体である間葉細胞とその間を満たす細胞間の物質からなっている．これら間葉細胞は，骨，軟骨，リンパ系，循環器系などの結合組織に変化していく．

表11・1　各胚葉に由来する組織と器官

胚葉	由来する組織と器官	
外胚葉	神経管→神経全般 表皮とその付属器 感覚器の主部	
内胚葉	脊索 消化・呼吸器系（粘膜上皮・腺上皮）	
中胚葉	体節	椎板→脊柱 筋板→体壁の骨格筋 皮板→真皮
	体節茎→泌尿生殖器の主部 側板→漿膜および内臓壁	
（間葉）	結合・支持組織，平滑筋 四肢の骨格および筋 血液および血管	

a. 内・中・外胚葉の形成

胚盤胞が大きくなるに従い，羊膜腔と卵黄嚢の二つの空胞が形成される．この二つの腔を仕切っている2層の細胞層が胚盤で，この部分が増殖して胚子の組織を形成していく．この2層の細胞層のうち，羊膜腔に面している細胞層（胚盤葉上層）は外胚葉となり，脊椎・神経・皮膚・爪・髪の毛などをつくっていく．なお羊膜腔は羊水で満たされている．一方，胚盤葉の卵黄嚢に面している側の細胞層（胚盤葉下層）は内胚葉となり，消化管，呼吸器や消化器，肝臓や膵臓がつく

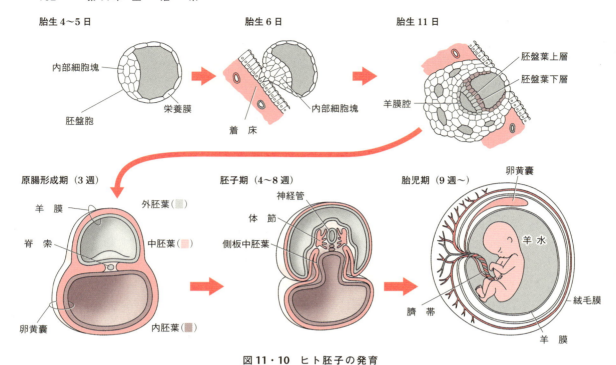

図 11・10 ヒト胚子の発育

られていく．この二つの胚葉の間に形成されるのが中胚葉で，この中胚葉からは心臓・骨・軟骨・筋肉・血球・泌尿器官などが形成される（表 11・1）．受精 3 週目で，神経管，神経堤，脊索，原腸といった，脊椎動物としての基本構造が形成される（図 11・10）．

b. 性 の 分 化

受精卵は，性染色体の組合わせにより，遺伝的に女性（XX）と男性（XY）に分かれている．しかし，胎生 6 週までは遺伝的性差とは無関係に生じる未分化な生殖堤（生殖隆起）が形成される．すなわちこの生殖腺や副生殖器の原基は，男女いずれの方向にも分化しうる．

胎生 7 週に，性腺（精巣と卵巣）原基は，Y 染色体をもつ胚は精巣，Y 染色体をもたない胚は卵巣に分化していく．生殖腺（卵巣，精巣）の原基は，精子の Y 染色体上にある SRY とよばれる遺伝子の働きによって精巣への分化が決定される．SRY 遺伝子により生殖腺の性分化が決定された後，成熟した男女それぞれの機能を果たすためには，さらに副生殖器および脳の性分化が必要である．

1) 生殖腺および副生殖器の性分化　男性，女性とも胎生 7〜10 週ごろまでウォルフ管（中腎管）とミュラー管（中腎傍管）が共存している（図 11・11）．胎生 8 週以降，男性胎児では精巣間質に存在するライディッヒ細胞から分泌されるテストステロンの作用によりウォルフ管が発達分化し，男性副生殖器である精巣上体，精管と精囊が形成されていく．また，精巣のセルトリ細胞からミュラー管抑制因子が分泌され，ミュラー管は消失する．一方，女性胎児では精巣を欠く

SRY（sex determining region Y）: 遺伝的男性の場合，SRY 遺伝子の働きにより生殖堤の髄質が精巣へ分化する．一方，遺伝的女性の場合は，SRY 遺伝子がないので生殖堤の皮質が発達して卵巣へ分化し，髄質は退化する．

生殖細胞の由来: 原始生殖細胞は胎生初期（5 週ごろ）に卵黄囊の壁で分化・形成される．これが分裂・増殖して精祖細胞・卵祖細胞となる．これらの細胞は，性腺原基が形成されるとその部位に移動して増殖していく．性腺原基と生殖細胞は同一部位で形成されるものではない．

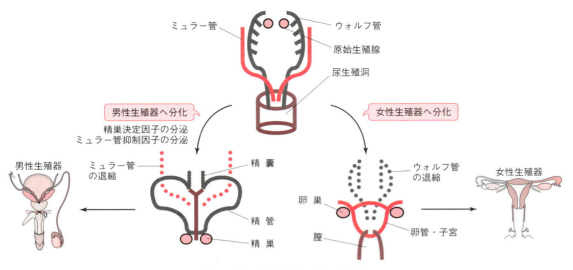

図 11・11 生殖器の分化と発達

ためテストステロンが分泌されないのでウォルフ管は退化・消失する．また，ミュラー管抑制因子がないのでミュラー管が発達し，女性内生殖器の卵管，子宮と腟上部へと分化する．

外生殖器は胎生 8 週頃までは同じ形態を示すが，それ以降，男性胎児では，精巣から分泌されるテストステロンの作用により男性型に分化していく．女性胎児ではテストステロンを欠くために，外生殖器は女性型に分化していく．

2) **脳の性分化** 脳の基本型は女性型であるが，男性では生殖腺の性分化に伴い精巣から分泌されるテストステロンにより脳は男性型に分化していく．この作用を欠くと女性型になる．ヒトの男性胎児では胎生 15～24 週にテストステロンが大量に分泌される．

12 骨髄と血液

1. 血液は細胞成分である血球と液体成分である血漿からなる．
2. 血球には赤血球，白血球，血小板があり，いずれも骨髄の造血幹細胞を由来として，さまざまな分化段階を経て成熟し，血液中に出ていく．
3. 赤血球は酸素の運搬，白血球は生体防御，血小板は止血がおもな役割である．
4. 血漿中には水やタンパク質，糖質，脂質，電解質などが存在する．
5. 血漿タンパク質には免疫グロブリンや凝固因子がある．

12・1 血液とは

　心臓や血管内を循環している血液は体重の約 8% を占め，体重 1 kg あたり約 80 mL 存在している．血液は細胞成分である**血球**と液体成分である**血漿**から成り立っており，血液全体の約 45% が血球で，残りの約 55% が血漿で構成されている．血球は**赤血球，白血球，血小板**に分類され，血漿中には水やタンパク質（アルブミンや**免疫グロブリン**，**凝固因子**など），糖質，脂質，電解質などさまざまな物質が存在している（図 12・1 a）．

　試験管内の血液に抗凝固剤を添加して遠心すると，比重によって上から血漿，バッフィーコートとよばれる白血球と血小板を含む薄い層，赤血球の 3 層に分離される．一方，血液に抗凝固剤を加えずに試験管内で放置すると，血液凝固が進み，凝固因子を含まない液体成分である**血清**と**血餅**（凝固因子が血球とともに固まった固形成分）に分離される（図 12・1 b）．

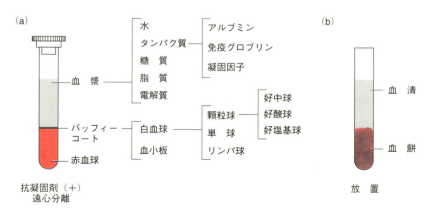

図 12・1　血液の内容

12・2 血　球

12・2・1 骨　髄

造血は**骨髄**で行われる．骨髄は骨の髄腔を埋める組織であり，成人では1700～3700gに及ぶとされる．出生時には全身の骨髄で造血が行われ，その色から**赤色骨髄**とよばれるが，成人では赤色骨髄は頭蓋骨や胸骨，肋骨，椎骨，骨盤骨などの体幹部の骨髄に限定されていき（図12・2a），そのほかは脂肪に置き換わり（**黄色骨髄**），造血が行われなくなる．再生不良性貧血は異常に黄色骨髄が増え，赤色骨髄が減少する疾患である．

骨髄に酸素などを供給する中心動脈は皮質骨を貫いた後分岐を繰返して，洞様毛細血管（類洞）となり，類洞は互いに吻合して中心静脈となり，骨髄外に出ていく．類洞間に造血幹細胞が存在し，分化・成熟した血球が類洞の内皮細胞の小孔を通って血管内に出ていく（図12・2b）．

12・2・2 血球の分化と成熟

赤血球や白血球，血小板は，すべての血球に分化*する能力をもつ**造血幹細胞**に由来する（図12・3）．造血幹細胞は**多分化能**だけでなく**自己複製能**を併せもつため，常にその総数が維持されている．造血幹細胞からは骨髄球系前駆細胞とリンパ球系前駆細胞に分化する．骨髄球系前駆細胞は顆粒球・単球系前駆細胞と巨核球・赤芽球系前駆細胞に分化し，最終的に**顆粒球**，**単球**，**血小板**，**赤血球**になる．リンパ球系前駆細胞はB前駆細胞とT/NK前駆細胞に分化し，最終的に**B細胞**，**T細胞**，NK細胞となる．これら造血の過程は胎生期では肝臓や脾臓で行われるが，出生後は骨の中に存在する**骨髄**で行われ，成熟した血球が血液中に出ていく．ただし，リンパ球系細胞は**リンパ節**や**胸腺**に移動し，そこでさらに分

*　さまざまな役割の細胞に枝分かれしていくこと．

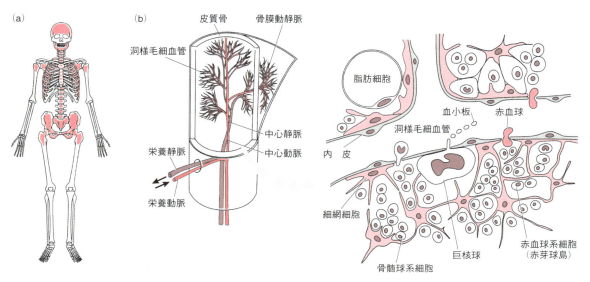

図12・2　赤色骨髄の存在部位と構造

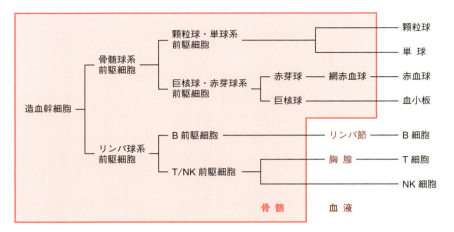

図 12・3　血球の分化と成熟

化・成熟し，B細胞やT細胞になる．リンパ節はB細胞，胸腺はT細胞の分化にかかわる．骨髄や胸腺，リンパ節など造血にかかわる場は造血器とよばれている．

血球の分類を図 12・4 に示す．

12・2・3 赤血球

赤血球は中心部が薄い円盤状をした，直径 7〜8 μm，厚さ 2 μm の細胞で，分化段階において核を失うため，核をもっていない（図 12・5 a）．血液検査では男性で 420 万〜570 万/μL，女性で 380 万〜550 万/μL が正常とされる．赤血球は造血幹細胞から分化・成熟して，赤芽球や網赤血球とよばれる段階を経てつくられている．赤血球の分化・増殖には DNA 合成に必要な**ビタミン B_{12}** や**葉酸**，腎臓でつくられている**エリスロポエチン**とよばれる物質が重要な役割を果たしている．

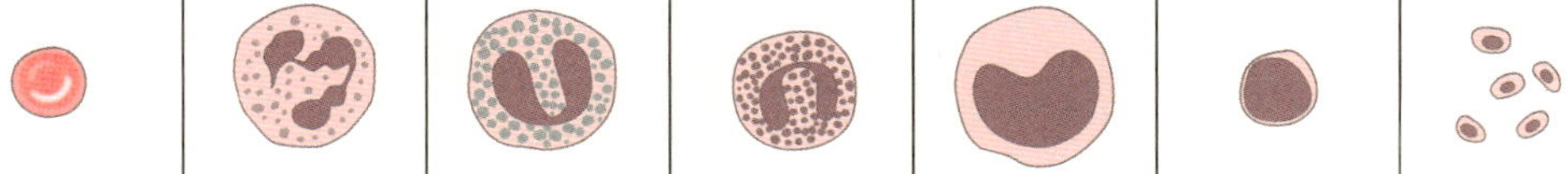

	赤血球	白血球					血小板
		顆粒球					
		好中球	好酸球	好塩基球	単球	リンパ球	
全白血球に占める割合		40〜70%	1〜2%	<1%	約 5%	約 25〜40%	
直径 (μm)	7〜8	10〜16	10〜16	8〜12	15〜20	6〜16	2〜5
血液 1 μL 中の血球数	420 万〜570 万（男） 380 万〜570 万（女）	4000〜9000					15〜40 万

図 12・4　血球の分類

赤血球は血球の大部分を占めており，赤血球内の色素タンパク質である**ヘモグロビン**が，肺で呼吸によって取込んだ酸素を全身の組織に送り届けている．赤血球が赤く見えるのはヘモグロビンがあるためで，1個のヘムという鉄を含む分子と1個のグロビンからなるサブユニットが4個結合することによって構成される（図 12・5 b）．ヘモグロビンは酸素分圧の高い組織で酸素と容易に結合し，酸素分圧の低い組織では容易に酸素を放出する性質があるため，肺では酸素に結合しやすく，全身の組織では酸素を供給しやすくなっている*．また，赤血球は各組織でつくられた二酸化炭素を肺に運搬する役割も担っており，肺に運ばれた二酸化炭素は呼気中に排泄される．

* ヘモグロビンによる酸素の運搬については p.131 図 9・13 および §9・5・2 を参照．

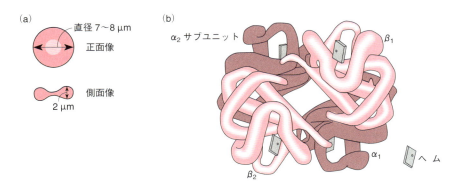

図 12・5 赤血球の形態（a）とヘモグロビンの構造（b）

貧血はヘモグロビン濃度が減少した状態のことで，前述のビタミン B_{12} や葉酸，鉄の欠乏や慢性腎臓病によるエリスロポエチン減少などが原因となる．

なお血液検査項目に記載されているヘマトクリットとは，血液中で赤血球が占める容積の割合をさす．

12・2・4 白血球

白血球も赤血球や血小板と同様，造血幹細胞に由来する．血液検査上，4000～9000/μL が正常とされている．骨髄において造血幹細胞から分化・成熟し，前駆細胞を経て最終的に成熟した白血球となって血液中に出ていく．なお，急性白血病は前駆細胞レベルの血液細胞の分化・成熟が停止し，腫瘍化して増殖することによって生じる疾患である．

分化・成熟した白血球は顆粒球や単球，リンパ球に分類される．成熟した白血球は細菌やウイルス，真菌（カビ）などの異物を排除し，体を守る役割を担っている．したがって血液疾患をはじめとする各種疾患や治療によって白血球の質的・量的異常をきたすと，感染に非常に弱い状態となる．

顆粒球は文字通り細胞質内に豊富な顆粒をもつ白血球で，好中球，好酸球，好塩基球がある．最も多いのが**好中球**で白血球の 40～70% を占め，直径は 10～16 μm とされる．核は桿状のものや分葉しているものがあり，細胞質には微細な顆粒が多数みられる．好中球は生体内に侵入した細菌などの除去がおもな役割であ

る．好中球はこの役割を果たすため，細菌などの異物が存在する組織に移動（遊走）し，異物に到達すると異物を細胞内に取込み（貪食し），細胞質に存在する顆粒から放出されるさまざまな酵素などにより殺菌する．肺炎などの細菌感染症では感染巣に好中球を動員する必要があるため，血液検査で好中球が増加することが多い．好酸球や好塩基球は種々のアレルギー反応に関与することが知られている．

単球は，白血球では最も大きな細胞で直径が 15〜20 μm とされる．単球や，組織内で単球から分化したマクロファージは，好中球のように異物を貪食するだけでなく，その抗原を T 細胞に提示する抗原提示細胞として働く*．マクロファージは肺では肺胞マクロファージ，肝臓ではクッパー細胞とよばれ，独自の機能をもっている．

* p.178, §13・5 "T 細胞への抗原提示"を参照.

リンパ球は白血球の 25〜40％ を占め，直径が 6〜16 μm とされ，小型のものと大型のものがあるが，割合としては前者の方が多い．核は円形のものが多く，細胞質の顆粒は少ない．リンパ球はサイトカインとよばれる物質を介した複雑な免疫反応の主役を果たしており，**B 細胞**や **T 細胞**，NK 細胞などが存在している．B 細胞は骨髄から血液中に出た後に**リンパ節**に移動し，その一部は骨髄に戻って，**免疫グロブリン**というタンパク質をつくり出す**形質細胞**に分化する（§12・3・1 参照）．T 細胞には，ウイルスなどに感染した細胞や腫瘍細胞を直接攻撃したり，B 細胞の抗体産生のサポートをしたりする役割などがある．リンパ球が腫瘍化した疾患の代表格が悪性リンパ腫で，形質細胞の腫瘍化した疾患が多発性骨髄腫である．

12・2・5 血 小 板

血小板は骨髄に存在する巨核球の細胞質からつくられる，核をもたない 2〜5 μm の細胞小片で，血液検査上は 15〜40 万/μL が正常とされる．血小板は止血に関与している．

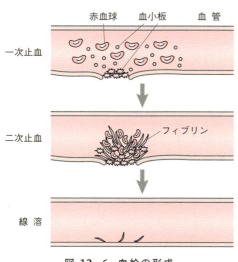

図 12・6 血栓の形成

止血にかかわっているものには血小板のほかに，**凝固因子**とよばれるタンパク質がある．血管が損傷して出血が起こると，まず血小板が損傷部位に集まることによって血栓がつくられ（**一次止血**），引き続いて凝固因子による連鎖反応によってフィブリン血栓がつくられる（**二次止血**）．血管の損傷がふさがると**線溶**により，残った血栓が溶解される（図 12・6）．二次止血と線溶については §12・3・2 で述べる．

血小板の質的・量的な異常によって出血性疾患を発症する．また血栓性疾患の予防および治療目的に血小板機能を抑制するため，抗血小板薬が広く用いられている．

12・3 血漿

血漿の大部分は水であるが，次を占めるのがタンパク質で，**アルブミン**や**免疫グロブリン**，**凝固因子**などがある．免疫グロブリンは形質細胞によってつくられているが，その他のタンパク質のほとんどは肝臓でつくられている．

血漿タンパク質のなかで血液疾患において重要となるのは，免疫グロブリンと凝固因子である．

12・3・1 免疫グロブリン

細菌やウイルスなどの異物が体内に侵入すると，種々の免疫反応の結果，B細胞が形質細胞に分化して免疫グロブリンを産生し，異物と結合することなどによって，生体から異物を排除している．このときにB細胞の一部が記憶細胞として残るため，2回目の異物の侵入の際にはすみやかに抗体を産生することができ，感染防御に有用となる．

免疫グロブリンはγグロブリンともよばれ，IgG，IgA，IgM，IgD，IgE の 5 種類がある．

免疫グロブリン: immunoglobulin, Ig

12・3・2 凝固因子

生体内を循環している血液は正常な状態では固まることはないが，血管が損傷して出血が起こると，血液が固まって血栓をつくることによって止血される．また，正常な状態では外傷や手術などの処置などがなければ出血することはない．これは血液が固まりすぎることのないように，そして出血しやすくならないようにバランスよくコントロールされているためである．

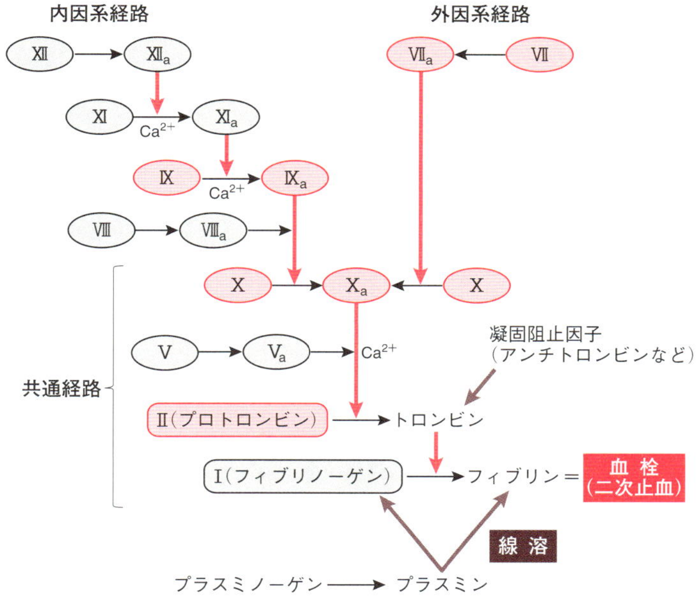

図 12・7　二次止血経路と線溶　赤枠で囲んだ凝固因子はビタミンK依存性である．

凝固因子には第Ⅰ～ⅩⅢ因子（第Ⅵ因子は欠番）までの12種類の物質が存在し，二次止血にかかわっている．二次止血とは血小板による一次止血に引き続く凝固因子による連鎖反応で，最終的にフィブリン血栓（凝固第Ⅰ因子であるフィブリノーゲンが変化したもの）がつくられ，これによって止血自体をより強固なものにしている．二次止血の過程は内因系経路，外因系経路，共通経路によって成り立っている（概略を図12・7に示す）．第Ⅱ・Ⅶ・Ⅸ・Ⅹ因子は合成にビタミンKを必要とする（**ビタミンK依存性**）．ビタミンK代謝拮抗薬であるワルファリンは，抗凝固薬として，血栓性疾患の予防および治療に広く用いられている．

凝固因子の連鎖反応による二次止血は，無制限に進行しないように凝固阻止因子による調節を受けている．凝固阻止因子にはアンチトロンビンやプロテインC，プロテインSがある．

また，二次止血の結果形成されたフィブリンを溶解する機構も存在し，**線溶**とよばれており，**プラスミン**がその主役を担っている．プラスミノーゲンが活性化してプラスミンになることによってフィブリンやフィブリノーゲンを分解している．

さまざまな原因による凝固因子や凝固阻止因子の減少や線溶の異常によって，出血性疾患を発症する．

12・3・3　アルブミン

アルブミンは血漿タンパク質の約60％を占める最も多いタンパク質である．アルブミンの最大の役割は血管内に水を保持することで，肝疾患や腎疾患など種々の原因により血液中のアルブミンが低下すると，血管内に水分が保持できずに血管外に漏出して浮腫や胸水，腹水をきたす．また，アルブミンは脂肪酸やホルモン，薬物などさまざまな物質と結合し，運搬する役割も担っている．

血液型について

血液型は一般的には赤血球の型のことをさすが，これは輸血において重要なためであり，実際には白血球や血小板の型も存在する．

赤血球の血液型にも数多くの種類が知られているが，臨床上重要となるのはABO血液型とRh血液型である．

ABO血液型では，A，B，O，AB型の4種類に分類される．赤血球膜にA抗原をもつものがA型，B抗原をもつものがB型，A抗原とB抗原の両方をもつものがAB型，両方とも存在しないものがO型となる．一方，血清中には赤血球と反応する抗体が存在し，A型血清にはB抗原と反応する抗B抗体，B型血清には抗A抗体，O型血清には抗A抗体と抗B抗体が存在し，AB型にはいずれの抗体も存在しない．ABO血液型は赤血球の検査（おもて試験）と血清の検査（うら試験）の両方の検査を行い判定する．

Rh抗原は非常に複雑だが，一般にはC・c・D・E・eの抗原がよく知られている．このなかでもD抗原が最も重要で，D抗原がある場合をRh陽性，ない場合をRh陰性と分類している．日本人のRh陰性の頻度は約0.5％である．

一方，白血球にも固有の血液型，HLA（human leukocyte antigen）があり，ヒトが自己と非自己を識別するうえで最も重要となるため，骨髄移植をはじめとする造血幹細胞移植のドナー選定では，赤血球の血液型ではなくHLAが重要となる．

13 免疫系

1. 免疫は侵入した微生物などをみずからと見分け，異物として処理する，生体防御の働きである．
2. 微生物の構造パターンを大まかに見分ける自然免疫が最初に働き，さらにT細胞，B細胞がみずからと異なる構造（抗原）をきめ細かく見分ける獲得免疫が働いて，体から微生物が排除される．
3. T細胞，B細胞は個々の細胞ごとに異なるT細胞受容体，B細胞受容体を1種類発現し，集団全体として莫大な数の抗原を見分ける多様性を用意して微生物の侵入を待ち受けている．
4. 微生物が侵入すると，その抗原に強く結合するT細胞，B細胞が刺激を受けて増殖し微生物を処理する．増殖したT細胞，B細胞は免疫記憶として残される．
5. ヘルパーT細胞は，サイトカインなどを介してさまざまな免疫細胞に指令を与える司令塔の役割を果たし，キラーT細胞は感染細胞やがん細胞を見分けて殺傷し疾患の広がりを抑える役割をもつ．
6. B細胞は形質細胞に分化して抗体（免疫グロブリン）を産生し細胞外に分泌する．
7. 抗体（免疫グロブリン）はほとんどあらゆる抗原に対してつくられ，IgM，IgG，IgE，IgAなどのクラスに分かれて抗原を処理する．
8. T細胞は胸腺で成熟すると同時に，自己と反応するT細胞は胸腺で死滅し，自己免疫寛容の状態が達成され，危険な自己免疫疾患が防がれる．
9. 腸管など粘膜関連リンパ組織では分泌型IgAを産生して微生物の侵入を防ぎ，同時に経口摂取した食物抗原に対する免疫応答を抑制して（経口免疫寛容），食物アレルギーの発症を防いでいる．

13・1 自然免疫と獲得免疫

われわれは皮膚や粘膜を介して数多くの微生物と接しているが，感染症にかかることはほとんどないし，たとえかかったとしても短期間で治癒する．この背景には**免疫**とよばれる体に備わった仕組みがある．体内に侵入した微生物などは免疫の働きによって巧みに自己と見分けられ，異物として処理されて感染症の発症が防がれる．このように生体に異物として認識されるものを，免疫における**抗原**とよぶ．

微生物感染の初期には，進化的に古くから存在する**自然免疫**が働き，**好中球**，**マクロファージ**，**樹状細胞**など前線で戦う細胞が微生物などを取込んで処理する．これらの細胞は限られた種類（～20種類程度）の**自然免疫受容体**を備えて

おり，明らかにわれわれとは異なる微生物などの**構造パターン**を見分けて結合し処理する．このため自然免疫受容体は**パターン認識受容体**ともよばれる．自然免疫は感染微生物に素早く対抗することができるが，多くの微生物は自然免疫のみでは処理しきれない．

われわれは自然免疫に加えて，より高度な**獲得免疫**を備えている．通常，免疫という場合は獲得免疫をさすことが多い．われわれとはさまざまな程度に異なる微生物の構造を**抗原**とよぶが，獲得免疫では膨大な種類の抗原をきめ細かく見分けて微生物を処理している．この性質を"**(獲得) 免疫の多様性**"とよぶ．免疫の多様性を担うのは**T細胞（Tリンパ球）**と**B細胞（Bリンパ球）**であり，〜10^{13} 種類に達する多様な**T細胞受容体，B細胞受容体**を発現して膨大な種類の抗原を処理する．ただし，ここでいう"多様性"は集団としての多様性であって，それぞれのT細胞，B細胞は互いに異なるT細胞受容体，B細胞受容体を1種類のみ発現し，集団全体として広大なレパートリーを形成して多様な微生物の侵入を待ち受けている．

さらに，獲得免疫は一度感染した微生物の抗原を"記憶"して，同じ微生物が再び侵入すると初回よりもはるかに素早く，強力にこれらを排除する仕組みをもっている．たとえば，麻疹（はしか）に感染すると（あるいは麻疹の予防接種を受けると），二度目の麻疹感染はきわめて軽く経過するか，あるいは麻疹を発症しない．この性質を"**免疫記憶**"とよぶ．麻疹感染によって獲得される免疫は麻疹ウイルスに対するものであり，他の微生物，たとえば風疹に対する免疫はできない．この性質を"**免疫の特異性**"とよぶ．

免疫記憶，免疫の特異性は，免疫の多様性と同様に，T細胞，B細胞の性質に由来する．T細胞，B細胞の集団は莫大な数の**T細胞受容体，B細胞受容体**を用意して微生物の侵入を待ち受けるが，微生物が侵入するとその抗原に最も強く結合するT細胞，B細胞が刺激を受けて優先的に増殖し，同一種類の細胞（**クローン**）からなる大きな細胞集団を形成する．微生物の処理に最も適した細胞がクローン性に増殖しているので，同じ微生物が再び感染するとこれらを素早く強力に排除することができる．原始的だが即座に反応できる自然免疫から，最適のT細胞，B細胞が選択され増殖する獲得免疫へと切れ目ないリレーが行われ，われわれは感染症の脅威から守られる．

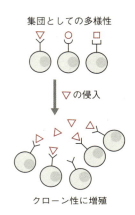

集団としての多様性

▽の侵入

クローン性に増殖

13・2 中枢性リンパ器官・末梢性リンパ器官（図13・1）

免疫系の細胞が分化して基本的な性質を獲得する場を**中枢性リンパ器官**とよび，**骨髄**および**胸腺**が含まれる*．骨髄の多能性血液幹細胞は骨髄系細胞（好中球，マクロファージ，樹状細胞など）とリンパ系細胞（T細胞，B細胞など）に分かれ，骨髄系細胞，B細胞はそのまま骨髄で分化し，一部のリンパ系細胞は胸腺へと移行してT細胞に分化する．

T細胞，B細胞は骨髄系細胞とともに全身の**末梢性リンパ器官**（リンパ節，脾

 骨髄については，p.165 §12・2・1，胸腺については p.177 §13・6を参照．

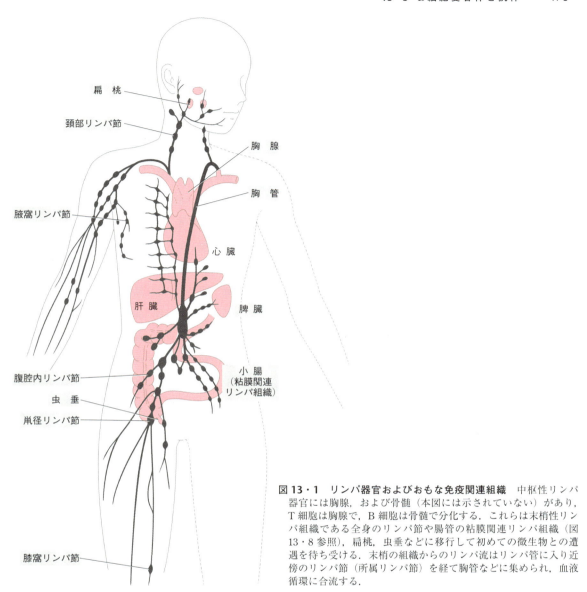

図 13・1 リンパ器官およびおもな免疫関連組織 中枢性リンパ器官には胸腺，および骨髄（本図には示されていない）があり，T 細胞は胸腺で，B 細胞は骨髄で分化する．これらは末梢性リンパ組織である全身のリンパ節や腸管の粘膜関連リンパ組織（図 13・8 参照），扁桃，虫垂などに移行して初めての微生物との遭遇を待ち受ける．末梢の組織からのリンパ流はリンパ管に入り近傍のリンパ節（所属リンパ節）を経て胸管などに集められ，血液循環に合流する．

臓，粘膜関連リンパ組織など）へ移動し*，そこで初めて微生物などの外来抗原と接触することにより，さらに成熟，分化し，抗原に対する免疫応答（抗原特異的な免疫応答）が開始される．

* リンパ節については p.178〜179 §13・7，脾臓については p.179〜180 §13・8，粘膜関連リンパ組織については p.181〜183 §13・10 を参照．

13・3 B 細胞受容体と抗体

B 細胞の最も重要な役割は，**形質細胞**（プラズマ細胞）に分化して**抗体**（免疫グロブリン）を産生することである．抗体は B 細胞受容体が変化して細胞外に

分泌されるようになった分子であり（図13・2b），B細胞受容体と同様に微生物などの抗原を強く捕捉することができる．抗体は自由に血中を移動して炎症の起こった組織へ浸出し全身の免疫監視を行う．

抗体とB細胞受容体の構造はほぼ同様で，ポリペプチド鎖の**H鎖**（重鎖），**L鎖**（軽鎖）が2本ずつ結合した分子である（図13・2a）．H鎖，L鎖のアミノ末端側はきわめて多様なアミノ酸配列をもち，抗体の**可変部**とよばれ，抗原を結合する部位である．これに対してカルボキシ末端側の構造は多様性をもたず，**定常部**とよばれる．H鎖定常部は抗体の生物学的な性質を決定する部位であり，5種類のクラスに大別される（§13・4，表13・1参照）．

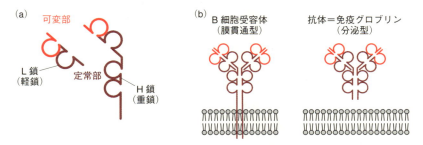

図13・2　B細胞受容体および抗体の構造　B細胞受容体および抗体（免疫グロブリン）の基本構造．抗体は2本のL鎖，2本のH鎖からなる分子で，アミノ末端側は多様性があり可変部とよばれ，一定した構造をとるカルボキシ末端側は定常部とよばれる（a）．B細胞が形質細胞に分化すると，B細胞受容体は膜貫通部位を失い，抗体へと形を変え大量に産生されて細胞外へと分泌される（b）．

抗体およびB細胞受容体可変部の多様性は，1）H鎖，L鎖可変部に特有の**遺伝子構造**と，2）**免疫グロブリン遺伝子の再構成**とよばれるゲノム遺伝子の編集によって生み出されるもので（コラム参照），他のタンパク質分子には類例がない．遺伝子再構成は個々のB細胞の中で独立に起こるため，B細胞はそれぞれに異なるB細胞受容体を1種類ずつ発現することになり，このことが集団としての多様性を生み出すメカニズムとなっている．T細胞受容体もきわめてよく似たメカニズムで多様性を獲得し，抗原との遭遇を待ち受ける．T細胞受容体は抗体のように細胞外に分泌されることはない．

免疫グロブリン遺伝子の再構成

　免疫グロブリンH鎖遺伝子を例にとると，可変部は上流からV（可変領域），D（多様部），J（結合部）の三つの遺伝子部分からなり，それぞれの遺伝子部分は通常の遺伝子のように1種類ではなく，Vが40種類，Dが25種類，Jが6種類存在する．H鎖遺伝子が成熟する際にV, D, Jからそれぞれ1種類が任意に選ばれてV-D-Jの遺伝子再構成が起こるので，計算上 $40 \times 25 \times 6 = 6000$ 種類の組合わせが生じる．L鎖もV, Jの遺伝子部分の再構成が起こり，H鎖，L鎖のV遺伝子の体細胞突然変異など他のメカニズムが加わって多様性はさらに増す．使われなかった途中の遺伝子部分は除去されるので，T細胞，B細胞ではゲノムの一部が失われる．

13・4 抗体のクラスとクラススイッチ

抗体は多様な可変部で抗原(微生物など)を捕捉し，定常部で他の免疫系分子や細胞に結合して抗原処理の仲立ちをする．抗体は，H鎖定常部の構造からIgG，IgM，IgA，IgEなどの**クラス**に分類される(表13・1).

表13・1 クラスによる抗体のさまざまな性質

	IgG	IgM	IgA	IgE
多量体形成	単量体	五量体	単量体(血中) 二量体(分泌型) J鎖	単量体
血清濃度(mg/dL)	1200	150	200	0.1>
好中球受容体結合	+++	―	(+)	(+)
マスト細胞受容体結合	―	―	―	+++
補体結合	+++	+++	―	―
胎盤通過	+++	―	―	―
おもに働く局面	二次免疫応答	一次免疫応答	腸管，粘膜免疫	即時型アレルギー

抗体はIgG，IgM，IgA，IgE，IgDのクラスに分かれる．それぞれのクラスの抗体は異なった構造と機能をもち，さまざまな局面で働く．IgDの生体における機能は不明であり，表からは略した．

それぞれのクラスの抗体は可変部が捕捉した抗原を各クラスに特有の方法で処理する．微生物の**初感染**ではまず**IgM**が産生される(**一次免疫応答**).IgMは五量体を形成して微生物を捕捉(中和)し，自然免疫を担うタンパク質である**補体**を結合して殺傷するが，一次免疫応答は感染制御に十分ではない．感染が継続しB細胞がさらに活性化されると，抗体の可変部遺伝子はその構造を保ったまま定常部遺伝子だけがIgGへと組換えられ，IgGが大量に産生される(**二次免疫応答**).この過程をIgMからIgGへの**クラススイッチ**とよび，同一の抗原をさまざまに処理するメカニズムとなっている．IgGは補体や好中球の受容体に結合し，微生物は殺傷され，細胞に取込まれ(貪食され)処理されて感染は終結に向かう．同じ微生物が再び感染しても，すでに強力なIgGの産生機構が準備されているために即座に処理することができる．IgMからIgGへのクラススイッチは，このように"免疫記憶"のもう一つのメカニズムを与えている．IgEはマスト細胞の受容体に結合し，アレルギー反応の主役となる．IgAは二量体として腸管，母乳，涙液などに分泌され，粘膜面の免疫や乳児の免疫にかかわる．

13・5 T細胞への抗原提示

T細胞はヘルパーT細胞（Th細胞）とキラーT細胞の2種類に分かれる．ヘルパーT細胞は免疫応答を方向づける高度な機能をもち，直接標的細胞に接触して，あるいは**サイトカイン**（コラム参照）とよばれる分子を放出してB細胞やマクロファージを刺激し，抗体産生や貪食能，殺菌能を増強する（§13・9参照）．一方，キラーT細胞は感染を受けた細胞やがん細胞を細胞ごと殺傷し，感染やがんの広がりを抑える．

マクロファージや**樹状細胞**などの食細胞は，細胞外の微生物を貪食，処理するが，同時にこれらの抗原を**ペプチド断片**にまで分解して，**主要組織適合性抗原（MHC）クラスⅡ**（次ページのコラム参照）とよばれる分子に乗せて自身の細胞表面に提示する（図13・3a）．ヘルパーT細胞は，T細胞受容体と**CD4**とよばれる補助受容体を介してMHCクラスⅡ-抗原ペプチド複合体に結合し，これが刺激となってクローン性に増殖を始める．この過程をT細胞への**抗原提示**とよび，樹状細胞などを**抗原提示細胞**とよぶ．T細胞受容体はこのように他の細胞とMHC分子の補助のもとに初めて抗原を認識することができる．樹状細胞はこと

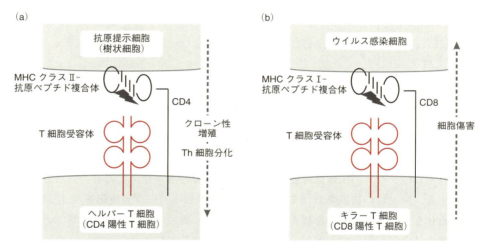

図13・3 T細胞への抗原提示　(a) 樹状細胞はMHCクラスⅡ-抗原ペプチド複合体をヘルパーT細胞に提示する．抗原ペプチドを認識できるヘルパーT細胞は刺激を受け，増殖分化を開始して抗原特異的な免疫応答が開始される．(b) ウイルスに感染した細胞（あるいはがん細胞）はMHCクラスⅠ上に抗原ペプチドを表示し，キラーT細胞はMHCクラスⅠ-抗原ペプチド複合体を見分けて感染細胞を殺し疾患の広がりを抑える．

サイトカイン

サイトカインは活性化された免疫細胞，上皮細胞などが産生，分泌し，受容体を介して他の細胞に働きかけるタンパク質であり，その数は数十種類にものぼる．ウイルス抵抗性を与えるⅠ型インターフェロン，Th1型サイトカイン（図13・7参照）であるインターフェロン-γ，Th2型サイトカインであるインターロイキン4などが代表例であり，細胞増殖や分化，機能成熟などさまざまな作用を伝達する．

に抗原提示の能力が高く，初めて抗原に接するT細胞（ナイーブT細胞）を活性化し増殖に導く．

MHC クラス I 分子はあらゆる細胞に発現している．**ウイルス**や**結核菌**など一部の微生物は細胞質に侵入して増殖する性質をもつ．ウイルスや，結核菌のような細胞内寄生菌が細胞質に感染すると，細胞はそのペプチド断片を MHC クラス I 分子に乗せて自身の細胞表面に提示する（図 13・3b）．MHC クラス I による抗原提示は細胞が感染を受けたことを知らせるシグナルであり，**キラー T 細胞**が，**CD8** とよばれる補助受容体とともに複合体を認識して感染細胞を殺傷する．がん化した細胞も変異タンパク質の断片を MHC クラス I 分子とともに細胞表面に提示するので，同様にキラー T 細胞が殺傷することができる．ウイルスのなかには MHC クラス I の発現を消失させてキラー T 細胞の攻撃を免れるものがある．**ナチュラルキラー細胞**（NK 細胞）は自然免疫に働くリンパ球系細胞であり，細胞表面に存在するはずの MHC クラス I 分子が消失しているとその状況を検知して，ウイルス感染細胞を殺傷することができる．ナチュラルキラー細胞はキラー T 細胞と協力してウイルス感染，がんに対抗する．

主要組織適合抗原

主要組織適合抗原（主要組織適合遺伝子複合体抗原，MHC 分子）は抗原ペプチドを T 細胞受容体に提示する膜タンパク質であり，ヒトでは HLA 抗原（白血球型抗原）ともよばれる．MHC クラス I，クラス II 分子は主要組織適合遺伝子複合体（MHC）のクラス I，クラス II 領域にコードされ，きわめて多くの対立遺伝子が存在するため MHC 分子の組合わせは個々人で異なる．MHC 遺伝子の違いは T 細胞受容体の種類に影響するので，免疫の関与する疾患へのかかりやすさを規定する重要な因子となる．また，臓器移植時にドナー（供給側）の MHC 分子はレシピエント（移植を受ける側）とは異なるため，抗原として働き拒絶反応が起こる．移植に対しては主要な MHC 分子の型（HLA 抗原）をそろえる必要がある．

13・6 胸腺の機能，T 細胞の成熟と自己免疫寛容の成立

T 細胞は未熟な段階で骨髄から**胸腺**に移行する．胸腺は心臓の直上に一つ存在するリンパ器官で，隔壁で隔てられた多くの小葉からなる（図 13・4）．内部には**胸腺上皮細胞**が網目状に張り巡らされ，樹状細胞など抗原提示細胞が少数存在する．**胸腺細胞**とよばれる未熟な T 細胞は外側（皮質）から侵入して盛んに分裂，増殖し，内側（髄質）に移動しながら胸腺上皮細胞と密に接触して刺激を受け，T 細胞受容体遺伝子の再構成を起こして成熟した T 細胞へと分化する．未熟な T 細胞は補助受容体である CD4，CD8 を発現していないが，その後一過性に両者を発現し，最終的にいずれか 1 種類を発現して，CD4 陽性ヘルパー T 細胞，あるいは CD8 陽性キラー T 細胞へと分化していく．

胸腺は思春期に最大となり，しだいに萎縮して脂肪組織に置き換わる．若年期の胸腺では 1 日に 10^7 に達する T 細胞が生まれるが，成熟して胸腺から出ていく

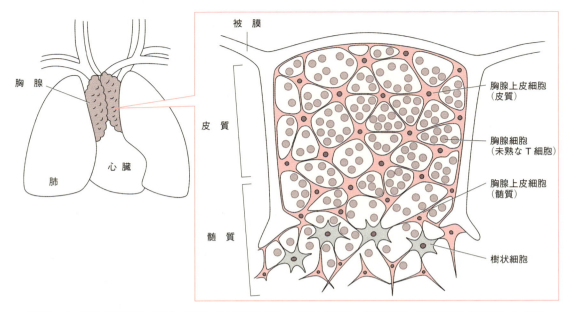

図 13・4 胸腺（思春期） 胸腺の位置とその断面を示す．幼若な T 細胞（胸腺細胞）は皮質側から侵入して，胸腺上皮細胞，樹状細胞と接触しながら分化し，同時に自己反応性の T 細胞はアポトーシスを起こして除去される．

のはわずかその数％にすぎない．胸腺上皮細胞および抗原提示細胞の MHC 分子には**自己の抗原**が提示されており，自己抗原と反応する T 細胞（自己反応性の T 細胞）は強い刺激を受けてアポトーシス（プログラム細胞死）を起こし死滅するためである．この機構を**負の選択**とよぶ（コラム参照）．胸腺は T 細胞が増殖し成熟する場であるとともに，自己と反応する危険な T 細胞が除去される場でもあり，胸腺というフィルターによって自己反応性 T 細胞が除去され，自己に対する免疫が起こらない状態，すなわち**自己免疫寛容**がもたらされる．一方，自己に反応する B 細胞は骨髄で負の選択を受け，同様に自己免疫寛容が達成される．

負の選択，正の選択

T 細胞受容体は偶然性に支配された遺伝子再構成によって多様性を獲得するため，自己反応性の T 細胞が出現し，これをチェックしなくてはならない．自己反応性の T 細胞は，MHC 分子上に自己ペプチドを提示する胸腺上皮細胞に接触し，強い刺激を受けて死滅する．これを**負の選択**とよぶ．一方，自己の MHC-ペプチド複合体とまったく反応しない T 細胞も出現するが，このような T 細胞は増殖刺激を受けることができず，やはり死滅する．T 細胞が生き延びるためには，ある程度の自己反応性，ことに自己 MHC との反応性が必要であり，これを**正の選択**とよぶ．

 13・7 リンパ節の構造と機能

リンパ節はリンパ循環の中継地点であり，末梢の組織液を集める**輸入リンパ管**，その出口となる**輸出リンパ管**，および動脈，静脈が連絡している（図 13・

5). リンパ節外層の**皮質**には**リンパ小胞**とよばれる細胞集団があり，ほとんどが B 細胞からなり，少数の T 細胞，樹状細胞が含まれる．感染時にはリンパ小胞にある**胚中心**とよばれる B 細胞集団が盛んにクローン性増殖を行い，リンパ節は肉眼的にも大きく腫れた状態となる．リンパ小胞の内側に接して**傍皮質領域**があり，主として T 細胞が存在し，樹状細胞と相互作用して抗原提示を受ける．さらに内側の**髄質**にはマクロファージ，形質細胞が存在する．

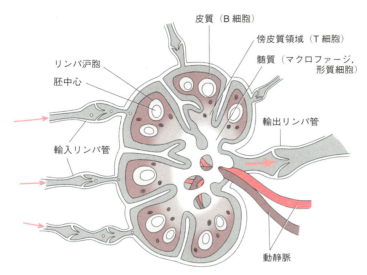

図 13・5　リンパ節　リンパ節の断面を示す．

皮膚や粘膜から微生物が侵入すると**樹状細胞**は微生物を貪食し，リンパ管に入って近傍のリンパ節（**所属リンパ節**）へと移動する．抗原に出会う前のナイーブ T 細胞は，全身のリンパ節，腸管リンパ組織などを巡回しているが，樹状細胞と接触して抗原提示を受けるとリンパ節にとどまり，クローン性増殖を開始する．さらに，同一の抗原を認識する **B リンパ球**と密接に相互作用し，サイトカインを放出して胚中心における B 細胞クローン性増殖を刺激する．B 細胞は**形質細胞**に分化し，骨髄などに定着して大量の**抗体**を産生する．

13・8　脾　臓

脾臓は腹腔内の左上後方にある暗赤色の臓器で，大動脈から分枝した脾動脈が注ぎ，脾静脈は門脈系に注いで肝臓から大循環に戻る．胎生期には脾臓は血球系の増殖分化（**造血**）の場となる．脾動脈が分岐した**中心動脈**の周囲には，**白脾髄**とよばれる**リンパ組織**が層状に動脈を取囲む．白脾髄の間を埋めるように脾臓の大部分を占める**赤脾髄**が存在する（図 13・6）．

白脾髄の中心動脈を取巻く同心円上の部分には主として **T 細胞**が存在する．**B 細胞**が主体である**リンパ小胞**はその外側に位置する．リンパ小胞の中心部である**胚中心**では B 細胞は盛んに分裂し成熟して多彩な抗体を産生する（獲得免疫）．

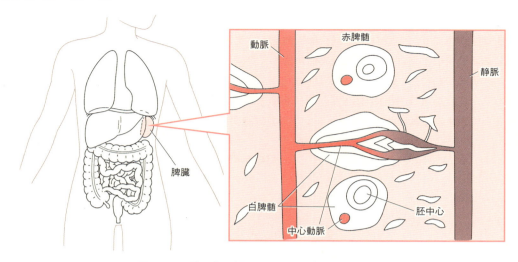

図 13・6　脾　臓　脾臓の断面および白脾髄の層構造.

脾臓に関する疾患: 白血病（腫瘍細胞の浸潤），自己免疫性溶血性貧血（赤血球の破壊亢進），肝硬変（門脈圧が高まり脾静脈がうっ滞する）などの疾患で脾臓の腫大が生じる．自己免疫性溶血性貧血では赤血球の破壊を抑えるために脾臓を手術で摘出することがある．脾臓を摘出すると細菌多糖類に対する IgM が減少し，肺炎球菌に感染しやすく，重症化することがある．

一方，リンパ沪胞の周辺部（**辺縁帯**）に位置する B 細胞は細菌多糖類など限られた抗原に対する IgM を常時産生することが知られている．このような抗体は自然免疫に近い機能をもち，早期に細菌を排除する役割がある．**赤脾髄**には大量の<u>赤血球</u>が充満しており，<u>マクロファージ</u>などの食細胞が<u>老化した赤血球を破壊しヘモグロビンの鉄を回収し，貯蔵</u>する．

13・9　ヘルパー T 細胞による免疫の方向づけ

　樹状細胞は微生物の構造パターンを見分ける 20 種類程度の**自然免疫受容体**（パターン認識受容体）を備えており，感染微生物の種類を見分けて，適切なシグナルをヘルパー T 細胞（Th 細胞）に送ることができる．

　微生物の侵入がない場合，樹状細胞は（MHC クラス II 上に）自己の分解産物のみを提示するので，自己反応性 T 細胞が抗原提示を受ける．この状況で樹状細胞は T 細胞に増殖シグナルを送らずに，自己反応性 T 細胞を死滅させることができる．あるいは**抑制性サイトカイン**を分泌して自己反応性 T 細胞を**制御性 T 細胞**（Treg）へと分化させ，自己に対する免疫応答を抑えることができる（図 13・7 中央）．この現象を**末梢性自己免疫寛容**とよび，胸腺での自己反応性 T 細胞の除去（中枢性免疫寛容）と並んで自己免疫を抑える重要な仕組みとなっている*．

　微生物（**細胞外寄生菌**）やスギ花粉などのアレルゲンに接すると，樹状細胞は **T ヘルパー 2（Th2）型サイトカイン**を分泌し，ナイーブ T 細胞を **Th2 細胞**へと分化させる（図 13・7 右）．Th2 細胞はさらに Th2 型サイトカインを放出し，B 細胞に作用して大量の抗体を産生させ，免疫応答を抗体が主役である**液性免疫**へと方向づける．抗体は細胞外の微生物を捕捉し処理する．アレルゲンに対する IgE 産生によってアレルギー性疾患が発症する可能性がある．Th2 型免疫応答とアレルギー性疾患は深く関連している．

　ウイルスや，結核菌などの**細胞内寄生菌**感染を検知すると樹状細胞は **Th1 型**

*　自己と強く反応する T 細胞は胸腺で強い刺激を受けて死滅し，除去されるが，その一部は制御性 T 細胞（Treg）へと分化して，自己抗原に対する免疫応答を抑え免疫寛容に働く．胸腺で分化する制御性 T 細胞が主要な役割をもち，本文中で述べた，末梢組織で誘導される制御性 T 細胞は補完的な役割を果たす．

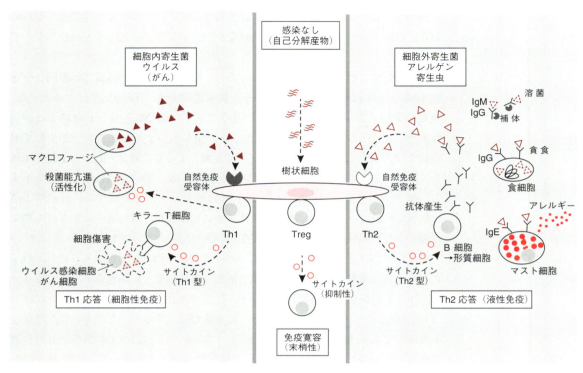

図13・7 樹状細胞との接触によるヘルパーT細胞のさまざまな分化と免疫応答 樹状細胞はさまざまな自然免疫受容体を介して感染の状況を判断しヘルパーT細胞（Th細胞）の分化の方向を決定する．（中央）非感染時の制御性T細胞（Treg）への分化と末梢性自己免疫寛容．（右）一般の細菌（細胞外寄生菌），アレルゲン侵入時のTh2型免疫応答（液性免疫）．（左）細胞内寄生菌，ウイルス感染時のTh1型免疫応答（細胞性免疫）．

サイトカインや炎症性サイトカインを産生し，**Th1細胞**への分化を促進する（図13・7左）．Th1型サイトカインはマクロファージを活性化して細胞内の微生物を死滅させ，キラーT細胞を活性化してウイルス感染細胞を死滅させることで，感染の広がりを絶つ．ウイルスや結核菌のように細胞内で増殖する微生物に対しては抗体の有効性は少なく，このようなTh1細胞主体の免疫応答（**細胞性免疫**）が有効である．Th1応答型の免疫では，肉芽腫（マクロファージの集塊）の形成や，肺の空洞形成，組織の線維化など慢性炎症に伴う組織傷害が見られることが多い．

13・10 粘膜関連リンパ組織

皮膚は厚い**表皮**の**角化層**のバリアで保護され，微生物がいったんそのバリアを破ると強力な免疫応答が起こる．対照的に粘膜面の多くは一層の**上皮細胞**に覆われているにすぎず，光の透過（角膜），嗅覚，味覚（鼻，口腔粘膜），栄養の吸収（腸管粘膜）など高度な機能をもち，過剰な免疫応答は避けることが望ましい．一方，腸管では**常在細菌叢**とよばれる，1000種類を超える大量の細菌が共存しており，（これらの多くは強い病原性こそもたないものの）いったん粘膜を超えて体内に侵入すると病原性を発揮する．したがって粘膜の免疫系は，薄いバリアからの細菌の侵入を防ぎながら，過剰な免疫反応は回避する，という難しい要求

を満たす必要がある．さらに，腸管は食物中のタンパク質抗原に常にさらされており，食物タンパク質に対する不必要な免疫，アレルギー反応をも抑制しなくてはならない．

　この相反する機能を両立させているのは，**粘膜関連リンパ組織**に特徴的な**分泌型 IgA** と，**抑制性のサイトカイン**や，**制御性 T 細胞（Treg）をはじめとする，免疫を抑制する T 細胞，樹状細胞**の存在である．粘膜関連リンパ組織では抑制性のサイトカイン（TGF-β）が産生され，**IgA** へのクラススイッチが生じて形質細胞は大量の IgA を産生する．IgA は **J 鎖**によって**二量体を形成し分泌型 IgA**（p.175，表 13・1 参照）となり腸管内に分泌される．腸管上皮は絨毛構造を形成し，糖タンパク質を含む粘液層で覆われ物理的バリアを形成する．分泌型 IgA は粘液層の糖タンパク質に結合してその表面に留まり，微生物や産生される毒素を結合して粘膜組織への侵入を防ぐ生物学的バリアとなっている．

　絨毛の間にはドーム様の形態をもつ**パイエル板**（図 13・8）がみられる．パイエル板は最も重要な腸管リンパ組織であり，樹状細胞，B 細胞を中心とするリンパ沪胞，T 細胞が主体の周辺領域など，リンパ節と類似した構造をもち，周囲には形質細胞，マスト細胞が存在する．微生物が侵入する門戸となるのは，特殊な上皮細胞である **M 細胞**（微小ヒダ細胞）である．M 細胞は丈が低く表面の粘液層を欠いている．M 細胞から侵入した微生物はパイエル板のリンパ組織が待ち受けて処理する．腸管粘膜では総じて免疫応答は抑制されているが，強毒性の病原体が侵入した場合はこの限りではない．自然免疫受容体を介して樹状細胞，マクロファージは炎症性サイトカインを産生し，好中球が血中から動員される．さらに獲得免疫が活性化して病原体を排除する．

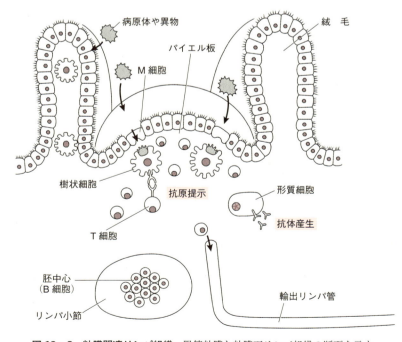

図 13・8　粘膜関連リンパ組織　腸管粘膜と粘膜下リンパ組織の断面を示す．

粘膜関連リンパ組織で増殖し分化したT細胞，B細胞は，パイエル板からリンパ循環へ出て全身をめぐり，別の部位にあるパイエル板に到達すると特殊な静脈（高内皮細静脈）を横切って再度パイエル板に侵入する．この現象を**ホーミング**とよび，特定の病原体に対する免疫を腸管全域にゆきわたらせるメカニズムとなる．ホーミングは内皮細胞とリンパ球の特殊な接着現象によって起こる．

　腸管粘膜から侵入した抗原に対しては強い免疫応答が起こらず，免疫不応答（免疫寛容）が誘導されることが知られており，**経口免疫寛容**とよばれる．経口免疫寛容は**食物アレルギー**を回避する目的に適した現象であり，Th1型の強い免疫応答（細胞性免疫）やIgE産生は強く抑制される．経口免疫寛容の成立には，前述の**抑制性サイトカイン**，抗原に特異的な**制御性T細胞**（Treg）や他の免疫抑制性細胞の誘導が関与すると考えられる．スギ花粉の抗原を口腔粘膜に投与して花粉症を治療する手法が開発されている．

14 皮 膚

1. 皮膚は大きく表皮，真皮，皮下組織の3層に分けられる．
2. 表皮にはケラチン細胞が存在し，基底層から上方に分化して角質層に至る．
3. 真皮はコラーゲン線維（膠原線維），弾性線維，細網線維からなる．
4. 皮膚には，毛包脂腺系，汗腺，爪などの皮膚に特徴的な付属器が存在する．
5. 皮膚の機能として，バリア機能，水分・電解質の恒常性維持作用などがある．

　皮膚は体表面にあって，その重量は体重の約14％を占め，内臓を物理的に保護するだけでなく，感覚器，体内の水分や体温調節，免疫などの機能を併せもつ一つの臓器として捉えられる．このような複数の機能を行うために，層状の構造の中にそれぞれ特徴的な成分からなる組織や細胞が巧妙に配列されている．

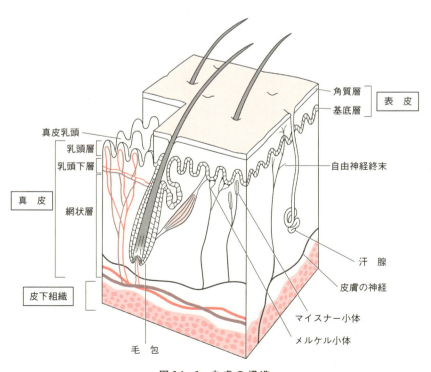

図 14・1　皮膚の構造

14・1 皮膚の構造

　図14・1に示すように，皮膚は大きく**表皮**，**真皮**，**皮下組織**の3層に分けられる．

　このほか皮膚には，付属器として，毛包，脂腺，汗腺，爪があり，それぞれの機能に由来する独特の構造をもつ．また皮膚内には血管，神経などの脈管系の構造が入り込んでいる．

　血管，リンパ管は皮膚と循環器系，神経系の臓器とを連絡し，皮膚におけるエネルギー代謝，栄養分の供給のほか，後に述べる免疫細胞の情報伝達にもかかわっている．皮膚の神経や微細な平滑筋は感覚の受容や毛包や汗腺の調節に関与している．

14・1・1 表皮の構造

　皮膚の最も浅層に位置する**表皮**は，大部分がケラチン細胞（表皮角化細胞）からなる．再生能力が高く，また外界から体内に侵入する異物を認識し，排除する免疫能をもつ．表皮にはケラチン細胞以外に，色素を産生するメラニン細胞，抗原提示を行うランゲルハンス細胞，知覚神経終末の軸索と密着して触覚の知覚受容体として機能するメルケル細胞が存在する（図14・2）．

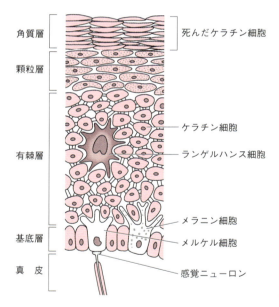

図14・2　表皮の構造

　a. ケラチン細胞　　ケラチン細胞は表皮の95％以上を占め，基底細胞，有棘細胞，顆粒細胞および角質細胞から構成される．深層から1層の基底層，5〜6層の有棘層，2〜3層の顆粒層，十数層の角質層の4種類の層からなる．表皮ケラチン細胞は基底層で分裂して，分化するにつれて基底層から角質層へと上方に移動し，顆粒細胞を経て細胞死（アポトーシス）とともに角質になる*．ケラチン細胞から角質にいたるまでの過程を**角化**とよぶ．

*　ケラチン細胞内には分化に伴い，ケラチン線維，ケラトヒアリン顆粒，層板顆粒が形成される．**ケラチン線維**はデスモソームと結合し，ケラチン細胞の細胞骨格としての機能をもつ．

① 基底層：基底細胞は円柱形で，楕円形の核をもち，基底層を構成する．基底細胞の3～5％が分裂し，上昇して有棘細胞になる．
② 有棘層：5～10層の有棘細胞からなり，基底細胞より明るく染色される円形の核をもつ．デスモソームに相当する細胞間橋で結合し，表皮がしっかりした構造になる．
③ 顆粒層：有棘層の上に存在し，顆粒細胞はしだいに扁平となる．細胞質内にケラトヒアリン顆粒をもつ．ケラトヒアリン顆粒のおもな構成成分はプロフィラグリンである．
④ 角質層：表皮最上層にあり，核や小器官は存在しない．角質細胞は脱核して膜状となり重層化する．角質層は外界の細菌，抗原などの侵入を防ぐとともに，体内からの水分喪失を防ぐバリアとして機能している[*1]．

b. メラニン細胞　メラニン細胞は表皮基底層と毛母に存在し，チロシナーゼという酵素をもち，メラノソーム内でメラニンを産生する．メラニンは隣接するケラチン細胞に伝達される．メラニンは褐色色素で，皮膚では有害な紫外線が深部に侵入することを防いでいる．皮膚の代表的ながんである悪性黒色腫はメラニン細胞が悪性化したものである．メラニン細胞は皮膚（表皮，毛球）のほか，眼（網膜，脈絡膜），粘膜（口腔，食道，腸管），内耳などに存在する．

c. ランゲルハンス細胞　表皮有棘層に存在する抗原提示細胞で，免疫機能に関与する[*2]．

14・1・2 真　皮

真皮は皮膚の強度を高めるための裏打ち構造ともいえる．乳頭層，乳頭下層，網状層の3層からなる（図14・1参照）．乳頭層は脈管，神経に富む．網状層は線維成分に富み，真皮の大部分を占める．いずれも弾力性のある結合組織で，細胞成分のほか，タンパク質よりなる線維構造と，その間を満たす細胞外マトリックスをもつ．

a. 真皮の細胞成分　真皮には線維芽細胞，肥満細胞（マスト細胞），マクロファージ，血管内皮細胞などが存在する．線維芽細胞は真皮の膠原線維や弾性線維の構成成分であるタンパク質（コラーゲン，エラスチン）を合成分泌し，これらは線維成分の中心的役割を占める．一方，皮膚の肥満細胞は，骨髄由来で，IgEを結合して，ヒスタミン[*3]，トリプターゼなどの活性物質を産生する．

b. 真皮を構成する線維　コラーゲン線維*（膠原線維），弾性線維，細網線維からなる．コラーゲン線維はコラーゲンから構成され，弾性線維はエラスチンからなる．細網線維はレチクリンからなる．

c. 真皮の細胞外マトリックス　真皮に存在する細胞外マトリックスとして，ヒアルロン酸，コンドロイチン硫酸などの酸性ムコ多糖がある．これらの多糖は水分を保持し，組織からの水分の消失を抑制する．また糖タンパク質として，フィブロネクチン，ラミニンなどがある．フィブロネクチンは基底膜に接着性糖タンパク質として多量に存在する．

[*1] 角質細胞内はケラチン線維束とその間を埋めるフィラグリン分解タンパク質より構成される．これらはタンパク質分解酵素により分解されアミノ酸となり，天然保湿因子として機能する．

[*2] 表皮に侵入した抗原を取込んだ後に，MHCクラスI，II分子に抗原ペプチドをのせ，これをT細胞に提示する（p.176, §13・5参照）．この際，ランゲルハンス細胞は，表皮から真皮に遊走し，リンパ管を通過して所属リンパ節に移動し，T細胞に抗原提示を行い，活性化する．

[*3] ヒスタミンはH_1，H_2受容体に結合する．マスト細胞から産生されるヒスタミンは皮膚で血管の透過性亢進，浮腫を誘発し，じんましんの病態に関与する．

コラーゲン線維：コラーゲンの3本のポリペプチド鎖がねじれたらせん構造をトロポコラーゲンといい，トロポコラーゲンの架橋からコラーゲン線維が形成される．

14・1・3 皮下組織

最深部に位置する皮下組織（皮下脂肪組織）は，脂肪細胞の集団が小葉に分かれて存在し，真皮の下に位置しており，深筋膜まで達する．個々の脂肪細胞は脂肪葉を形成し，脂肪組織の主体を形成する．皮下脂肪はおもにエネルギーの貯蔵と体温保持，また外界からの物理的衝撃の緩衝材の役目を果たしている．

14・1・4 皮膚の付属器

皮膚の付属器は毛，脂腺，汗腺から構成され，このなかで毛と爪は表皮の角質が特殊に分化したものである．

a. 毛包脂腺系　毛包脂腺系は毛包（毛を取囲む上皮組織）が主体で，脂腺，立毛筋が付着する（図 14・3）．アポクリン汗腺が関与するものもある．

① **毛**：毛の主成分はケラチンである．毛の成長には成長期，退行期，休止期がある．頭毛では成長期は 2～6 年，退行期は 2 週間，休止期は 3～4 カ月である．毛細胞の幹細胞は毛隆起に存在する．毛器官は毛包，毛，毛球より構成される．毛球は毛の下端に存在し，毛母と毛乳頭部より構成される．毛母には毛をつくる毛母細胞があり，毛乳頭は毛の成長に関与する生理活性物質を分泌する．成長期には，毛球は蕾状に膨らみ，毛母が毛乳頭を包み囲むような構造をとる．

② **脂 腺**：毛漏斗基部につき，毛包に開口する．脂肪滴を多く含む細胞が成熟後に自壊して脂質を放出する．

③ **エクリン汗腺**：ほぼ全身に分布するが，特に手掌・足底に多い．大量の水分を分泌して，高温下では体温を低下させ，皮膚に適当な湿度を与える．また，電解質の分泌，再吸収を行う．エクリン汗腺は分泌部（汗腺）と導管（汗管）に分類される．導管部は真皮を上行し表皮をらせん状に回旋し開口する．

④ **アポクリン汗腺**：毛包漏斗部に開口する．腋窩，乳房，乳暈，会陰，肛門周囲に存在する．芳香腺の退化したものと考えられる．

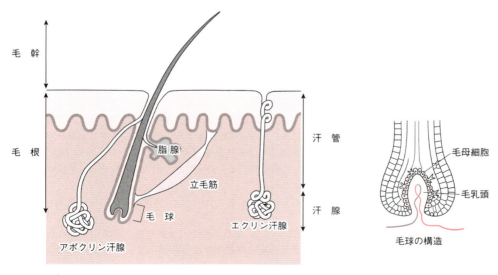

図 14・3　毛包脂腺系と汗腺

b. 爪　爪は爪甲，爪床，爪母から構成される（図14・4）．爪甲は角質より構成される．爪甲下に爪床といわれる上皮組織がある．爪母は爪床の近位部位で爪がつくられる場所である．

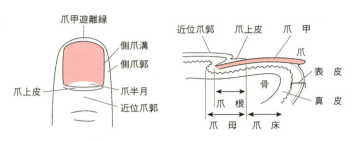

図14・4　爪の構造

14・1・5　脈管・神経系

皮膚内には血管，神経などの**脈管系**が入り込んでいる．皮膚と循環系，神経系の中枢器官とを連携し，皮膚の代謝のほか，生体防御に働く免疫細胞の移動に関与する．

a. 血管，リンパ管　皮膚の脈管は血管とリンパ管よりなる．血管は平行して2面の網構の血管叢（表在性血管網，深在性血管網）を成す．真皮乳頭層では毛細血管がループ状に走行し，これを介して動脈系より静脈系に血液が流れる．顔，手足の真皮網状層では一部に動静脈吻合があり，豊富な神経支配が存在する．

b. 神　経　皮膚は知覚神経と，自律神経である交感神経，副交感神経の3種類の支配を受けている．**知覚神経**は真皮深層に神経叢をつくり，一部は表皮内に入る．知覚神経の終末は自由神経終末になっている場合と**終末装置**が存在する場合がある．**自由神経終末**は真皮乳頭層に分布し，神経叢をつくる．**自律神経**は汗腺，立毛筋，血管に分布する．

皮膚の脂質成分

表皮脂質は表皮の10〜15％を占める．その組成はトリアシルグリセロール，脂肪酸，コレステロール，セラミド，リン脂質である．表皮の脂肪酸の大部分は，結合型で分枝脂肪酸が多い．角化に伴い，遊離型が増加する．トリアシルグリセロールは総脂質の約9％で，その脂肪酸組成はオレイン酸が最も多い．ステロールの76％はコレステロールで，膜成分として重要である．表皮肥厚，角化増殖状態を示す皮膚疾患では，表皮脂質の異常が認められる．

脂腺由来の主要3脂質は，トリアシルグリセロール，スクアレン，ワックスエステルである．

これらの脂質は皮膚表面に存在し，皮膚の保護，緩衝作用，殺菌作用を有している．殺菌作用は，皮脂に含まれる脂肪酸が皮膚表面をpH 5.5〜7.0の酸性に保つことで発揮される．

14・2 皮膚の機能

a. 防御機能（バリア機能）
① 物理的防御：皮膚は内臓器官を覆う臓器であると同時に，外界からの刺激や異物の侵入を防御する．メラニンは紫外線などの内部への照射を防ぐ．
② 免疫学的防御：皮膚は物理的，化学的に生体を外界から守るだけでなく，皮膚の免疫担当細胞がサイトカインを産生し，生物学的に生体を調節する仕組みをもっている．皮膚の免疫担当細胞には，表皮のランゲルハンス細胞，真皮のT細胞，マスト細胞などがある．ランゲルハンス細胞は異物に対して免疫防御を行う一方，アレルギー反応や拒絶反応にかかわる．

b. 恒常性維持　皮膚は体温の保持を行う一方で，発汗によって体内のイオン平衡や体温の調節を行っている．やけどなどで皮膚の機能が損なわれると，水分が失われ，循環血漿量が減少するので，輸液を行う．皮膚の体温調節には，発汗による体温の調節，毛細血管拡張による放熱，動静脈吻合による体温の保持の三つが関与している．また，体液の恒常性維持のために，皮膚で水分の保持機能（角質層のバリア機能）が維持されており，体内からの水分喪失が生じないように調節されている．また汗腺で塩化ナトリウムの分泌などの電解質の調節作用がある．

c. 経皮吸収　経皮吸収には付属器（毛包・汗腺系）を介する経路と表皮角質層を介する経路がある．付属器を介する経路では，毛包や汗腺を介して異物が侵入する．角質層を介する経路では，皮膚表面に皮脂膜があるために容易には皮膚を通過しない．しかし，500 Da 以下の分子は角質層を経て皮膚内に浸透する．機械的刺激や炎症などで角質層の機能が破壊された状態（手湿疹など）では容易に異物が表皮内に侵入する．

d. 排　出　汗の成分は大部分が水であり，そのほか，塩化ナトリウム，塩素，カルシウム，マグネシウムなどのミネラルや，尿素，乳酸で構成される．

e. ビタミンDの生成　皮膚ではビタミンD合成が行われる．皮膚ケラチン細胞でプロビタミンD_3が合成され，紫外線照射を受けるとこのプロビタミンD_3はプレビタミンD_3に変化する．さらに肝臓で代謝され，腎で活性型ビタミンDとなり，全身に分泌される．活性型ビタミンDは脳，心臓，皮膚などの多くの臓器に移行し，カルシウム濃度の維持，骨密度の維持，細胞増殖，免疫などに関与する．

f. 皮膚感覚　皮膚感覚には触覚，圧覚，痛覚，温度覚（温覚・冷覚），痒覚が存在する．いずれも受容体を介して応答する．触圧受容体としてメルケル小体，マイスナー小体などがある．メルケル小体は表皮に存在し，触圧覚刺激を感知し，神経終末に刺激を伝達する．口唇，口蓋，手掌，指腹に多い．マイスナー小体は真皮乳頭に存在し，指趾尖端に多い．これらは触圧覚を認識し，口唇や指尖での敏感な触圧覚に関与している．これらの感覚を伝達する神経線維の種類はそれぞれ異なり，触覚は$A\beta$線維，温度覚は$A\delta$線維，痛覚は$A\delta$およびC線維による．

14・3 皮膚の再生と変化

a. 再　生　皮膚，特に表皮は基底層で常に新しい細胞がつくられ，角質層へ移行しているため，他の臓器に比べて非常に再生能力が高い．表皮の最深層で基底細胞が生じ，有棘細胞を経て分化し，最終的に角質が皮膚から剥がれるまでの時間（ターンオーバーの周期）は，一般に 28 日前後とされる．

b. 加齢変化　皮膚は年齢とともに，その成分や機能に変化をきたす．新生児の皮膚は角質層が薄く，皮脂量が多い．成長するにつれて皮脂や表皮の水分量が減少してくるが，思春期にはホルモンの影響で皮脂の分泌が盛んになり，再び皮脂量が増加する．このため，この時期には痤瘡（ざそう）などの疾患が増加する．思春期以降は加齢に伴って水分やコラーゲンの減少，メラニン色素増加による色素異常症などが生じる．老年期には真皮のコラーゲンの産生低下，皮脂産生や皮膚感覚の低下，汗腺の機能低下に伴う体温調節機能の低下を生じる．また露光部で真皮の弾性線維の変性を生じる．

c. 皮膚の疾患　加齢変化のほかに皮膚独自の特性に由来するさまざまな疾患がある．皮膚は外界に直接さらされているため，化学薬品，紫外線，やけどなど外部からの物理的化学的刺激により炎症が起こる．また，外界からの異物との接触によって生じる接触性皮膚炎，真菌感染によって生じる白癬（はくせん），あるいは各種アレルゲンによって生じるじんましんなどがある．アトピー性皮膚炎では，角質のバリア機能異常が存在し，異物やアレルゲンによって湿疹反応を生じる．

15 感 覚 器

1. 感覚には，特殊感覚，体性感覚，内臓感覚がある．
2. 感覚情報は，受容器にある感覚細胞で受容され，知覚伝導路を経て大脳皮質感覚野や感覚中枢に投射され認識される．
3. 特殊感覚には，視覚，聴覚，平衡覚，嗅覚，味覚がある．
4. 体性感覚には，皮膚感覚と深部感覚がある．
5. 内臓感覚には，大脳皮質に投射され知覚されるものと意識されないものがある．

　感覚は，特殊感覚，体性感覚，内臓感覚に分けられる．**視覚**，**聴覚**，**平衡覚**，**嗅覚**，**味覚**は，体内（頭部）の特殊な感覚器官によって外部環境からの情報を受容することから**特殊感覚**とよばれる．**体性感覚**には，触覚，圧覚，温覚，痛覚などの**皮膚感覚**と，関節や筋，腱にある受容器により姿勢や運動を認識する**深部感覚**がある．**内臓感覚**には，空腹感，口渇感，便意，内臓痛など大脳皮質に伝えられることで知覚されるものと，血圧受容器，血液 CO_2 分圧受容器など意識に上らず自律神経がつかさどるものがある．

　感覚情報は，受容器の感覚細胞によって神経インパルス*に変換され，知覚伝導路を経て感覚中枢や大脳皮質感覚野に伝えられ（**投射**という），感覚として認識される．感覚情報は一次感覚野から大脳皮質連合野や海馬に投射され，その情報が何であるかを判断したり，記憶の固定や想起が行われる．

　個々の感覚には質と閾値がある．視覚では明るさと三原色（赤，緑，青），味覚では五基本味（甘味，塩味，酸味，苦味，うま味）が**質**に相当する．またヒトが50%の確率で検知しうる刺激の強度を，その刺激の**閾値**という．感覚器は同じ刺激を受け続けると，その刺激に対する感覚が弱くなる．これを**順応**といい，視覚，聴覚，嗅覚，味覚，触圧覚などにみられる．

　この章では特殊感覚の詳細を述べる．皮膚感覚は第14章（§14・2f），深部感覚は第10章（§10・2・2），内臓感覚は第4章，第9章（§9・3・2）を参照されたい．

* 神経線維の興奮は細胞膜内外の電位が次々に変化していくことで伝えられる．これを**神経インパルス**といい，この波が伝わることを刺激の伝導という．

15・1 視 覚

　ヒトが外界から得る情報の 70～80% は視覚によるものである．視覚器には，眼球と付属器官があり，光受容細胞（視細胞）は眼球の網膜にある．光の情報は網膜で神経インパルスに変換され，視神経を介して脳に達し，大脳皮質の一次視覚野に伝えられる．

15・1・1 眼の構造

* まつげとも読む.

眼は眼球とその付属器官からなる．付属器官には，眼瞼，睫毛*，眉毛，涙器，外眼筋がある．**涙器**は涙を分泌し，角膜表面を潤し，汚れを除去する（図15・1）．強膜に付く六つの**外眼筋**は，視線を定め，頭の動きに応じた眼球運動によって，視点のぶれを防いでいる．

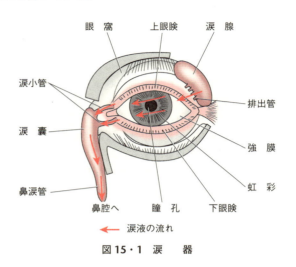

図15・1 涙器

眼球は，球形のゲル状の**硝子体**を**眼球壁**が取囲み，前面1/6が外界に接し，残りは脂肪に包まれて眼窩に収まっている（図15・2a）．眼球壁は，線維膜（**強膜，角膜**），血管膜（**脈絡膜，毛様体，虹彩**），**網膜**の3層からなる．眼球前面の角膜と**水晶体**は，光を屈折させ，網膜に結像させる．角膜と水晶体の間（前眼房・後眼房）は**眼房水**で満たされる．眼房水と硝子体は**眼圧**を保って眼球の形状

白内障：加齢に伴い，水晶体が白濁する視力障害．長期のステロイド投与や糖尿病が原因となることもある．

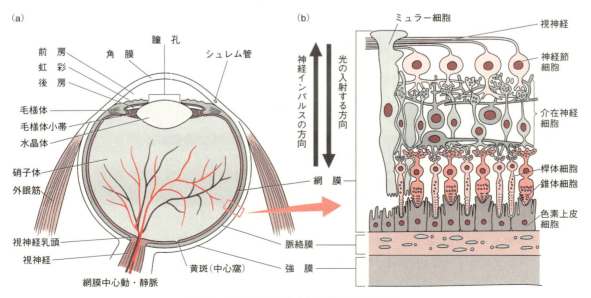

図15・2 眼球の構造（a）と網膜の構造（b）

を維持している．眼房水は毛様体で産生される．また毛様体には，水晶体の厚さを調節して焦点を合わせる役割もある．虹彩には瞳孔散大筋と瞳孔括約筋があり，自律神経反射によって瞳孔が開いたり，収縮したりして，光の量を調節する．網膜の神経線維は眼球の後ろ中央寄りにある**視神経乳頭**から出て**視神経**となる．視神経乳頭は盲点ともいわれ，ここに投影された像は見えない．しかし普段の生活では両眼視や眼球運動で補っているため，視野の欠けを感じることはない．網膜盲部にはこのほかに，網膜毛様体部，網膜虹彩部がある．視神経乳頭からは，網膜中心動・静脈が出入りする．

未熟児網膜症：網膜の血管に大量の血液が流れ失明に至る．未熟児に投与された高濃度の酸素が原因とわかり，回避できるようになった．

15・1・2 網膜の構造と光の受容

光は網膜の内側から入り，最も外側の色素上皮細胞に達する（図 15・2 b）．**視細胞層**には，2 種類の視細胞があり，光刺激を神経インパルスに変換する．光の閾値の低い（薄暗闇で光を感知できる）**桿体細胞**と，色覚を感知する**錐体細胞**である．視細胞が光を感知する物質を視物質という．桿体細胞では**ロドプシン（視紅）**，錐体細胞ではアイオドプシン（ヨドプシン）である．網膜後部にある**黄斑**とその中央の**中心窩**は錐体細胞が大多数を占め，対象物を注視するときはここに結像する．光刺激を受容した視細胞の神経インパルスは，双極細胞，視神経細胞に伝えられ，**視神経**（第Ⅱ脳神経）となって眼球を出て，脳へ向かう．

糖尿病性網膜症：糖尿病の合併症として，網膜に微小動脈瘤や毛細血管の浮腫が生じる．日本人の途中失明の主要な原因疾患．眼底検査で早期発見できる．

網膜剝離：網膜血管の腫れや外力によって，色素上皮細胞と視細胞の間で網膜が剝がれ，閃光や暗点を生じる．

夜盲症：ロドプシンの合成を担うビタミン A が欠乏すると，暗所で見えづらくなる．

15・1・3 視覚経路と視覚野

網膜からはじまり左右の眼球を出た視神経は，視交叉で交叉して視索となり，視野の右側の情報は左半球に，左側の情報は右半球に投射される（図 15・3）．

加齢黄斑変性：黄斑の色素上皮細胞層の萎縮や血管侵入により，視力低下から失明に至る．諸外国では，ビタミン C，ビタミン E，βカロテン，亜鉛を含むサプリメント摂取が標準的治療となっている．

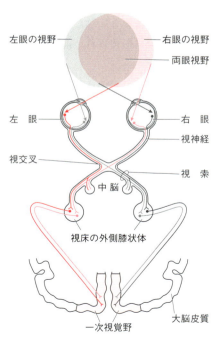

図 15・3 視覚の伝導路

視神経の情報は，視床にある外側膝状体で視床ニューロンに乗換えて後頭葉にある一次視覚野に投射され，画像として認識される．

15・2 聴覚と平衡覚

15・2・1 耳の構造

耳は，外耳，中耳，内耳からなる（図15・4）．**外耳**は耳介と外耳道からなる．外耳道は皮膚に覆われ，鼓膜によって中耳と分けられる．**中耳**では，鼓室にある**耳小骨**（つち骨，きぬた骨，あぶみ骨）が鼓膜の振動を内耳の**前庭窓**に伝える．耳管は咽頭鼻部につながっており，嚥下などで耳管が開くことで鼓膜内外の圧の調節ができる．聴覚と平衡覚の受容器は内耳にある．**内耳**は，側頭骨内にある複雑なトンネル（骨迷路という）と，その内側にある膜迷路からなる．骨迷路は，中耳と接する**前庭**，互いに直行する三つの**半規管**，らせん状の**蝸牛**からなる．骨迷路は外リンパ液で満たされ，その内側にある膜迷路は内リンパ液で満たされている．音や頭の位置情報は，膜迷路内の内リンパ液の振動に変換され，**感覚毛を**もつ**有毛細胞**が受容する．

15・2・2 聴覚

音の刺激は空気の振動として外耳道を通り，鼓膜，耳小骨を介して内耳に達し，蝸牛の外リンパ液，さらに膜迷路（**蝸牛管**）内の内リンパ液を振動させる（図15・5a）．蝸牛管の**コルチ器**にはこの振動を捉える感覚細胞（**内有毛細胞と外有毛細胞**）がある（図15・5b）．内リンパ液の振動がコルチ器の下の基底板に伝わると，有毛細胞の感覚毛が蓋膜と接触して刺激される．感覚毛が受けた刺激はラセン神経節にある**蝸牛神経**に伝えられ，前庭からの神経とともに**内耳神経**

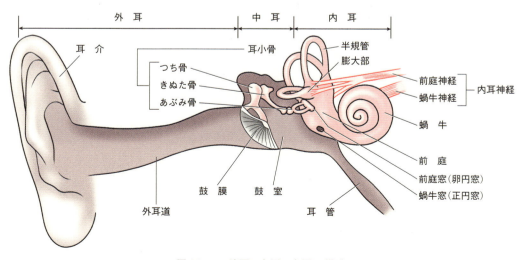

図15・4 外耳，中耳，内耳の構造

（第Ⅷ脳神経）となって延髄や橋に達し，聴覚伝導路を通って側頭葉の聴覚野に投射される．

音の刺激は，頭蓋骨を介した**骨伝導**によっても内耳に伝えられる．録音した自分の声が普段と違って聞こえるのはこのためである．

伝音性難聴：鼓膜の損傷や中耳の障害による．骨伝導を利用した補聴器が役立つ．

感音性難聴：内耳の受容器や聴覚伝導路の障害による．高度の受容器障害は人工内耳の適応となる．

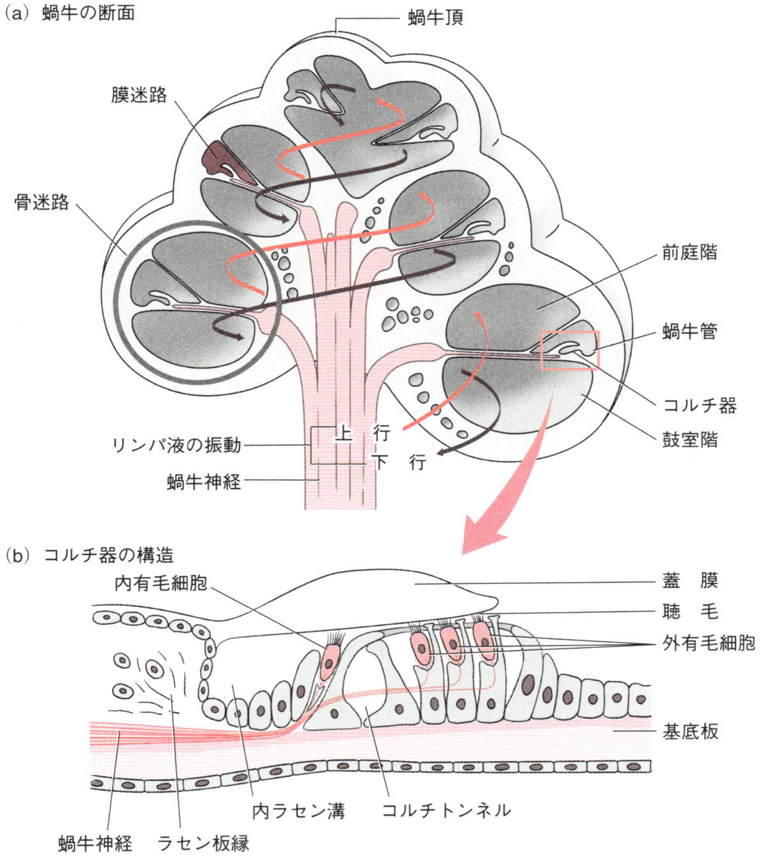

図15・5 聴覚受容器の構造

15・2・3 平衡覚

平衡覚には静的平衡（傾き）と動的平衡（回転と加速度）がある．体の傾きと直線運動の速度変化は，前庭の膜迷路（**卵形嚢**と**球形嚢**）にある**平衡斑**で受容される（図15・6a）．体（おもに頭）が傾くと，平衡斑にある**耳石**（平衡砂）が重力に引かれてずれを生じ，有毛細胞を刺激する．回転運動とその速度変化は，半規管の内リンパを介して，**膨大部稜**にあるゼラチン状の**クプラ**を動かし，有毛細胞を刺激する（図15・6b）．有毛細胞が受容した刺激は，すぐに**前庭神経**に伝達され，蝸牛からの神経とともに**内耳神経**（第Ⅷ脳神経）となって延髄や橋の前庭核に達する．さらに小脳へと投射され，視覚や深部感覚からの情報と統合して，姿勢やバランスの維持に役立っている．

動揺病（乗り物酔い）：前庭刺激による平衡覚と視覚刺激の不調和による．延髄の嘔吐中枢が刺激される．

メニエール症候群：内リンパ液が過剰となり，耳鳴りや難聴，めまいの発作を繰返す．

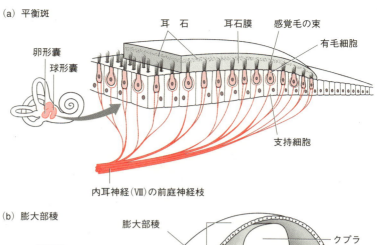
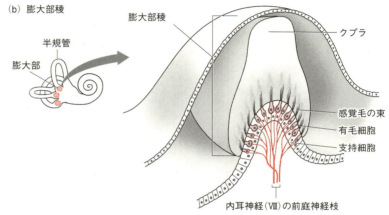

図 15・6 平衡覚の受容器

15・3 嗅覚と味覚

　嗅覚と味覚は，化学物質に対する感覚である．におい物質と味物質は，それぞれ鼻腔と口腔の粘膜にある化学受容器を刺激し，生じた神経インパルスは大脳皮質の一次感覚野に投射され，それぞれの感覚として知覚される．またこれらの感覚神経は，摂食中枢のある視床下部や扁桃体などの大脳辺縁系にも投射されるため，情動的な反応や記憶と強く結びつく．このためにおいや味は，過去の記憶を想起させ，懐かしさや好ましさ，嫌悪感と結びつくことで，食事の楽しさや後天的な好き嫌いと深くかかわっている．

15・3・1　嗅覚の受容と伝達

　嗅覚は，鼻腔の上方に位置する**嗅上皮**で受容される（図 15・7）．嗅上皮は，**嗅細胞**，支持細胞，基底細胞，ボーマン腺からなり，表面をボーマン腺から分泌された粘液に覆われている．揮発性のにおい物質がこの粘液に捕らえられ，嗅細胞を刺激する．嗅細胞は神経細胞で，樹状突起先端にある嗅小毛は粘液に浸っている．細胞突起は**嗅神経**（第Ⅰ脳神経）として，頭蓋骨（篩骨の篩板）を貫いて

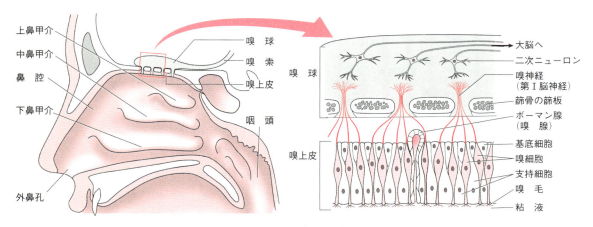

図15・7 嗅上皮

頭蓋底に達し，大脳皮質の灰白質である**嗅球**に達する．

　嗅小毛の細胞膜にある受容体ににおい物質が結合すると，嗅細胞が活性化され，神経インパルスは嗅球に伝えられる．嗅球内部では，嗅細胞から第二嗅覚ニューロン（僧帽細胞）に伝えられて嗅索となり，大脳辺縁系にある一次嗅覚野に投射される．それぞれの嗅細胞がもつにおい受容体には数百種類があり，何万種類もあるといわれるにおい物質は，異なる種類の受容体への結合パターンによって識別される．におい物質に対する閾値は低いが，同じにおい物質でも濃度によって異なるにおいと認識されるものもある．たとえばジャスミンに含まれる香り成分スカトールは，高濃度では悪臭と感じられる．

15・3・2　舌乳頭と味蕾

　味覚は，口腔内に分布する**味蕾**で受容される．味蕾のほとんどは舌乳頭に分布するが，軟口蓋，喉頭蓋，咽頭などの粘膜にもある．

　舌乳頭は糸状乳頭，茸状乳頭，葉状乳頭，有郭乳頭の4種類がある（図15・8a左）．味蕾は，有郭乳頭に最も多く，茸状乳頭，葉状乳頭にもみられるが糸状乳頭には存在しない．**有郭乳頭**は，分界溝に沿ってV字形に並んでおり，乳頭溝と輪郭に囲まれている（図15・8b）．味蕾は乳頭溝に沿って分布し，溝の底にはエブナー腺という漿液腺が開口している．**茸状乳頭**は，舌体全域に分布する**糸状乳頭**の間に赤い斑点状にみられ，ここにも味蕾がある．**葉状乳頭**は舌の外側にあるヒダ状の乳頭で味蕾も分布するが，ヒトではあまり発達していない．

15・3・3　味覚の受容と伝達

　味覚は，口腔内（おもに舌乳頭）に分布する味覚受容器が，唾液に溶解した味物質を受容して，大脳皮質味覚野へ投射することで認識される．

　味蕾は粘膜上皮内にあり，味細胞（味覚受容細胞），支持細胞，基底細胞からなる（図15・8c）．味蕾の表面には味孔が開口し，味細胞の微絨毛がみられる．唾液に溶解した味物質が微絨毛細胞膜に達すると，味細胞は活性化される．この

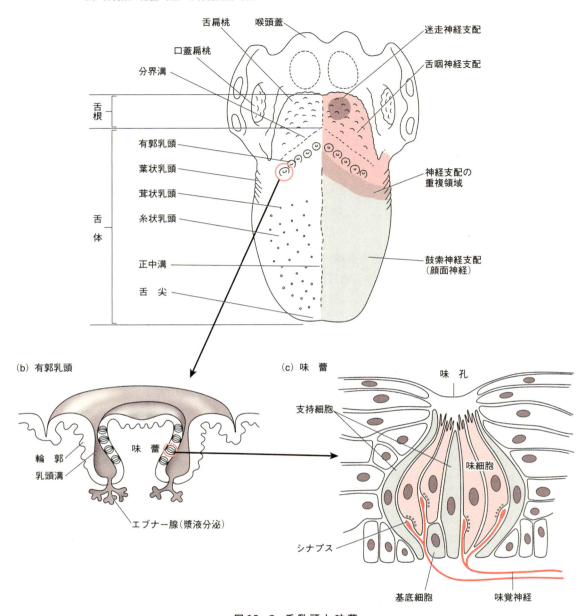

図 15・8 舌乳頭と味蕾

刺激は一次味覚ニューロンとして脳に向かう．味覚を脳に伝える味覚神経は，舌の領域によって異なる（図 15・8a 右）．舌体の前方は**顔面神経**（第 VII 脳神経）の枝である**鼓索神経**，有郭乳頭より後部と舌根は**舌咽神経**（第 IX 脳神経），舌根の一部や喉頭蓋は**迷走神経**（第 X 脳神経）が味覚情報を脳へ伝える．味蕾から出て延髄孤束核に達した神経インパルスは，視床の味覚中継核を経由して頭頂葉の一次味覚野に投射する．

味覚障害：味覚減退，味覚脱失，味覚異常，異味症など．原因には薬剤性，亜鉛欠乏性，心因性，全身性などがある．

索　引

あ

アイオドプシン　193
IgE　175
IgA　175, 182
IGF-I　98
IgM　175
IgG　175
I 帯　142, 143
iPS 細胞　33
アウエルバッハ神経叢　48, 51
アキレス腱　144, 147
アクチンフィラメント
　　　　　24, 31, 142, 143
アシドーシス　38, 90, 133
足の骨　140
アセチルコリン　147, 148
アセトアルデヒド脱水素酵素　63
圧　覚　189
圧受容体　74, 83
アディポカイン　95
アディポサイトカイン　95
アディポネクチン　94, 95
アトピー性皮膚炎　190
アドレナリン　104, 119
あぶみ骨　194
アポクリン汗腺　187
アポクリン分泌　32
アポ酵素　40
アポトーシス　35
アミノ酸　9, 57
アミノ酸代謝　63
アミノ酸誘導体系ホルモン　96
アミノペプチターゼ　57
アミラーゼ　56, 57
Rh 血液型　170
RNA　9, 28
アルカローシス　38, 39, 90, 133
アルコール代謝系　63
アルコール脱水素酵素　63
アルドステロン
　　　　　83, 84, 91, 103, 104
α 細胞　65
α 作用　93
アルブミン　164, 170
アレルゲン　181
アロステリック酵素　40
アロマターゼ阻害剤　160
アンギオテンシノーゲン
　　　　　　　83, 84, 95
アンギオテンシン　83, 84, 91
アンギオテンシン変換酵素
　　　　　83, 84, 91, 104

暗　帯　142, 143
アンドロゲン　105
アンドロステンジオン　103, 104
アンモニア　63

い

胃　48, 52
ES 細胞　33
胃角部　52
胃冠状静脈　78
閾値(いきち)　191
移行上皮　16, 17
胃　酸　52
胃小窩　52
胃　相　58
胃体部　52
I 型肺胞上皮細胞　124, 125
一次嗅覚野　197
一次視覚野　193, 194
一次止血　168
一次精母細胞　151, 157
一次味覚ニューロン　198
一次味覚野　198
一次免疫応答　175
一次卵胞　153
一次卵母細胞　157
1 秒率　128, 129
1 秒量　128, 129
1 回換気量　128, 129
胃底腺　52
胃底部　52
異味症　198
胃抑制ペプチド　58
陰　核　152, 154
インクレチン　59, 66
陰　茎　151
陰茎海綿体　149, 151
インスリン　66, 105
インスリン様成長因子 I　98
咽　頭　51, 121, 122
咽頭期　55
咽頭壁　55
咽頭扁桃　121
陰　嚢　149, 151
インパルス　26

う

ウイリス動脈輪　77, 115
ウイルス　177, 181
ウェルニッケ　110
ウォルフ管　162, 163

右冠尖　69
右　腎　85
右心室(うしんしつ)　68
右　肺　124
運動器系　11
運動神経　113
運動ニューロン　147
運動野　110

え

永久歯　49
hCG　161
栄養物貯臓系　11
栄養膜　161, 162
会　陰　154
AST　63
ANP　84, 94
ALT　63
ALDH　63
腋窩動脈(えきかどうみゃく)　76
腋窩動脈　77
腋窩リンパ節　173
液性免疫　180
エクリン汗腺　187
壊死(えし)　35
ACE　91, 104
ACTH　99
SRY　162
S 期　34
S 状結腸　54
エストロゲン　106, 155, 156, 159
A 帯　142, 143
HLA　170, 177
H 鎖　174
hCG　106, 157
H 帯　142
HPV　154
ADH　63, 83, 89, 91, 100
NK 細胞　165, 168, 177
ABO 血液型　170
FSH　99
エブナー腺　197, 198
mRNA　29
MEOS　63
MHC クラス I　177
MHC クラス II　176
MHC 分子　177
M 期　33, 34
M 細胞　182
エラスチン　20
エリスロポエチン　91, 94, 166
LES　51
LH　99

LH サージ　156
L 鎖　174
遠位(えんい)　5
遠位尿細管　87, 88
嚥　下　55
遠心性線維　108
延　髄　112
延髄孤束核(こそくかく)　198
エンドクリン　95

お

横隔膜(おうかくまく)　68, 126, 145
横隔膜貫通部　51
横行結腸　54
黄色骨髄　165
黄　体　153, 156
黄体期　155, 156
黄体形成ホルモン
　　　　　98, 99, 106, 155, 156
黄体ホルモン　106
横断面　4
横突起　139
黄斑(おうはん)　193
横　紋　142
横紋筋　50
オキシトシン　98, 99, 100, 160
オキシヘモグロビン　131, 132
オステオン　23
オッディ括約筋　58
オートクリン　95
オートファジー細胞死　35
親知らず　49
オルニチン回路　63
温　覚　189
温度覚　189

か

外因系経路　169
外陰部　151
回外(かいがい)　6, 142
回外筋　142
外眼筋　116, 192
外基礎層板　136
外頸動脈　115
開口分泌　32
外肛門括約筋　55, 59, 60
外呼吸　121, 130, 131
外耳　194
外耳(がいじ)
外耳孔　138
概日リズム　41
外耳道　194

索引

外縦走筋　51, 52
外縦走筋層　48, 49
外生殖器　149, 151, 152, 154
回　旋　6, 142
外旋（がいせん）　6
外側（がいそく）　5
外側楔状骨　140
外側翼突筋　145
回　腸　48, 52, 54
外腸骨動脈　76, 77
外転（がいてん）　6, 142
回転運動　6
外転筋　142
外転神経　115, 116
回内（かいない）　6, 142
回内筋　142
外尿道括約筋　93
外尿道口　92
海　馬　110, 111
外胚葉　161, 162
灰白質　108, 113
外反（がいはん）　5, 6, 147
外鼻孔（がいびこう）　121
外腹斜筋　144, 146
外分泌　18
外分泌腺　17, 66
解剖学的正位　3, 4
蓋　膜　195
海綿質　136
回盲弁　54
外有毛細胞　194, 195
外肋間筋　126
下咽頭　51, 121
カウパー腺　151
下顎骨　138, 145
化学受容器　127
化学的消化　56
過換気症候群　39
下気道　120, 121, 122
過期妊娠　159
蝸牛（かぎゅう）　194, 195
蝸牛管　194, 195
蝸牛神経　194, 195
核　27, 28, 29
角　化　185
角化重層扁平上皮　16
顎下腺　50
角化層　181
顎関節（がくかんせつ）　138, 145
核　酸　9, 28
角質層　186
核小体　29
拡張期血圧　82
獲得免疫　172
角　膜　192
核　膜　29
核膜孔　29
下行結腸　54
下行大動脈　76, 77
過呼吸症候群　39
下肢骨　139
下食道括約筋　51
下唇下制筋　145
下垂体　97, 98, 112
下垂体後葉ホルモン　98, 100

下垂体前葉ホルモン　98
下垂体ホルモン　99
下垂体門脈　98
ガス交換　121, 130
ガストリン　52, 58, 94
下前腸骨棘　146
下　層　5
下腿三頭筋　144
下大静脈　77
下腿の骨　140
下腸間膜静脈　77, 78
下腸間膜動脈　76, 77
滑車神経　115, 116
褐色脂肪組織　21, 22, 41
活性型ビタミンD_3　91
滑　膜　137, 138
滑面小胞体　30
カテコールアミン　104
果　糖　56
下鼻甲介（かびこうかい）　138
下部尿路　85, 92
可変部　174
下　葉　124
ガラクトース　56
カリウム濃度の調節　37
顆粒球　19, 165, 166, 167
顆粒層　186
顆粒膜細胞　156
カルシウム　37, 136, 148
カルシウムイオン　147
カルシトニン　101
加齢黄斑変性　193
加齢変化　190
眼　圧　192
眼円索　82
眼窩（がんか）　138, 192
感覚器系　11
感覚上皮　18
感覚神経　113
感覚毛　194
感覚野　110
汗　管　187
肝　管　60
換　気　121
眼　球　192
眼球壁　192
管腔器官　12
管腔内消化　56
眼　瞼　192
還元ヘモグロビン　131, 132
寛骨（かんこつ）　139, 140
がん細胞　16
幹細胞　181
肝細胞の代謝　62
間　質　13, 20
冠状動脈　72
肝静脈　60
肝小葉　61
関　節　136, 137
関節窩（か）　138
関節腔　137
関節頭　138
関節突起　138
関節軟骨　137, 140
関節半月　137

関節包　137, 138
汗　腺　184, 187
肝　臓　11, 48, 60, 64
　——の機能　62
　——の構造　61
桿体（かんたい）細胞　192, 193
冠動脈　72, 78
肝動脈　60, 61
間　脳　107, 108, 111
眼房水（がんぼうすい）　192
間膜ヒモ　54, 55
γ-アミノ酪酸　109
γグロブリン　169
顔面筋　145
顔面神経　50, 115, 116, 198
顔面頭蓋　138
肝　門　60, 61
間　葉　161
間葉系結合組織　161
眼輪筋　145

き

気　管　120, 122, 123
器　官　12
器官系　10, 11
気管支　120, 122, 123
気管支腺　123
気管支喘息　129
気管分岐部　51
起　始　142, 143
奇静脈　80
寄生虫　181
基礎体温　155
拮抗筋　142
拮抗的二重支配　141
基底層　155, 186
基底膜　15
亀　頭　149
気　道　121
希突起膠細胞　26, 27, 108
きぬた骨　194
機能層　155
キモトリプシン　57
ギャップ結合　15, 16, 24
嗅覚（きゅうかく）　191, 196
嗅　球　197
球形嚢（きゅうけいのう）　195, 196
嗅細胞　196
臼　歯　49
吸収上皮細胞　53
弓状核　98
球状層　103
嗅上皮（きゅうじょうひ）　121, 196
嗅小毛（きゅうしょうもう）　196
嗅神経　196
求心性線維　108
橋　112
胸　郭　126, 135, 139
胸　腔　7, 123, 126
凝固因子　164, 168, 169, 170
凝固阻止因子　169, 170

頬骨（きょうこつ）　138, 145
胸　骨　135, 139
胸鎖乳突筋　144, 145
胸式吸収　145
胸神経　107
胸髄（きょうずい）　107, 113
胸　腺　165, 172, 173, 177, 178
胸腺細胞　177, 178
胸腺上皮細胞　177, 178
胸椎（きょうつい）　138, 139
共通経路　169
橋排尿中枢　93
強　膜　192
胸　膜　8
胸膜腔　8
莢膜細胞　156
棘下筋　144
曲精細管　150
極　体　157
棘突起　139
距骨（きょこつ）　140
キラーT細胞　176, 177
起立性低血圧　83
気流速度　129
近位（きんい）　5
近位尿細管　87, 88
筋　系　141
筋原線維　142, 143
筋細胞　142, 143
筋収縮　24, 147
筋周膜　143
筋小胞体　143
筋上膜　142, 143
筋性動脈　78
筋性部　68, 69
筋　　142, 143
筋線維　142, 143
筋　層　48, 49
筋　束　143
筋組織　13, 23
筋　頭　142, 143
筋突起　138
筋肉の種類　141
筋　尾　142, 143
筋　腹　142, 143
筋　膜　142

く

区域気管支　122
空　腸　48, 52, 54
屈　曲　5, 6, 142
屈　筋　142
クッパー細胞　61, 80, 168
クーパー靱帯　159
クプラ　195, 196
くも膜　113, 114
くも膜下腔　113
クラススイッチ　175
グラーフ卵胞　153
クララ細胞　123
グリア細胞　26, 108

索　引

グリコーゲン　56, 62
グリソン鞘　61
クリトリス　154
グルカゴン　66, 105
グルカゴン様ペプチド-1　59
グルココルチコイド　103, 104
グルコース　9, 56
グルコース依存性インスリン
　　　　分泌刺激ポリペプチド　58
クローン　172

け

毛　187
経口免疫寛容　183
脛骨（けいこつ）　135, 140
軽鎖　174
形質細胞　19, 168, 173, 179
頸神経　107
頸髄（けいずい）　107, 113
頸椎（けいつい）　138, 139
頸動脈体　127
頸動脈洞　83
経皮吸収　189
頸部リンパ節　173
血圧　82
血液　164
血液型　170
血液凝固　63, 168
血液空気関門　124, 125
結核菌　177
血管作動性腸管ペプチド　59
血球　164, 165, 166
月経　156
月経期　155, 156
月経周期　155, 156
結合組織　13, 19, 20
血漿　164, 169
血漿浸透圧　100
血小板　164, 165, 166, 168
血清　164
血栓　168, 169
結腸回盲部　59
結腸ヒモ　54, 55
結腸膨起　54, 55
血糖値　63
血餅　164
ケトン体　62, 63
ケラチン細胞　185
ケラチン線維　185
ケラトヒアリン顆粒　186
ゲル層　123
腱　142
限外濾過　88
腱画（けんかく）　145, 146
肩甲骨（けんこうこつ）　135, 139
言語野　110
腱索　70
犬歯　49
原始卵胞　153
減数分裂　34, 35
原腸形成期　162
原尿　88
腱膜　142

こ

抗エストロゲン剤　160
好塩基球　166, 168
高温相　155
口蓋　50
口蓋骨（こうがいこつ）　138
口蓋扁桃　50, 121
岬角（こうかく）　140, 146
口角下制筋　145
睾丸　150
交感神経　44, 108, 118
咬筋　145
口腔　48, 49
口腔期　55
後屈　6
広頸筋　145
後脛骨動脈　76, 77
抗原　171
膠原線維　20
抗原提示　176
抗原提示細胞　176, 186
硬口蓋　50
後交通動脈　115
後根　116
虹彩（こうさい）　192, 193
好酸球　166, 168
鉱質コルチコイド　104
膠質浸透圧　81
恒常性　36, 189
甲状腺刺激ホルモン　98, 99
甲状腺刺激ホルモン
　　　　放出ホルモン　99
甲状腺ホルモン　101
酵素　9, 40
構造パターン　172
抗体　173, 174, 179
　　――のクラス　175
　　――の構造　174
好中球　166, 167, 171
喉頭　120, 121, 122
喉頭蓋　55, 121, 122
後頭筋　145
後頭骨　138
後頭葉　109
広背筋（こうはいきん）　144, 146
後負荷　71
後腹壁　146
興奮性伝達物質　109
硬膜　113, 114
硬膜外血腫　114
肛門　48
肛門括約筋　60
膠様結合組織　21
抗利尿ホルモン
　　　　83, 89, 91, 99, 100
口輪筋　145
股関節（こかんせつ）　135, 140
呼吸　121
呼吸運動　126, 127
呼吸器系　11, 120
呼吸細気管支　122, 124

呼吸性アシドーシス　39, 133
呼吸性アルカローシス　39, 133
呼吸中枢　127
呼吸調節中枢　127
呼吸ニューロン群　127
呼吸ポンプ　79
極低出生体重児　159
鼓索神経　50, 198
鼓室（こしつ）　194
呼出曲線　128
個体発生　161
骨格　136
骨格筋　23, 25, 141
　　――の機能　144
　　――の構成　144
　　――の構造　142, 143
　　――の前面と後面　144
骨格筋循環　78
骨格筋組織　24
骨格筋ポンプ　79
骨芽細胞　22, 136, 140
骨幹　136
骨吸収　141
骨形成　141
骨細胞　22, 23, 136
骨小腔　22, 23
骨髄　136, 165, 172
骨組織　22
骨端　136
骨単位　23, 136
骨端線　136, 137
骨端軟骨　137, 140
骨柱　136
骨伝導　195
骨内膜　136
骨盤　139
骨盤腔（こつばんくう）　8, 139, 140
骨盤底筋群　147
骨膜　136
骨迷路（こつめいろ）　194, 195
ゴナドトロピン　99
鼓膜（こまく）　194
固有食道腺　51
固有背筋　146
コラーゲン　20, 136
コラーゲン線維　186
ゴルジ体　30
コルチ管　194
コルチ器　195
コルチゾール　103, 104
コルチトンネル　195
コレシストキニン　58, 94
コレステロール　103

さ

細気管支　120, 122, 123
サイクリックAMP　96
臍静脈　81, 82
再生　190
臍帯　82, 162
臍動脈　81
サイトカイン　95, 176, 181

サイトゾル　28
細胞　27
細胞外液　36
細胞外寄生菌　180, 181
細胞基質　28
細胞呼吸　130
細胞骨格　31, 32
細胞質　27
細胞周期　33, 34
細胞小器官　28, 29
細胞性免疫　181
細胞内液　36
細胞内寄生菌　180, 181
細胞膜　27, 28
細網結合組織　21
細網線維　20
杯細胞　53, 123
サーカディアンリズム　41
左冠尖　69
鎖骨（さこつ）　135, 139
坐骨（ざこつ）　139, 140
鎖骨下動脈　77
左腎　85
左心室（さしんしつ）　68, 71
座瘡（ざそう）　190
左肺　124
サーファクタント　125
サルコペニア　144
サルコメア　142, 143
酸塩基平衡　37
三角筋　144, 147
残気量　128, 129
三叉（さんさ）神経　115, 116
産褥（さんじょく）期　158
三尖弁（さんせんべん）　69
酸素解離曲線　132
3大栄養素　9

し

GIP　58
J鎖　182
GH　98
GABA　109
GLP-1　59
ジェロータ筋膜　86
GOT　63
耳介（じかい）　194
耳介筋　145
視覚　191
視覚経路　193
視覚野　110
視覚連合野　110
耳下腺　50
歯冠　49
耳管　121
G_0期　33, 34
G_1期　33, 34
G_2期　34
子宮　152, 153
子宮円索　153
子宮頚管　153
子宮頚がん　154
子宮広間膜　153

糸球体　87, 88	シナプス　26, 109	上気道閉塞　129	神経インパルス　191
子宮腟部　153	シナプス間隙（かんげき）　147, 148	小臼歯　49	神経管　27, 162
子宮底部　153	シヌソイド　61	小頬骨筋　145	神経筋接合部　147, 148
子宮内膜　153, 155	GPT　63	上行結腸　54	神経系　11, 107
子宮復古　159	脂肪細胞　19	小膠細胞　26, 27	神経膠細胞　25, 26, 108
軸索　108, 109	脂肪酸　57, 58, 62	上行大動脈　76, 77	神経細胞　25, 108
軸索終末　147	脂肪組織　11, 21, 22	踵骨　140	神経組織　13, 25, 26
軸索突起　26	脂肪貯留細胞　61	小骨盤　139	神経堤　27
刺激伝導系　72, 73	射精　152	常在細菌叢　181	神経伝達物質　109
視紅　193	射精管　149	娘細胞　33	真結合線　140
視交叉上核　42	しゃっくり　145	上肢骨　139	人工多能性幹細胞　33
指骨　135, 139	尺骨（しゃっこつ）　135, 139	硝子体（しょうしたい）　192	心耳（しんじ）　68
趾骨　135, 140	尺骨動脈　76, 77	硝子（しょうし）軟骨　22, 137	深膝蓋下包　137
篩骨（しこつ）　138	縦隔（じゅうかく）　7, 123	上唇鼻翼挙筋　145	心室細動　74
篩骨洞　138	自由下肢の骨　140	常染色体　33	腎実質　86
自己の抗原　178	習慣流産　159	上前腸骨棘　146	心室中隔　68, 69
自己反応性のT細胞　178	集合管　87, 89	小前庭腺　154	心周期　69
自己複製能　165	重鎖　174	小泉門　138	腎小体　87, 88
自己分泌　95	収縮期血圧　82	上大静脈　77	腎髄質　87
自己免疫寛容　178	舟状骨　140	小唾液腺　50	心尖（しんせん）　68
歯根　49	嗅神経　115, 116	小腸　48, 52, 53	心尖部　67
C細胞　101	自由神経終末　184, 188	上腸間膜静脈　77, 78	心臓　67, 74
G細胞　58	重層扁平上皮　17, 48	上腸間膜動脈　76, 77	腎臓　86
視細胞　193	重炭酸イオン　133	小脳　107, 108, 112, 113	靭帯　138
視細胞層（しさいぼうそう）　193	重炭酸緩衝系　133	小脳虫部　112	身体運動　142
視索　193	十二指腸　48, 52, 54, 65	上皮細胞　181	人体の断面　4
視索上核　98	十二指腸腺　54	上皮小体　102	陣痛　158
支持組織　13, 19	十二指腸堤筋　54	上皮組織　13, 14, 16	伸展　5, 6, 142
脂質　9, 57	十二指腸乳頭　64, 65	上部尿路　85	腎洞　87
脂質代謝　63	自由ヒモ　54, 55	小胞体　30	腎動脈　76, 77
脂質二重膜　28	終末細気管支　120, 122, 123, 124	漿膜（しょうまく）　8, 13, 48, 49	心内圧　69
視床　111	終末装置　188	静脈　76	腎乳頭　87
視床下部　97, 98, 111	絨毛　53, 54	静脈角　80	腎・尿路　85
視床下部-下垂体-副腎皮質系　44	絨毛膜　161, 162	静脈管　81	腎杯（じんぱい）　87, 88
視床下部ホルモン　99	主気管支　122	上葉　124	真皮　184, 185, 186
耳小骨（じしょうこつ）　194	手根骨（しゅこんこつ）　135, 139	小腰筋　146	新皮質　109
視床上部　111, 112	種子骨　140	上腕骨　135, 139	腎皮質　87
糸状乳頭　197, 198	樹状細胞　171, 176, 179, 182	上腕三頭筋　142, 144, 147	真皮乳頭　184
茸状（じじょう）乳頭　197, 198	樹状突起　26, 108, 109	上腕動脈　76, 77	腎被膜　87
矢状面（しじょうめん）　4	主膵管　64	上腕二頭筋　142, 143, 144, 147	深部　5
指伸筋　144	受精　153, 160	初感染　175	深部感覚　191
視神経　115, 116, 192, 193	出産　158	触圧受容体　189	深部腱反射　117
視神経管　138	主働筋　142	食細胞　176	心房性ナトリウム利尿ペプチド
視神経乳頭　192, 193	主要組織適合抗原　177	食道　48, 51	84, 94
歯髄　49, 50	受容体　9, 96	食道入口部　51	心房中隔　68, 69
耳石（じせき）　195, 196	シュレム管　192	食道期　55	心膜　8
指節骨　139	シュワン細胞　27, 108	食道噴門腺　51	心膜腔（しんまくくう）　8, 67
趾節骨　140	循環器系　11, 67	食道裂孔　51	じんましん　190
脂腺　187	循環血漿量　84	食物アレルギー　183	腎門　86, 87
自然免疫　171	順応（じゅんのう）　191	鋤骨（じょこつ）　138	腎葉　87
自然免疫受容体　171, 180	準備期　55	女性生殖器　152, 155	
舌　50	小陰唇　152, 153, 154	女性ホルモン　99, 106	**す**
質　191	上咽頭　51, 121	所属リンパ節　179	
膝蓋腱（しつがいけん）　147	漿液腺（しょうえきせん）　17, 197	触覚　189	
膝蓋腱反射　147	消化液　57	ショ糖　56	随意運動　55
膝蓋骨　135, 137, 140, 144	消化過程　57	自律神経　108, 118, 188	随意筋　141
膝蓋上包　137	消化管　49	自律神経反射　117	髄液　114
膝蓋靭帯　137, 144	消化管運動　56	腎・尿路系　11	水解小体　31
膝窩（しっか）動脈　76, 77	消化管臓器　47	腎盂（じんう）　86, 87	膵管　65
膝窩リンパ節　173	消化器系　10, 11, 47, 48	腎盂尿管移行部　85, 91	髄腔　136
膝関節　137, 140	上顎骨（じょうがくこつ）　138	心外膜（しんがいまく）　67	髄質　88, 179
実質器官　12	上顎洞　138	心基部（しんきぶ）　67	髄鞘　26, 108
室傍核　98	松果体　42	心筋　23, 25, 141	水晶体　192
CD4　176	上眼窩裂　138	伸筋　142	
CD8　177	上気道　120, 121	心筋組織　24	水素イオン濃度　38

索引

す

膵臓　48, 64, 65
膵臓内分泌　105
錐体(すいたい)細胞　192, 193
膵島　66
膵頭　65
膵尾　65
水分　8, 36
水平面　4
髄膜(ずいまく)　114
睡眠　42
スカトール　197
スカルパ筋膜　146
スクラーゼ　57
スクロース　56, 57
ステロイド系ホルモン　96
ストレス　43
ストレス応答　43

せ

精液　151
精管　149, 150
制御性T細胞　180, 183
精細管　150
精細管内腔　150
星細胞　61
精索　149, 151
精子　150, 151, 157
精子細胞　150, 151, 157
性周期　42, 155
成熟卵胞　153
正常血圧　82
星状膠細胞　26
精娘細胞　150
生殖系　11, 149
生殖細胞　162
生殖腺　162
生殖隆起　162
性腺原基　162
性腺刺激ホルモン　99
性腺刺激ホルモン放出ホルモン
　　　　　　　　99, 106
性染色体　33, 35
性腺ホルモン　105
精巣　149, 150
精巣上体　149, 150
精巣中隔　149
精祖細胞　150, 151, 157
声帯　121, 122
生体防御系　12
生体膜　28
正中溝　198
正中面(せいちゅうめん)　4
成長ホルモン　98, 99
成長ホルモン放出ホルモン
　　　　　　　　98, 99
静的平衡　195
精嚢　149, 150
正の選択　178
正のフィードバック　40, 97
性の分化　162
生物学的消化　56
精母細胞　150

声門　121, 122
生理活性物質　9, 95
生理的狭窄部　51, 91
精路　150
セカンドメッセンジャー　96
赤筋　141, 142
脊索　162
赤色骨髄　165
脊髄(せきずい)
　　　　　107, 108, 113, 139
脊髄血管系　115
脊髄神経　107, 108, 113, 116, 117
脊髄神経節　113
脊髄中心管　113
脊柱　135, 138, 139
脊柱管　7, 139
脊柱起立筋　146
赤脾髄　179, 180
セクレチン　58, 94
舌咽神経　50, 115, 116, 198
舌下神経　50, 115, 116
舌下腺　50
赤血球　164, 165, 166, 167, 180
節後線維　118
舌骨(ぜっこつ)　138
舌根　198
切歯　49
接触性皮膚炎　190
舌尖　198
節前線維　118
舌体　198
絶対不応期　73
接着斑　15
Z線　143
舌乳頭　50, 197, 198
セルトリ細胞　150
腺　17
線維芽細胞　19, 186
線維軟骨　22, 137
線維輪　69
前鋸筋(ぜんきょきん)　144, 145
前屈　6
前頸骨筋　144
先行期　55
前交通動脈　115
仙骨　135, 139, 140
仙骨神経　107
前根　116
染色質　29
染色体　33
仙髄(せんずい)　107, 113
仙髄オヌフ核　93
善玉アディポカイン　95
仙腸関節　140
仙椎(せんつい)　138
前庭(ぜんてい)　194
前庭神経　195
前庭神経枝　196
前庭腺　154
前庭窓　194
蠕動(ぜんどう)運動　51, 56, 91
前頭筋　145
前頭骨　138
前頭洞　138
前頭面　4

前頭葉　109
浅部　5
前負荷　71
前腹壁　146
全分泌　32
腺房　65
腺房細胞　65
腺房中心細胞　65
線毛　15
線毛上皮細胞　123
泉門　138
線溶　168, 169, 170
前立腺　149, 151
前腕の骨　139

そ

総肝管　61
造血　179
造血幹細胞　165
造血器　166
造血系　12
爪甲　188
爪根　188
早産　159
爪床　188
爪上皮　188
増殖期　155, 157
臓側胸膜　7, 8
臓側心膜　7, 8
臓側腹膜　7, 8
相対不応期　73
総胆管　61, 64
総腸骨動脈　76, 77
総腸骨動脈交差部　85, 91
相同染色体　33
層板　136
爪母　188
僧帽筋(そうぼうきん)　144, 146
僧帽細胞(そうぼうさいぼう)　197
僧帽弁(ぞうぼうべん)　69
足弓(そくきゅう)　140
速筋　141
足根骨　135, 140
束状層　103
側頭筋　145
側頭骨　138
側頭葉　109
側板中胚葉　162
側副血行路　60
鼠径靱帯(そけいじんたい)
　　　　　　　140, 144, 146
鼠径ヘルニア　146
鼠径リンパ節　173
組織　13
組織液　20
咀嚼(そしゃく)　55, 145
咀嚼筋　145
ソマトスタチン
　　　　58, 66, 98, 99, 105
粗面小胞体　30
ゾル層　123

た

第一極体　157
第一分裂　35
大陰唇　152, 153, 154
大円筋　144
体温調節中枢　41
体温の調節　41
胎芽　161
体幹の骨格　135, 138
大臼歯　49
大胸筋　144, 145
大頬骨筋　145
体腔　7
第5頸椎　139
大骨盤　139
第3腰椎　139
胎児　161
胎児期　162
胎児循環　81
体肢の骨　139
代謝性アシドーシス　38, 90, 134
代謝性アルカローシス
　　　　　　　39, 90, 134
体循環　75
体性感覚　191
体性感覚野　110
体性神経　108
体節　162
大前庭腺　154
大泉門　138
大腿骨(だいたいこつ)　135, 140
大腿四頭筋　144, 147
大腿動脈　76, 77
大腿二頭筋　144, 147
大唾液腺　50
大腸　48, 54
大殿筋(だいでんきん)　144, 147
大動脈弓　68, 76, 77
大動脈体　127
大動脈弁　69, 70
大内転筋　147
体内時計　42
第二嗅覚ニューロン　197
第二極体　157
第二分裂　35
大脳　107, 108, 109
大脳基底核　111
大脳半球　109
大脳辺縁系　110, 111
胎盤　81
大網ヒモ　54, 55
大腰筋　146
対立　147
第6胸椎　139
唾液アミラーゼ　50
唾液腺　48, 50
脱水　146
脱分極　73
多糖類　56
多分化能　165
多列上皮　17
多列線毛上皮　16

索引

単球 165, 166, 168
炭酸水素イオン 37, 133
胆汁 64
男性生殖器 149, 151
弾性線維 20
弾性動脈 78
弾性軟骨 22, 137
男性ホルモン 99, 104, 105
単層円柱上皮 16, 17, 48
単層扁平上皮 16, 17
単層立方上皮 16, 17
単糖類 56
胆嚢 48, 64
胆嚢管 64
胆嚢静脈 78
タンパク質 9, 57
タンパク質代謝 63

ち

知覚神経 188
遅筋 141
蓄尿 93
恥骨（ちこつ） 139, 140
恥骨筋 144
腟 152, 153, 154
腟前庭 153, 154
緻密質 136
着床 153, 160
中咽頭 51, 121
中間径フィラメント 15, 31, 32
中間楔状骨 140
中空器官 12
中耳（ちゅうじ） 194
中手骨（ちゅうしゅこつ） 135, 139
中心窩（ちゅうしんか） 193
中腎管 162
中心溝 109
中心後回 110
中心前回 110
中心動脈 179
中心乳び管 53
中腎傍管 162
虫垂 54, 173
中枢化学受容器 127
中枢神経 27, 108, 109
中枢性リンパ器官 172
中性脂肪 9
中足骨 135, 140
中殿筋 144
中脳 112
中脳水道 114
中胚葉 161, 162
中鼻甲介 138
中葉 124
中輪走筋 52
チューブリン 31
聴覚 191
聴覚受容器 195
聴覚野 110
聴覚連合野 110
腸間膜 8, 48
鳥距溝 109
蝶形骨（ちょうけいこつ） 138

蝶形骨洞 138
長骨 136
腸骨 139, 140
腸骨筋 146
長指伸筋 144
調節酵素 40
腸相 58
超低出生体重児 159
長内転筋 144
長腓骨筋 144
聴毛 195
腸腰筋（ちょうようきん）
　　　　 144, 146, 147
腸リンパ本幹 80
直腸 54
チロキシン 101
チロキシン結合グロブリン 101
チロシン 104

つ, て

椎間円板 138, 139
椎弓根 139
椎弓板 139
椎孔 138, 139
椎骨（ついこつ） 138
椎骨動脈 115
椎骨脳底動脈系 114
椎体 139
痛覚 189
つち骨 194
爪 188
T3 101
T4 101
Treg 180, 183
TRH 99
TSH 98
Th1応答 181
Th1型サイトカイン 180
Th1細胞 181
Th2応答 181
Th2型サイトカイン 180
Th2細胞 180
DNA 9, 28, 29
TNFα 95
低温相 155
T管 143
底屈 147
T細胞 165, 168, 172, 176, 179
T細胞受容体 172
停止 142, 143
低出生体重児 159
定常部 174
DPP-4 59
Tリンパ球 172
デオキシリボ核酸 9, 28
テストステロン 105, 151, 162
デスモソーム 15, 31
手の骨 139
デヒドロエピアンドロステロン
　　　　 104
δ細胞 65
電解質コルチコイド 104

転写調節因子 9
デンプン 56, 57

と

頭蓋（とうがい） 135, 138
頭蓋腔 7, 138
頭蓋骨 138
導管 17, 18, 65
動眼神経 115, 116
瞳孔（どうこう） 192, 193
橈骨（とうこつ） 135, 139
橈骨動脈 76, 77
糖脂質 9
糖質 9, 56, 57
糖質コルチコイド 104
投射 191
動静脈吻合 189
糖新生 62
糖代謝 62
頭頂骨 138
頭頂葉 109
動的平衡 195
糖尿病性網膜症 193
頭部の筋 145
頭方 5
洞房結節（どうぼうけっせつ）
　　　　 72, 73
動脈 76
動脈管 81
透明帯 156
等容弛緩期 71
等容収縮期 71
動揺病 195
洞様毛細血管 61
特殊感覚 191
時計遺伝子 41
ドーパミン 99, 104
トライツ靭帯 54
トリプシン 57
努力呼出曲線 128
努力肺活量 128, 129
トリヨードチロニン 101
トロポニン 148
トロポミオシン 148
トロンビン 169

な行

内因系経路 169
内因子 52
内基礎層板 136
内頚動脈 114, 115
内肛門括約筋 55, 59, 60
内呼吸 121, 130, 131
内耳（ないじ） 194
内耳神経 115, 116, 194, 195
内斜走筋 52
内生殖器 149, 152
内旋（ないせん） 6
内臓感覚 127, 191
内側（ないそく） 5
内側楔状骨 140

内側翼突筋 145
内腸骨動脈 76, 77
内転（ないてん） 6, 142
内転筋 142
内尿道括約筋 92, 93
内尿道口 92
内胚葉 161, 162
内反（ないはん） 5, 6, 147
内皮 14
内腹斜筋 146
内部細胞塊 161, 162
内分泌 18, 95
内分泌系 11
内分泌細胞 58
内分泌腺 18, 66
内分泌臓器 94
内有毛細胞 194, 195
内輪走筋 51
内輪走筋層 48, 49
ナチュラルキラー細胞 177
軟口蓋 50, 55, 121
軟骨 137
軟骨細胞 22, 23
軟骨小腔 22, 23
軟骨性骨化 140
軟骨組織 22
軟膜 113, 114
におい物質 196
II型肺胞上皮細胞 124, 125
二次止血 168, 169
二次精母細胞 151, 157
二次免疫応答 175
二次卵胞 157
二次卵母細胞 157
ニッスル小体 25
二糖類 56
乳化 57
乳管 159
乳がん 160
乳管洞 159
乳歯 49
乳腺 152, 159
乳腺葉 159
乳糖 56
乳頭 159
乳頭下層 184
乳頭筋 70
乳頭溝 198
乳頭層 184
乳び槽 80
乳房 159
尿意 93
尿管 85, 91
尿管口 85
尿禁制 93
尿生成 88
尿素 62, 63
尿素回路 62, 63
尿道 92
尿道海綿体 149, 151
尿道球腺 149, 151
二量体 182
妊娠 158
妊娠悪阻 158

ネクサス 16	排卵期 155, 156	ビタミンK依存性 169, 170	腹大動脈 76, 77
ネクローシス 35	ハウストラ 55	左冠動脈回旋枝 72	腹直筋(ふくちょくきん)
ネフロン 87, 88	麦芽糖 56	左冠動脈前下行枝 72	144, 145, 146
粘液腺 17	白筋 141, 142	左鎖骨下動脈 76, 77	腹直筋鞘 145, 146
粘膜 48, 49	薄筋 144	左総頚動脈 76, 77	副鼻腔 122, 138
粘膜下層 48, 49	白質 108, 113	鼻中隔 138	腹部横断面 146
粘膜関連リンパ組織	白色脂肪組織 21, 22	尾椎(びつい) 138	腹腔後器官 8
173, 181, 182	白線 145, 146	PTH 91, 102	不随意運動 55
粘膜上皮 123	白癬(はくせん) 190	PTHrP 102	不随意筋 141
	白体 153, 156	鼻道 121	付属器 47
脳 107, 108	白脾髄 179, 180	ヒト絨毛性性腺刺激ホルモン	付属腺 150
——の血管 115	破骨細胞 22, 136, 141	106, 157, 161	物理的消化 56
——の性分化 163	パーセント肺活量 129	泌尿器系 85	物理的防御 189
脳回 110	バソプレッシン 83, 98, 99, 100	皮膚 184	不動性の連結 137
脳幹 107, 108, 112	パターン認識受容体 172, 180	皮膚感覚 189, 191	ブドウ糖 56
脳幹網様体 113	白血球 164, 166, 167	腓腹(ひふく)筋 144, 147	負の選択 178
脳血管系 114	発生 160	皮膚循環 78	負のフィードバック 40, 97
脳溝 109	バッフィーコート 164	皮膚分節 117	プラズマ細胞 173
脳室 114	ハバース管 136	尾方 5	プラスミン 169, 170
脳循環 78	ハバース系 23	肥満細胞 20	フランク・スターリングの法則
脳神経 107, 108, 115	馬尾 107	表在反射 117	71
脳性ナトリウム利尿ペプチド	パラクリン 95	表層 5	振り子運動 56
84, 94	パラトルモン 102	表皮 181, 184, 185	プルキンエ線維 73
脳脊髄液 114	バリア機能 189	ヒラメ筋 144, 147	フルクトース 56
脳相 58	バルサルバ洞 72	微量栄養素 9	ブルンネル腺 54
脳底動脈 115	パルスオキシメーター 132	Bリンパ球 172, 179	プログラム細胞死 35
脳頭蓋 138	バルトリン腺 154	鼻涙管 192	プロゲステロン
乗り物酔い 195	破裂卵胞 153	貧血 167	106, 155, 156, 159
ノルアドレナリン 104, 119	半規管(はんきかん) 194		プロスタグランジン 91
ノンレム睡眠 42	パンクレオザイミン 58	ふ	プロテオグリカン 20
	半月ヒダ 54, 55		フローボリューム曲線 129, 130
は	半月弁 69, 70	ファーター乳頭 54, 64, 65	プロラクチン 98, 99, 159
	半腱様筋 144	VIP 59	分化 33
歯 49	反射 117	フィードバック機構 39, 96, 97	分節運動 56
パイエル板 53, 54, 182	半接着斑 15	フィブリリン 20	吻(ふん)側 5
肺活量 128, 129	半膜様筋 144	フィブリン 168, 169	分泌型IgA 182
肺気量分画 128		フェニルアラニン 104	分泌期 155, 157
配偶子 34	ひ	フォルクマン管 136	分泌現象 32
背屈 147		付加成長 140	分泌相 156
肺サーファクタント 124, 125	PRL 99	不揮発性酸 90	分娩 158
胚子 161, 162	PAI-1 95	腹横筋 146	噴門 52
胚子期 162	pH 37, 89	腹腔 7	噴門腺 52
排出管 192	BNP 84, 94	腹腔動脈 76, 77	分裂間期 33, 34
肺循環 75, 76, 130	非角化重層扁平上皮 16	腹腔内リンパ節 173	
肺静脈 77	皮下組織 184, 185, 187	副睾丸 149, 150	へ, ほ
胚性幹細胞 33	鼻筋 145	副交感神経 108, 118	
肺線維症 129	鼻腔(びくう) 120, 121, 138	副甲状腺 101, 102	平滑筋 23, 25, 141
背側(はいそく) 5	ピークフロー 129, 130	副甲状腺ホルモン 91, 102	平滑筋組織 24
背側体腔 7	尾骨 139	副甲状腺ホルモン関連ペプチド	平衡覚 191, 195, 196
胚中心 179	腓骨(ひこつ) 135, 140	102	平衡砂 195
肺動脈 76	鼻骨(びこつ) 138	腹式呼吸 145	平衡斑(へいこうはん) 195, 196
排尿 93	尾骨神経 107	副腎 103	閉鎖帯 15
排尿筋 93	B細胞 165, 168, 172, 173, 179	副神経 115, 116	壁側胸膜 7, 8
胚盤胞 160, 162	B細胞受容体 172, 174	副腎髄質 103	壁側心膜 7, 8
胚盤葉下層 161, 162	皮質 88, 108, 179	副腎髄質ホルモン 104	壁側腹膜 7, 8
胚盤葉上層 161, 162	微絨毛 15, 53, 54	副腎皮質 103	ペースメーカー電位 73
排便 59	微小管 31, 32	副腎皮質刺激ホルモン 98, 99	へそ 146
肺胞 124, 125	脾静脈 77, 78	副腎皮質刺激ホルモン	β細胞 65
肺胞嚢 122	尾髄(びずい) 107, 113	放出ホルモン 99	β作用 93
肺胞マクロファージ	ヒス束 73	副腎皮質ホルモン 103, 104	ペプシノーゲン 52
124, 125, 168	脾臓 172, 173, 179, 180	副膵管 64	ペプシン 57
肺胞領域 120, 122, 123	ビタミン 9	副生殖器 162	ペプチド系ホルモン 96
肺葉 124	ビタミンB₁₂ 166	腹側(ふくそく) 5	ペプチド断片 176
排卵 153, 156	ビタミンD 91, 102, 189	腹側体腔 7	

ペプトン 57
ヘミデスモソーム 15, 31
ヘモグロビン 60, 131, 167
ヘルパーT細胞 176, 180, 181
弁 79
辺縁系 109, 110
辺縁帯 180
扁桃 122, 173
扁桃体 111
扁平上皮がん 154
ヘンレ係蹄 87, 88
ヘンレループ 88

縫合 138
膀胱(ぼうこう) 85, 92
縫工筋 144
膀胱頸部 92
膀胱三角部 85, 92
膀胱尿管移行部 85, 91
傍糸球体細胞 83, 87, 91
房室結節(ぼうしつけっせつ) 72, 73
帽状腱膜 145
膨大部稜 195, 196
胞胚 160
傍皮質領域 179
傍分泌 95
傍濾胞細胞 101
母細胞 33
母子健康手帳 158
補体 175
勃起 152
母乳 159
骨 136
　——の構造 136
　——の成長 141
　——の発生 140
　——の連結 137
ボーマン腔 87
ボーマン腺 196
ボーマン囊 87, 88
ホーミング 183
ホメオスタシス 36
ポリペプチド 57
Baldwinの予測式 129
ホルモン 9, 94, 95
　——による恒常性維持 39
　——の構造 96
　——の働き 39
　——分泌 43, 96
ホロ酵素 40

ま 行

マイスナー小体 184, 189
マイスナー神経叢 48, 51
膜消化 56
膜性骨化 140
膜迷路 194, 195
膜様部 68, 69
マクロファージ
　　　19, 123, 168, 171, 180
マスト細胞 20

マタニティ・ブルー 159
末梢化学受容器 127
末梢気道閉塞 129
末梢神経 27, 108, 117
末梢性自己免疫寛容 180
末梢性リンパ器官 172
マルターゼ 57
マルトース 56
ミオシンフィラメント
　　　　　　　24, 142, 143
味覚 191, 197
味覚受容細胞 197
味覚障害 198
右冠動脈 72
右総頸動脈 76, 77
ミクロフィラメント 31, 32
味孔 198
味細胞 197, 198
未熟児網膜症 193
ミセル 57, 58
密着帯 15
ミトコンドリア 30
ミネラル 8
ミネラルコルチコイド
　　　　　　83, 103, 104
脈管系 188
脈絡叢 114
脈絡膜 192
ミュラー管 162, 163
ミュラー細胞 192
味蕾(みらい) 50, 197, 198
無冠尖 69
無機化合物 8
ムコ多糖 137
無髄神経線維 26
迷走神経 115, 116, 198
明帯 142, 143
メッセンジャーRNA 29
メニエール症候群 195
メラトニン 42, 94
メラニン 186, 189
メラニン細胞 185, 186
メルケル細胞 185
メルケル小体 184, 189
免疫 171
　——の多様性 172
　——の特異性 172
免疫学的防御 189
免疫寛容 180, 181
免疫記憶 172, 175
免疫グロブリン
　　　164, 168, 169, 173
免疫系 11, 12, 171
毛幹 187
毛球 187
毛根 187
毛細リンパ管 79
網状層 103, 184
盲腸 54

盲点(もうてん) 193
毛乳頭 187
毛包 184
毛包脂腺系 187
毛母細胞 187
網膜 192
網膜剥離 193
毛様体(もうようたい) 192
モチリン 59
モノグリセリド 57, 58
門脈 60, 61, 77
モンロー孔 114

や 行

夜盲症 193
有郭乳頭 197, 198
有機化合物 9
有棘層 186
有糸分裂期 33, 34
有髄神経線維 26
有毛細胞 194, 195, 196
幽門 52
幽門腺 52
幽門前庭部 52
輸出リンパ管 178, 179
輸送体 9
輸入リンパ管 178, 179
痒覚(ようかく) 189
葉気管支 122
葉酸 158, 166
葉状乳頭 197, 198
腰神経 107
羊水 162
腰髄(ようずい) 107, 113
腰椎(ようつい) 138, 139
腰方形筋 146
羊膜 161, 162
羊膜腔 162
抑制性サイトカイン
　　　　　　180, 182, 183
抑制性伝達物質 109
予測肺活量 129
ヨドプシン 193
予備吸気量 128, 129
予備呼気量 128, 129

ら～わ

ライディッヒ細胞 150, 151
ラクターゼ 57
ラクトース 56, 57
卵円窩(らんえんか) 68, 69
卵円孔 81, 82
卵黄囊 161, 162
卵割 153
卵管 153
卵管采 160
卵管膨大部 160

卵形囊(らんけいのう) 195, 196
ランゲルハンス細胞 185, 186
ランゲルハンス島 65, 66
卵子 153, 157
卵巣 152
卵巣周期 155, 156
卵祖細胞 157
ランビエ絞輪 26
卵胞 152, 156
卵胞期 155, 156
卵胞刺激ホルモン
　　　98, 99, 106, 155, 156
卵胞ホルモン 106
卵母細胞 156

梨状口 138
リソソーム 31
立毛筋 187
リパーゼ 57
リボ核酸 9, 28
リボソーム 29
リモデリング 141
隆起核 98
流産 159
リン 136
リン脂質 9
輪状ヒダ 52, 53, 54
リンパ液 80
リンパ管 79
リンパ球 19, 166, 168
リンパ循環 80
リンパ節 80, 168, 172, 178, 179
リンパ組織 179
リンパ濾胞 179

涙液 192
涙器 192
涙骨(るいこつ) 138
涙小管 192
涙腺 192
類洞 61
涙囊 192
ルシュカ孔 114
冷覚 189
レニン 83, 91, 94, 104
レニン-アンギオテンシン-アル
　　　　ドステロン系 84, 90
レプチン 94, 95, 109
レム睡眠 42
肋軟骨 135
肋骨 135, 139
肋骨突起 139
ロドプシン 193
濾胞 100, 101
濾胞上皮細胞 100, 101

わき腹 145
ワルダイエル鞘 92
腕橈骨筋 144
腕頭動脈 76, 77

飯田薫子
いいだ かおるこ
1966年 宮城県に生まれる
1991年 筑波大学医学専門学群 卒
現 お茶の水女子大学
　　基幹研究院自然科学系 准教授
専門 代謝学，応用栄養学
博士（医学）

石川朋子
いしかわ ともこ
1963年 愛知県に生まれる
1987年 お茶の水女子大学家政学部 卒
現 お茶の水女子大学
　　プロジェクト教育研究院 特任准教授
専門 機能形態学，栄養生化学
博士（医学）

近藤和雄
こんどう かずお
1949年 東京に生まれる
1979年 東京慈恵会医科大学 卒
現 東洋大学食環境科学部 教授
お茶の水女子大学名誉教授
専門 臨床栄養学
医学博士

脊山洋右
せやま ようすけ
1941年 東京に生まれる
1965年 東京大学医学部 卒
現 東京医療保健大学 客員教授
　　医学中央雑誌刊行会 理事長
東京大学名誉教授，お茶の水女子大学名誉教授
専門 生化学
医学博士

第1版 第1刷 2016年1月27日 発行

新スタンダード 栄養・食物シリーズ 3
解剖・生理学 ―人体の構造と機能―

Ⓒ 2 0 1 6

編　集　飯田薫子・石川朋子
　　　　近藤和雄・脊山洋右

発行者　小　澤　美　奈　子
発　行　株式会社 東京化学同人
東京都文京区千石3丁目36-7(〒112-0011)
電話 03-3946-5311・FAX 03-3946-5317
URL: http://www.tkd-pbl.com/

印　刷　中央印刷株式会社
製　本　株式会社 松岳社

ISBN978-4-8079-1663-4
Printed in Japan

無断転載および複製物（コピー，電子データなど）の配布，配信を禁じます。

新スタンダード栄養・食物シリーズ
―全18巻―

1	社会・環境と健康	大塚 譲・河原和夫 須藤紀子 編
2	生化学	大塚 譲・脊山洋右 藤原葉子・本田善一郎 編
3	解剖・生理学 ―人体の構造と機能―	飯田薫子・石川朋子 近藤和雄・脊山洋右 編
4	疾病の成り立ち	飯田薫子・近藤和雄 脊山洋右 編
5	食品学 ―食品成分と機能性―	久保田紀久枝・森光康次郎 編
6	調理学	畑江敬子・香西みどり 編
7	食品加工貯蔵学	本間清一・村田容常 編
8	食品衛生学	一色賢司 編
9	基礎栄養学	池田彩子・鈴木恵美子・脊山洋右 野口 忠・藤原葉子 編
10	応用栄養学	近藤和雄・鈴木恵美子・藤原葉子 編
11	栄養教育論	赤松利恵・稲山貴代 編
12	臨床栄養学	飯田薫子・市 育代・近藤和雄 脊山洋右・丸山千寿子 編
13	分子栄養学	近藤和雄・板倉弘重 編
14	公衆栄養学	大塚 譲・河原和夫・須藤紀子 編
15	給食経営管理論	香西みどり・辻 ひろみ 編
16	食品微生物学	村田容常・渋井達郎 編
17	有機化学	森光康次郎・新藤一敏 編
18	食品分析化学	新藤一敏・森光康次郎 編